编 委 会

江门市五邑中医院名医传承丛书

伍劲华

马春成◎主编

医案医论撷英

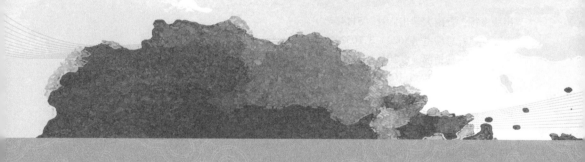

暨南大学出版社
JINAN UNIVERSITY PRESS

中国·广州

图书在版编目（CIP）数据

伍劲华医案医论撷英 / 马春成主编. -- 广州 ： 暨
南大学出版社，2024. 12. --（江门市五邑中医院名医传
承丛书）. -- ISBN 978-7-5668-3973-2

Ⅰ．R249.7

中国国家版本馆 CIP 数据核字第 2024NT7018 号

伍劲华医案医论撷英
WU JINHUA YI'AN YILUN XIEYING
主编：马春成
··

出 版 人：阳　翼
责任编辑：冯　琳　郑晓玲
责任校对：林　琼
责任印制：周一丹　郑玉婷

出版发行：暨南大学出版社（511434）
电　　话：总编室（8620）31105261
　　　　　营销部（8620）37331682　37331689
传　　真：（8620）31105289（办公室）　37331684（营销部）
网　　址：http：//www. jnupress. com
排　　版：广州尚文数码科技有限公司
印　　刷：广州市快美印务有限公司
开　　本：787mm×1092mm　1/16
印　　张：20
字　　数：345 千
版　　次：2024 年 12 月第 1 版
印　　次：2024 年 12 月第 1 次
定　　价：98. 00 元

前　言

伍劲华（1953—　），祖籍江门台山，江门市五邑中医院原副院长，主任中医师，第六批全国老中医药专家学术经验继承工作指导老师，广东省名中医，广东省白求恩式先进工作者，岭南著名肾脏病专家。出生于中医世家，1978 年毕业于广西中医学院医疗系，先后于北京医科大学、北京协和医学院进修。其传承中医，师古而不泥于古，不执门户之见，博采各家之长，与时俱进，把现代医学和中医临床有机结合起来，互补相勖，造福百姓病家。

伍劲华自幼便立志研习中医药，熟读经典，博览群书。父亲念其天资聪颖、肯学能专，稍加鞭策，为其释义解经，谈古论学，带其入室观诊，随后让其手抄处方，整理医案，得闲便领其上山寻药，炮制膏丹丸散，其年少便能辨药千余种。其父若因事外出，每有邻里乡故患病来诊，邀开处方，其望舌搭脉，少加问绪，得瘥者亦居多。

伍劲华熟谙经典，医术堪奇，主张辨证论治与方证相应相结合，重视整体观念，强调天人合一，对中医内外妇儿各科疾病的诊治收效斐然，对疑难杂症独有建树，世人称奇；治以肾病、脾胃病见长，坚持中西结合，取西之长，补己之短。他常说："我们中医要学习蜜蜂'采集百花之精华'的精神，为临床实践服务。"因其德术双馨，疗效卓著，声名远扬至五洲四海，海内外侨胞跨洋越江慕名来诊者不在少数。

从医四十余载，从青丝到白发，从乡村到邑市，时光云逝，初心仍存，不变的，是伍劲华那颗对中医的赤诚之心、对百姓疾苦的慈悯之情，是三寸脉枕、一室诊间，是一册古籍、半卷经书，是患者病愈时的丝丝笑颜和声声赞叹……他胸怀扶危济世之心，大慈恻隐，精研医道，活人无数，无愧为后学之楷模！

为弘扬中医，延传薪火，在广东省中医药学会和江门市五邑中医院领导的殷切关怀与支持下，我们将伍劲华临证医案医论整理成册出版，名为《伍劲华医案医论撷英》，以资临床观摩借鉴。

本书为伍劲华医案医论经验选辑，共收集百余病例，包含其本人及门人弟子之经典医案，并通过经典医案及跟师传教所言整理出部分医论。医案部分，内科以各大系统疾病为纲，以中医病证命名为目，另有妇儿外科等单独成章。所有医案附加按语，突出反映伍劲华学术流派临证经验及学术思想。应特别指出的是，书中所甄选医案仅为伍劲华丰硕医案之一隅，具有真实、实用、可靠之临证指导意义，撷其精髓，启迪智慧，由此一斑，可管窥其学验之全貌也。

特别感谢伍劲华对本书编写的指导，以及学术继承团队所有伙伴的辛苦付出。

继承发扬并整理名老中医药专家学术经验工作是一项长期而艰巨的任务，《伍劲华医案医论撷英》的出版仅是我们系列工作的一部分，受时间、精力所限，书中难免存在错漏，诚望各位同道斧正。

本书编委会

2024 年 6 月

目 录

医论医话篇

医案篇

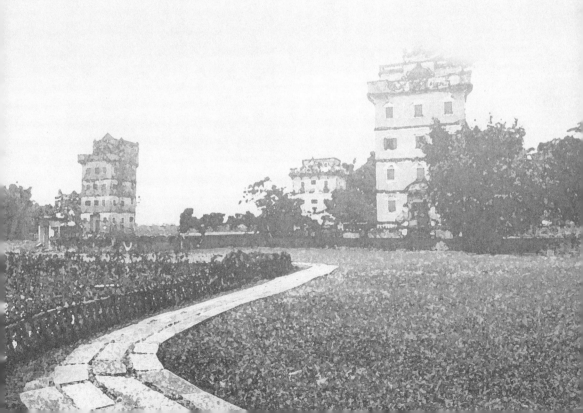

肺系病证

咳嗽案一

曾某，女，43 岁，广东江门人，门诊病例。

*初诊（2017 – 08 – 19）

患者反复咳嗽咳痰 10 月余，经西医治疗，诊断为慢性支气管炎，未见好转。刻下症见：咳嗽咳痰，痰色白而时有涎沫，痰量时多时少，时清时浊，口咸，偶有干咳，咽痒难忍，晨起时咳嗽明显。舌淡、苔薄白，脉弦紧。

辨证：风寒袭肺，饮阻湿郁。

治法：散寒宣肺，化饮止咳。

主方：射干麻黄汤加减

麻黄 6g，**射干** 10g，**苦杏仁** 10g，**桔梗** 10g，**前胡** 15g，**浙贝母** 15g，**紫菀** 15g，**五味子** 5g，**细辛** 6g，**淫羊藿** 30g，**鹿衔草** 30g，**蝉蜕** 15g，**地龙** 13g。

7 剂，水煎服。

按语

此案患者咳嗽迁延日久，肺损涉脾，脾运失健，湿阻饮留，症见咳吐痰清色白、舌淡，予射干麻黄汤宣肺化饮，止咳化痰。饮具阴寒之性，饮停津不上承故咽痒，加蝉蜕一味疏风治喉痒而止咳。病久伤阳，脾肾失于温煦，故见口干咸，吐涎沫，淫羊藿①、鹿衔草温补肾阳，补虚治久咳，甚妙。伍劲华主任医师（下称伍师）言，痰饮伏肺积重难消，八九责之于血，久咳肺络必伤而留瘀，故益用地龙通络止咳，兼清郁热。全方祛风化饮、豁痰利气、止咳平喘，肺脾肾兼治，痰去饮消阳复而痊愈。

（整理：李志强、杨倪焱　指导：马春成）

---

① 本书或称仙灵脾。

咳嗽案二

叶某，女，67 岁，广东江门人，门诊病例。

* 初诊（2018 – 03 – 27）

患者反复咳嗽咳痰 20 余天。刻下症见：咳嗽咳痰，痰少色黄，质稠而咳痰不爽，气粗似喘。无发热恶寒，口干咽痒，身痛不休，目眩。无恶心呕吐，纳差，便秘。舌红、苔薄黄而干，脉沉紧。

辨证：风热犯肺，痰热内壅。

治法：疏散风热，清肺化痰。

主方：桑菊饮合麻杏甘石汤加减

桑叶 30g，菊花 15g，连翘 10g，金银花 10g，薄荷 5g，桔梗 10g，黄芩 15g，板蓝根 20g，生石膏 30g，苦杏仁 10g，浙贝母 15g，前胡 15g，甘草 10g，蝉蜕 15g，麻黄 6g，柴胡 30g。

5 剂，水煎服。

按语

肺为娇脏，不耐寒热，易被外邪所侵袭，致肺失肃降之职，肺气上逆，发为咳嗽。温病学家吴鞠通认为，初春阳气开始升发，风邪易夹温热之邪侵袭机体，因此感邪后易于化热。咳嗽经久不愈，根据舌脉象，风热已入气分。投以桑菊饮清热疏风、宣肺降气、祛痰止咳。配伍金银花、板蓝根更添清热解毒之力，黄芩、生石膏清气分之热。妙在麻黄、柴胡二味，麻黄性辛、微苦、温，善开宣肺气，大剂量桑叶配小剂量麻黄，能防桑叶性凉留瘀之弊。大剂量柴胡可清热透表。诸药合用，共奏疏风清热、宣肺止咳之功。

（整理：李志强、杨倪焱　指导：马春成）

咳嗽案三

文某，女，39 岁，广东江门人，门诊病例。

*初诊（2019 - 01 - 12）

患者反复咳嗽咳痰 4 月余，经口服头孢拉定、阿奇霉素及中药治疗后，未见明显好转。刻下症见：咳嗽咳痰，痰色黄白夹杂，量多易咳出，晨起及夜间咳嗽明显，伴咽痛，烦躁，无汗出。胃纳一般，眠一般，小便黄，大便难解，质干。舌红、苔薄黄，脉滑濡。

辨证：表寒不解，内兼里热。

治法：解表散寒，内清里热。

主方：大青龙汤加减

麻黄 6g，桂枝 10g，杏仁 15g，生甘草 6g，生石膏 30g，黄芩 10g，细辛 6g，麻黄根 10g，麻子仁 10g，郁李仁 10g，柴胡 10g，法半夏 10g，车前草 20g，牡蛎 10g。

3 剂，水煎服。

*二诊（2019 - 01 - 15）

咳嗽明显好转，痰量减少。

续用前方 3 剂。

*三诊（2019 - 01 - 18）

仍咳而上气。舌红、苔薄黄腻，脉浮滑。

主方：小青龙加石膏汤加减

麻黄 10g，白芍 10g，细辛 6g，干姜 10g，炙甘草 6g，桂枝 10g，五味子 6g，法半夏 10g，麻黄根 10g，牡蛎 20g，黄芩 10g，生石膏 10g，浙贝母 15g，百部 10g，白前 15g。

3 剂，水煎服。

四诊（2019-01-21）

咳嗽好转。舌淡、苔薄黄，脉滑。

续用前方3剂而愈。

按语

此案患者外感风寒未及时祛邪于外，迁延日久而生郁热，治当予大青龙汤外散表寒、内清里热。《伤寒论》第38条："太阳中风，脉浮紧，发热恶寒，身疼痛，不汗出而烦躁者，大青龙汤主之。"麻黄、石膏为君，且石膏倍用，辛宣肺热，止咳平喘。麻黄根用量稍大于麻黄，目的在于抑制其发汗、增强其平喘之功。黄芩清上焦之火，细辛温肺止咳。肺与大肠相表里，加麻子仁、郁李仁润燥滑肠、肃清止咳。车前草清热化痰止咳，牡蛎敛肺气而除咳逆。全方寒温并用，升降同调，表里同治，3剂即显效。三诊时见其咳而上气，饮盛热余，据《金匮要略》"肺胀，咳而上气，烦躁而喘，脉浮者，心下有水，小青龙加石膏汤主之"，更用小青龙加石膏汤除肺热化痰饮，此时以化饮为主，故石膏减量。待饮去热除，表散里清，咳喘必止。临证当熟谙经典，四诊合参，谨守病机，灵活加减，方能药到病除。

（整理：李志强、杨倪焱　指导：马春成）

咳嗽案四

许某，男，39岁，广东江门人，门诊病例。

＊初诊 （2018 – 09 – 06）

患者2日前因贪凉，长时间使用电风扇，次日鼻塞流涕，未愈。刻下症见：咽痒咳嗽，稀汗鼻塞，打喷嚏，肩背酸痛，咳少量黄痰，难咳出，无胸闷气短，口不渴，纳食馨，大便有时稍溏。舌淡红、苔淡黄，脉滑。

辨证：风寒化热。

治法：宣肺化痰止咳。

主方：华盖散加减

忍冬藤20g，炙麻黄15g，杏仁10g，牛蒡子10g，蝉蜕10g，僵蚕10g，前胡10g，浙贝母10g，桔梗10g，郁金10g，桑白皮10g，黄芩10g，炙枇杷叶10g，甘草6g。

10剂，水煎服。

按语

此案患者外感风邪，腠理郁闭，邪不得出，风邪化热夹毒，上侵犯肺，肺失宣肃，治以宣肺散邪，清热解毒，化痰止咳，兼护气阴。麻黄解表疏风，杏仁降气止咳平喘，桔梗宣肺利咽、祛痰排脓，杏仁、桔梗一升一降，肃肺止咳。前胡、浙贝母降气化痰，润燥清热；忍冬藤性寒，味甘，归肺经、胃经，有清热解毒、疏风通络之功；牛蒡子疏散风热、宣肺透疹、解毒利咽，僵蚕味辛气薄，轻浮而升，蝉蜕气清肃，轻灵而升，二者皆升浮之品，能入皮肤经络，发散风热诸邪。肺喜清润，脾喜温燥，补肺则碍脾，补脾则碍肺，唯郁金辛而能散，气郁解，火邪除，则咳嗽愈。桑白皮泻肺平喘，同黄芩一起清肺热，枇杷叶清肺止咳，甘草清热兼调和诸药。诸药合用，达到事半功倍的效果。

（整理：李志强、杨倪焱　指导：马春成）

咳嗽案五

蔡某，女，27岁，广东江门人，门诊病例。

＊初诊（2018 - 10 - 06）

患者近一周来常觉咽痛，咳嗽不止，夜间尤甚，咳黄痰，量多，咳之不爽，口干欲饮，胸不闷，微气短，神疲，纳食不馨，二便调。舌淡红、苔淡黄，脉浮细。

辨证：风燥伤肺。

治法：轻宣肺燥，润肺止咳。

主方：桑杏汤加减

南沙参 15g，玉竹 15g，桑叶 5g，杏仁 10g，牛蒡子 10g，蝉蜕 10g，薄荷 6g，浙贝母 10g，瓜蒌皮 10g，苍耳子 10g，辛夷 10g，白芷 15g，黄芩 10g，前胡 10g，枇杷叶 10g，炙甘草 6g。

5 剂，水煎服。

＊二诊（2018 - 10 - 13）

感冒咳嗽已愈，神疲乏力，头晕目眩，脱发，腰酸背痛，纳食不馨，夜寐梦扰，大便软溏。舌淡红、苔薄白，脉弦细缓。

此时邪已去，气血尚虚，当顾护脾胃，益气养血。

主方：十全大补汤加减

黄芪 20g，人参 10g，当归 10g，天麻 10g，白芍 10g，白术 10g，制首乌 10g，熟地 10g，砂仁 6g，山萸肉 10g，山药 20g，女贞子 15g，枸杞 15g，茯神 15g，炒枣仁 20g，桑叶 10g，黑芝麻 15g。

14 剂，水煎服。

按语

此案患者发病于秋季，感受燥邪，秋燥夹毒上受，痰热内蕴于肺管，气阴素虚，治疗应益气养阴以扶正，兼疏风泻毒、清热润燥，以肃降肺金。桑杏汤轻宣燥热，凉润肺金。方中桑叶辛凉解表；杏仁宣利肺气以止咳，沙参甘寒润肺生津；浙贝母化痰止咳，玉竹养阴生津；牛蒡子、蝉蜕、薄荷助桑叶散上焦风热，利咽；瓜蒌皮润肺化痰，宽胸理气；苍耳子、辛夷、白芷解表通鼻窍；杏仁降气止咳；前胡疏风热祛痰，黄芩、枇杷叶清肺化痰；炙甘草调和诸药。全方使燥热除而肺津复，痰热祛而肺气通，诸症自愈。服药后外感症状愈，而气血皆虚，予十全大补汤补益气血，再加补肝肾、安神之品。

（整理：李志强、杨倪焱　指导：马春成）

咳嗽案六

贺某，女，20岁，广东江门人，门诊病例。

▲初诊（2018 - 09 - 06）
患者咳嗽断续1年余。刻下症见：咽中痰堵，咯吐不爽，咽不痒痛，喉中无痰鸣，胸胁胀痛，口干口苦，纳食馨。大便两日一解。舌红、苔薄黄，脉弦数。

辨证：肝火犯肺。

治法：清肝利肺，润肺止咳。

主方：咳血方加减

南沙参15g，北沙参15g，青黛5g，炒山栀10g，诃子10g，瓜蒌皮10g，浙贝母10g，海浮石15g，牛蒡子10g，蝉蜕10g，僵蚕10g，百部10g，炒葶苈子10g，枇杷叶10g，炙麻黄15g，杏仁10g，甘草5g。

10剂，水煎服。

▲二诊（2018 - 09 - 19）
咳嗽减轻，仍有少量痰，咯吐不爽，胸胁胀痛缓解，稍有腹胀，夜寐不安，大便软溏。舌淡红、苔薄黄，脉弦滑。

续用前方，加茯苓10g、白术10g、法半夏10g、薏苡仁20g。10剂，水煎服。

按语

此案患者肝气郁结，化而为火，肝火灼伤肺阴，肺气阴不足，又有风邪伏痰滞于肺管，肺失宣肃，发为咳嗽。是证病位虽在肺，但病本在肝，治疗宜先清肝宁肺，并益气养阴，使火清气降，肺金自宁。故选用咳血方加减。方中青黛咸寒，入肝、肺经，清肝泻火，凉血止血；山栀苦寒，入心、肝、肺经，清热凉血，泻火除烦，火热灼津成痰，痰不清则咳不止，咳不止则血难宁，故用瓜蒌皮甘寒入肺，清热化痰、润肺止咳；海浮石清肺降火，软坚化痰，诃子苦涩、性平，入肺、大肠经，清降敛肺，化痰止咳，南沙参与北沙参都有养阴清肺的功效，燥金得润则能够起到祛痰止咳、生津止渴的作用；浙贝母苦寒，清热散结，化痰止咳，牛蒡子辛、苦、寒，归肺、胃经，宣肺解毒；僵蚕、蝉蜕疏散风热，化痰利咽，有熄风止痉之功；百部、葶苈子、枇杷叶、杏仁同为止咳平喘药；炙麻黄开宣肺气而止咳平喘。诸药合用，共奏清肝宁肺之功，使木不刑金，肺复宣降，兼顾肺脏气阴，痰化咳平。本方从肝治肺，肝木渐获清疏，肺金亦趋安宁，故咳嗽减轻十之有八；清热药太多易伤脾胃，故予茯苓白术汤健脾化痰；半夏与薏苡仁配伍体现一温一寒，滋脾和胃，痰去则胃和，胃和则寐安。

（整理：李志强、杨倪焱　指导：马春成）

咳嗽、气短案

周某，男，40 岁，广东江门人，门诊病例。

＊初诊（2018 – 09 – 20）

患者咳嗽咳痰 10 余年，近 1 年来气短，动则尤著。既往有慢性支气管炎病史。刻下症见：咳嗽咳痰，痰色白而呈泡沫状，量不多，易咯出，气短，活动后尤甚，未见胸闷，咽不痒，口不干，双下肢无水肿，纳食馨，二便调。舌淡红、苔薄黄，脉尺沉弱，关上小弦滑。

辨证：肺肾气虚。

治法：补肺纳气，止咳平喘。

主方：苏子降气汤合补肺汤加减

苏子 10g，**前胡** 10g，**当归** 10g，**熟地** 15g，**人参** 10g，**紫菀** 10g，**细辛** 6g，**炙麻黄** 5g，**杏仁** 10g，**法半夏** 10g，**陈皮** 10g，**茯苓** 10g，**浙贝母** 20g，**瓜蒌皮** 10g，**桑白皮** 10g，**五味子** 10g，**黄芪** 10g，**炙甘草** 5g。

14 剂，水煎服。

按语

肺为气之主，肾为气之根。此案患者久病咳喘，肺气胀满，不能敛降，肺病及肾，致肾气虚衰，肾不纳气，金水不得相济，则咳嗽迁延难愈，虚实并见。宜补肺肾，化痰饮，以宣肃肺气为主。予苏子降气汤降气平喘，化痰止咳，合补肺汤补肺纳气。《医方集解》云："肺虚用参芪者，脾为肺母，气为水母也。用熟地者，肾为肺子，子虚必盗母气而自养，故用肾药先滋其水。"五味子敛肺、紫菀润肺、桑白皮泻肺，再加入麻黄、细辛药对，取其温肺化饮、通利肺气之意。胸中气有余，壅塞不通，故见气塞气短，加瓜蒌皮宽胸涤痰，配桑白皮、陈皮、茯苓，有行气利水、开胸散结之功。全方祛实邪、补气虚，标本同治，效如桴鼓。

（整理：李志强、杨倪焱　指导：马春成）

咳嗽、声嘶案

陈某，女，50 岁，广东江门人，门诊病例。

*初诊（2019 – 04 – 17）

患者 10 天前出现声音嘶哑，咳嗽咳痰，痰质较稠黄，喉部疼痛，伴有咽喉黏膜充血，声带红肿，附着少量黏痰，头痛恶风，口干，无口苦，稍有乏力，胃纳差，眠一般，二便调。舌红、苔薄黄，脉浮。

辨证：风邪袭肺。

治法：疏风散邪，润肺利咽。

主方：木蝴蝶汤加减

木蝴蝶 20g，**蝉蜕** 15g，**桔梗** 10g，**麻黄** 5g，**杏仁** 10g，**前胡** 15g，**荆芥** 15g，**防风** 15g，**白芷** 15g，**苏叶** 5g，**甘草** 6g，**紫苏梗** 15g，**浙贝母** 15g。

7 剂，水煎服。

*二诊（2019 – 05 – 08）

无声嘶，偶有咳嗽，无恶风。舌红、苔薄白，脉弦。

续用前方 7 剂而愈。

按语

风热之气上冲咽喉，攻于会厌，致肺气壅塞，气机阻滞，声户肿胀，开合不利，治疗以疏风清热、解毒利咽、滋阴降火、宣肺止咳为法，投以木蝴蝶汤加减。方中木蝴蝶清肺和胃，清音利喉，长于清肺泄热，对肺热咽痛音哑用之尤佳。蝉蜕长于疏散风热，对风热感冒、咽痛音哑用之更宜。桔梗与甘草连用可发挥利咽止痛之效；麻黄可引药至肺经，同杏仁一宣一降，调节肺的功能；前胡"治一切劳，下一切气"，散风清热，降气化痰；荆芥、防风药对为疏散风邪之要药；浙贝母可清上焦痰热，有清热解毒消肿之功；苏叶与紫苏梗配伍，叶偏于宣散，梗偏于宣通，合用可解表行气；白芷祛风止痛。各药协同作用，共奏疏风散邪、宣肺开音、解毒利咽之功。

（整理：李志强、杨倪焱　指导：马春成）

咳嗽、肺胀案一

袁某，女，28岁，广东江门人，门诊病例。

初诊（2019 - 07 - 31）

患者3个月前出现咳嗽咳痰，痰量多，较易咳出，咳嗽夜间加重，气短胸闷，呼吸急促，伴有咽痒，未见咽痛，腹胀，夜寐不安，胃纳可，二便调。舌淡、苔薄白，脉沉。

辨证：痰湿蕴肺。

治法：宣肺利咽，化痰止咳。

主方：射干麻黄汤合三子养亲汤加减

麻黄6g，射干10g，杏仁10g，紫菀15g，细辛6g，百部15g，紫苏子15g，白芥子10g，炒莱菔子15g，淫羊藿30g，蝉蜕15g，地龙15g，徐长卿30g。

5剂，水煎服。

按语

此案患者病因于寒，痰生气阻，喘息未平，外有表寒未解，内有寒饮夹痰，咳嗽日久累及于肾。麻黄、杏仁肃肺平喘，射干长于清痰泻火以利咽喉，紫菀、百部降逆化痰止咳，细辛温化水饮，病痰饮者，当以温药和之。蝉蜕味甘性寒，归肺、肝经，有祛风宣肺、解痉平喘之功。地龙活血畅络，平咳逆之气；淫羊藿补肾纳气，徐长卿擅祛风寒湿，且有止咳安神之效；白芥子温肺行气，利膈消痰；紫苏子降气行痰，使气降而痰不逆；莱菔子消食导滞，使气行则痰行。"三子"均系行气消痰之品，根据"以消为补"的原则，合而为用，各取其长，可使痰消气顺，喘嗽自平。诸药合用，共奏宣散寒邪、降气化痰、泻肺平喘之功。

（整理：李志强、杨倪焱　指导：马春成）

咳嗽、肺胀案二

文某，男，65岁，广东江门人，门诊病例。

初诊（2018 - 08 - 24）

患者久患肺胀，3年来咳嗽反复发作，间歇出现，未经系统治疗，近3个月咳嗽加重。既往有冠心病病史多年。刻下症见：咳嗽咽痒，偶有咳痰，痰色白而黏，量少，易咯出，伴胸闷气短，易怒心烦，口干口苦，胃纳欠佳，夜寐梦扰，大便偏干，一日可二解。舌淡、苔薄黄，脉弦滑。

辨证：肝火犯肺。

主治：清肺利肝，化痰泻火。

主方：咳血方加减

南沙参 15g，**北沙参** 15g，**青黛** 5g，**炒山栀** 15g，**诃子** 10g，**瓜蒌** 15g，**海浮石** 15g，**浙贝母** 10g，**细辛** 6g，**法半夏** 10g，**炙麻黄** 5g，**杏仁** 10g，**炒葶苈子** 10g，**牛蒡子** 10g，**蝉蜕** 10g，**僵蚕** 6g，**甘草** 6g。

10剂，水煎服。

二诊（2018 - 09 - 06）

咳嗽较前好转，流涕，仍有咽痒。

续用前方，加苍耳子10g、辛夷10g。10剂，水煎服。

按语

肝属木，肺属金，金克木。此案患者肝火偏亢，横犯肺金，即木火刑金，肺受肝火烦扰，宣降失常，发为咳嗽。咳嗽迁延不愈，甚至灼伤肺阴，治疗宜清肝泻火、止咳化痰、滋养肺阴。用《丹溪心法》咳血方为底，清肝宁肺，澄本清源。浙贝母润肺止咳，细辛、半夏温肺化痰，麻黄、杏仁宣肃肺气，升降复则肺气调，肺气调则咳自止；炒葶苈子泻肺平喘、降气行水，牛蒡子、蝉蜕疏风清热、利咽解毒，僵蚕入肺、肝经，清热解毒、止咳；南、北沙参滋阴润肺、顾护气阴；甘草调和诸药。全方温寒并用，宣降同调，共奏清肝宁肺之功，使肝火得清，火不犯肺，肺润痰化，咳嗽痰血自愈。

（整理：李志强、杨倪焱　指导：马春成）

咳嗽、肺胀案三

谷某，男，69 岁，广东江门人，门诊病例。

*初诊（2018 - 09 - 03）

患者近 10 年来咳嗽间作，咳吐黏稠浓痰，色白，胸闷气短。既往有房颤病史，肺动脉血栓、肺气肿、胸腔积液史。刻下症见：心悸，尚能平卧，头不晕，有耳鸣，口微干，腰不痛，双下肢间有水肿。夜尿 2～3 次，大便偏干，夜寐尚谧，纳食不馨。舌暗红、苔薄黄，脉弦细、乍缓乍数、乍大乍小。

辨证：心肺阴虚，痰热内蕴。

治法：益气阴，补心肺，清痰热，蠲痰饮。

主方：二冬汤合椒目瓜蒌散加减

人参 10g，天冬 10g，麦冬 10g，百合 15g，紫河车 10g，川黄连 5g，法半夏 10g，瓜蒌皮 10g，杏仁 10g，旋覆花 10g，炒葶苈子 10g，炙甘草 5g，远志 6g，茯神 15g，桑白皮 10g，黄芩 10g，椒目 5g，茯苓 20g，丹参 15g。

10 剂，水煎服。

按语

此案患者久咳肺气不利，津液不布，酿为痰饮，留聚于胸胁，痰郁化热，肺病及心，气病及血，致心神不宁、动作失度，虚实并见，治以《医学心悟》二冬汤加减，养阴润肺，生津清火。天冬性寒，味甘、苦，归肺、肾经，具有养阴润燥、清火生津之功效。麦冬性微寒，味甘、微苦，归心、肺、胃经，具有养阴润肺、益胃生津、清心除烦之功效。麦冬与天冬合用，有金水相生之妙。人参补气生津而清虚热；百合养阴润肺止咳，亦能清心安神；紫河车具有补肾益精、益气养血之功效；黄连、半夏，一苦一辛，一寒一温，寒温并用，辛开苦降，瓜蒌皮助半夏化痰散结和胃、润肠通便，助黄连泄热，三药可组成小陷胸汤，治热与痰邪互结于胸膈；

"诸花皆升，旋覆独降"，旋覆花具有补中降气、止咳平喘之功效；远志、茯神可宁心安神祛痰；丹参清心除烦，养血安神；杏仁开提肺气，宣肺止咳；甘草调和诸药。全方调节肺、肾、心之功能，祛除痰、热两邪，兼补气阴两虚，组方精妙。

（整理：李志强、杨倪焱　指导：马春成）

咳嗽咽痛案

郭某茹，女，49 岁，门诊病例。

*初诊（2018 – 06 – 20）

患者咳嗽、咳黄痰 1 周。刻下症见：咽微涩痛，口干微苦，脱发较多，纳一般，寐不安。舌红、苔薄黄，脉浮细数。

辨证：邪热犯肺，肺失宣肃。

治法：疏表清热，宣肺利咽，化痰止咳。

主方：麻杏甘石汤合银翘散加减

麻黄 6g，苦杏仁 10g，生石膏 30g，生甘草 10g，薄荷（后下）5g，连翘 10g，金银花 10g，桔梗 10g，蝉蜕 15g，白芷 15g，前胡 15g，浙贝母 15g，柴胡 30g，黄芩 15g，板蓝根 20g，广东土牛膝 30g。

5 剂，水煎服。

*二诊（2018 – 06 – 25）

咳嗽好转，稍有咳痰，咽部涩痛。

上方去柴胡、石膏，加牛蒡子 20g、甘草泡地龙 15g、龙利叶 15g、荆芥 15g，再服 5 剂。

*三诊（2018 – 06 – 30）

诸症改善，偶有咳嗽。

守上方去连翘、荆芥，加金荞麦 30g、金银花 25g，3 剂而愈。

按语

此案患者系感受风热之邪，上犯肺卫，肺气不宣故咳，邪热壅肺而咳黄痰，热循经灼于咽喉故咽痛，舌脉亦证之为肺金有热之象，故选以麻杏甘石汤辛宣肺热，银翘散疏散风热。方中以麻黄配生石膏辛宣肺卫之气，更清内壅之热；苦杏仁合麻黄，一宣一降，发挥肃肺止咳平喘之功；生甘草既能益气和中，又与生石膏合用以生津止渴，同时调方中寒温宣降，起到调和诸药之用，甘草生用，更益清热之效；柴胡、黄芩和解少阳枢机、清解郁热；金银花、连翘、薄荷、蝉蜕、板蓝根疏风清热、解毒利咽；桔梗宣肺利咽；白芷疏风解表，使邪从表出；浙贝母、前胡止咳化痰；广东土牛膝甘寒清热，有解毒凉血利咽之功，伍师常用之治疗呼吸道疾病，如白喉，急、慢性咽炎，扁桃体炎，以及风湿痹痛、妇女经闭等，往往可获良效。二诊时减清热之药——柴胡、石膏，因仍咽痛，加牛蒡子加强宣肺利咽、解毒消肿之功，荆芥疏风解表，地龙通络，更一味龙利叶润肺化痰、生津润喉，咳遂止而痰亦祛除。三诊时加一味金荞麦，既能清肺化痰、外祛邪实，又能健脾消食，以养其后天，复其胃气，正气恢复而余邪不留，收效堪夸。

（整理：莫小燕、李志强　指导：范发才）

小儿咳嗽案

苟某枫，男，3岁7月龄，广东江门人，门诊病例。

*初诊（2020-11-12）

患者咳嗽咳痰1月余，曾于多处就诊未愈。刻下症见：咳嗽咳痰，色白量少，晨起咳嗽明显，常年流涕，涕清色白，畏寒肢冷，乏力嗜睡，纳食欠馨。舌淡、苔白滑，脉沉。查体：咽部充血，咽后壁有大量滤泡，扁桃体Ⅰ度肿大。

辨证： 太阳少阴合病，肺气不利。

治法： 开太阳，补少阴，温肺化饮止咳。

主方： 麻黄细辛附子汤加减

麻黄2g，淡附片6g，细辛6g，姜半夏5g，苏叶3g，厚朴6g，茯苓10g，干姜3g，木蝴蝶6g，甘草6g，桔梗6g，辛夷2g。

5剂，水煎服。

*二诊（2020-11-19）

已无咳嗽，仅有少许鼻塞不适。舌淡、苔薄白，脉沉。

主方：

麻黄3g，苍耳子6g，辛夷花6g，茯苓6g，白芷6g，全虫2g。

7剂，水煎服。

按语

此案患者外感邪气，肺气不利而见咳嗽咳痰，咳嗽日久迁延未愈，前医误为风热，以清热解毒药治之，既损及阳气，又使邪气深入，内陷少阴，故诊见畏寒肢冷、乏力嗜卧、苔白滑、脉沉。此为太阳表寒之邪不解、少阴虚寒内盛之候，治当温阳解表，以麻黄细辛附子汤外散风寒，内温元阳；合半夏、茯苓、干姜、细辛温肺化饮，苏叶、桔梗宣肺化痰，厚朴降气祛痰，木蝴蝶润肺利咽、舒肝和胃，辛夷散寒解表、宣通鼻窍，甘草和中。全方共奏解表散寒、蠲饮化痰之功，兼温助阳气，扶正解表，使阳气得复，邪气尽除。二诊时咳嗽已愈，再以宣利肺气为法，以麻黄、白芷、全虫等解表搜邪药乘胜之势而搜尽余邪，使纳馨肢暖，诸症渐愈。

（整理：莫小燕、李志强　指导：范发才）

发热、声嘶案

叶某，男，45 岁，广东江门人，门诊病例。

＊初诊（2018 - 09 - 06）

患者反复声音嘶哑 3 年余，伴咽痒，咳而无痰。既往有吸烟史 20 余年。刻下症见：发热而无恶寒，口渴不欲饮，颈部有紧束感，头痛，胸闷胀痛，胃纳一般，夜寐安。舌红、苔薄黄，脉弦。查体：可见咽后壁充血。

辨证：三阳合病。

治法：和解少阳，解表清里。

主方：柴芩双解汤加减

柴胡 30g，黄芩 15g，连翘 10g，金银花 10g，薄荷 5g，桔梗 10g，青蒿 15g，板蓝根 20g，生石膏 30g，生甘草 10g，白蔻仁 15g，土牛膝 30g，滑石 30g，藿香 15g，香薷 8g。

10 剂，水煎服。

按语

柴芩双解汤出自绍派伤寒名家俞根初《重订通俗伤寒论》，书中云："少阳相火，郁于膝理不达者，则作寒热，非柴胡不能达，非黄芩不能清。"此案患者发热重恶寒轻，病在皮者三分、在肌者二分、在膝理者五分。治以大剂量柴胡、黄芩和解少阳，清热透表，同为君。金银花、板蓝根疏散风热以解表，薄荷、连翘清透膈上之热；桔梗宣肺利咽，祛痰排脓，黄芩清上焦肺热，青蒿除虚热，生石膏清气分之热。白蔻仁燥湿和胃，开达气机；滑石甘淡性寒，清利水湿使邪从小便去；香薷、藿香清暑热解表和中；甘草清热并调和诸药。诸药合用，疏其风热，清其湿热，利其咽喉，由内而外，由外而内，表里皆治，内外同调，标本兼顾，邪祛而病愈。

（整理：李志强、杨倪焱　指导：李叶枚、马春成）

外感发热案

莫某，男，16岁，广东江门人，门诊病例。

***初诊**（2023 - 12 - 30）

患者4天前受凉后出现发热，体温38.5℃，伴恶寒，头晕乏力，肌肉酸痛，门诊取咽拭子查流感病毒抗原A + B、新冠病毒抗原均为阴性，血常规白细胞计数（WBC）不高。先后服用奥司他韦胶囊、化湿败毒颗粒、蛇胆川贝液及中药汤剂等清热解毒药物，但仍发热，最高体温达40℃，遂来就诊。刻下症见：高热，体温40℃，伴畏寒，头晕乏力，肌肉酸痛，腰酸骨痛，头两侧隐痛，稍鼻塞，纳呆欲呕，大便如凝胶状，软不成形，日下数次，小便涩痛。舌红、苔腻微黄（见附图1），脉浮弦略数。查体：神清，咽红，心肺无特殊。

辅助检查：尿常规：尿蛋白 + -，尿隐血2 +，红细胞镜检0～2（/HP）；血常规：WBC 8.48（10^9/L），GRA% 74.1（%），LYM% 14.0（%）。

西医诊断：感染性发热。

中医诊断：外感发热。

辨证：太阳少阳合病，兼湿热。

治法：解表和里，清热除湿。

主方：小柴胡汤、葛根芩连汤加减

柴胡24g，**黄芩**12g，**人参**5g，**姜半夏**10g，**生姜**15g，**大枣**10g，**黄连**6g，**连翘**20g，**葛根**30g，**茯苓**15g，**紫苏梗**15g，**陈皮**10g，**甘草**6g，**白豆蔻**（后下）10g，**广藿香**（后下）15g。

2剂，水煎服。

***二诊**（2024 - 01 - 01）

患者诉服药后排稀烂便2次，昨晚体温37.6℃，今早热退，体温36.9℃，稍肌酸乏力，食欲改善。舌红、苔薄腻（见附图2），脉细。

主方：柴胡桂枝汤加减

桂枝 10g，炒白芍 15g，生姜 15g，大枣 10g，羌活 10g，姜半夏 10g，柴胡 10g，黄芩 10g，人参 5g，紫苏梗 15g，陈皮 10g，茯苓 15g，连翘 15g，白豆蔻（后下）10g，广藿香（后下）15g。

服用 2 剂而愈。

按语

此案患者初为太阳表寒证，前医误用清热解毒药物使得邪气深入，内传少阳。未见"往来寒热、胸胁苦满、不欲食、心烦、喜呕、口苦、咽干、目眩"八大主症，为何知其传至少阳呢？《黄帝内经·灵枢》有"少阳经脉循胁络于耳"，头两侧均为少阳经脉循行之处，患者表现为头两侧疼痛不休，故知少阳经受邪也，欲呕、脉浮弦均可佐证之。《伤寒论》第 101 条明言"伤寒中风，有柴胡证，但见一证便是，不必悉具"，而且患者几经误治内伤，故用小柴胡汤，既和解少阳枢机，又调理脾胃顾护正气。此为虚人感冒常用之方。患者肉身酸痛、乏力、苔腻是为湿邪内蕴，故加藿香、豆蔻芳香化湿；虑其大便溏软，日下数次，且苔黄腻，知太阴湿热内盛，合葛根芩连汤外可祛邪达表、内能清利湿热止泻。药进 2 剂而热退泻止，故二诊方去葛根、黄连、甘草，加羌活、桂枝、白芍祛风解表，调和营卫，再进 2 剂而诸症悉平。

（整理：李志强　指导：范发才）

发热、咽痛案

吴某，男，30岁，广东江门人，门诊病例。

＊初诊（2022－10－09）

患者咽痛伴发热4天，最高体温达39.3℃，曾于当地医院诊治，然热退而咽痛未罢。刻下症见：咽喉红肿疼痛，夜间痛甚，声音嘶哑，语言不利，鼻干唇燥，口干口苦，时有头晕头痛，微恶寒。舌暗红、苔薄干，脉细数。

辨证：阴虚肺燥。

治法：养阴清肺，解毒利咽。

主方：养阴清肺汤合升降散加减

生地黄30g，麦冬10g，玄参10g，牡丹皮10g，白芍20g，浙贝母30g，甘草片30g，薄荷20g，射干6g，桔梗15g，姜黄20g，僵蚕10g，蝉蜕10g，大黄5g。

3剂，水煎服。

按语

此案患者素体阴虚，复感燥邪疫气，热淫于内，气血壅滞，痹聚于咽喉发为此病。咽喉为肺系之门户，燥邪致病，首当犯肺，肺气不利而声嘶难语；燥盛伤肺津，阴虚火炎故见鼻干唇燥、口干口苦、脉细数。"足少阴肾经循喉咙，系舌本"，母病及子，肺阴虚及肾，治当肺肾兼顾，两阴同补。《重楼玉钥·卷上》云："经治之法，不外肺肾，总要养阴清肺，兼辛凉而散为主。"故治以咸寒，佐以苦甘，予养阴清肺汤加减；合以升降散祛风解毒，凉血利咽。服之3剂即愈，效如桴鼓。

（整理：陈晓森、李志强　指导：马春成）

长期发热案

李某怡，女，16 岁，广东恩平人，门诊病例。

*初诊（2022 - 09 - 17）

患者 2 周前出现不明原因发热，体温 37.6℃，伴头晕，口干口苦，曾于当地医院诊治，但仍发热。刻下症见：发热，午后明显，伴头晕乏力，口干口苦，恶心欲吐，难以入睡，偶有梦多，无恶寒。舌暗红、苔薄腻微黄，脉弦。

辨证：邪在少阳。

治法：和解少阳。

主方：小柴胡汤加减

北柴胡 40g，黄芩 20g，姜半夏 10g，党参 20g，生姜 10g，大枣 10g，炙甘草 10g，炒酸枣仁 20g，苦参 10g，地黄 15g。

7 剂，水煎服。

*二诊（2023 - 09 - 24）

发热次数减少，口干口苦减轻，微恶风寒，汗出，微呕，睡眠不佳。舌红、苔薄黄，脉浮而弦细。

辨证：太阳少阳合病。

主方：柴胡桂枝汤加减

桂枝 10g，炒白芍 30g，生姜 10g，炙甘草 10g，大枣 10g，北柴胡 30g，黄芩 10g，姜半夏 10g，党参 10g，生石膏 20g，白薇 10g。

5 剂，水煎服。

按语

从六经看，外感之邪从少阳出太阳，此乃病势转愈之机。《伤寒论》第146 条："伤寒六七日，发热微恶寒，支节烦疼，微呕，心下支结，外证未去者，柴胡桂枝汤主之。"柴胡为君，使少阳之邪开达，得以从太阳而解，此乃开郁达邪之法。仲师之言，真验是也。

＊三诊（2023 - 10 - 13）

偶有发热，体温 37.5℃，口干口苦不明显，偶有头晕，做梦减少。舌淡红、苔薄白，脉沉。

主方：

北柴胡 30g，黄芩 10g，姜半夏 10g，党参 10g，生姜 10g，大枣 10g，炙甘草 10g，地黄 20g，苦参 10g，青蒿 30g，醋鳖甲 20g，知母 20g，重楼 10g。

7 剂，水煎服。

＊四诊（2023 - 10 - 20）

无发热，诸症除，睡眠明显改善，精神良好。复查血常规及 CRP 均为阴性。

继进 7 剂。

随访 1 年未再发热。

按语

此案患者低热缠绵不去，见其少阳之脉证，故投以小柴胡汤贯穿始终，开达少阳，和解枢机，枢机一转，气分之热可驱。虑其长期发热有邪入营血之疑，加地黄、苦参二味成三物黄芩汤清血分之湿热，是一妙也。《金匮要略》云："治妇人在草蓐，自发露得风。四肢苦烦热，头痛者，与小柴胡汤，头不痛但烦者，此汤主之。"在六经病传变时对是证处方，趁势下药，挽回病势，切中病机，便可以不变应万变，正所谓"观其脉证，知犯何逆，随证治之"。此案前有柴胡桂枝汤从少阳而太阳出，后有青蒿鳖甲汤从血分而阴分出，深得经理，因势而治，又一妙也。

（整理：李志强　指导：李叶枚、马春成）

咽痛案一

邓某，女，28 岁，广东江门人，门诊病例。

* 初诊（2023 - 09 - 25）

患者感冒后咽喉疼痛 1 周，自行服药后未见好转。刻下症见：咽痛如割，声嘶音哑，口干口苦，渴欲饮水，时有头晕，腰痛。舌淡红、苔薄白，脉沉细。查体：扁桃体 I 度肿大，微红。

辨证：太阳少阴合病。

治法：解表和里，温少阴。

主方：麻黄附子细辛汤合小柴胡汤、桔梗汤加减

蜜麻黄 10g，淡附片 10g，细辛 6g，北柴胡 10g，黄芩 10g，姜半夏 10g，太子参 10g，甘草片 6g，连翘 10g，牛蒡子 15g，桔梗 15g，枇杷叶 15g，百部 20g，牛膝 20g。

2 剂，水煎服。

* 二诊（2023 - 09 - 28）

咽痛、口干口苦明显好转，自觉喉中有痰，咯之不出，咽之不下。舌淡、苔薄白，脉细。

主方：半夏厚朴汤加减

姜半夏 20g，厚朴 10g，苏叶 6g，生姜 10g，茯苓 20g，白芥子 10g，乌梅 15g，射干 6g，桔梗 20g，甘草片 10g。

3 剂，水煎服。

按语

咽喉为肺之门户、少阴经循行之处，又为半表半里之孔窍部位。风寒感冒不愈，易累及少阳，内陷少阴，正如《伤寒论》第 301 条所言："少阴病，始得之，反发热，脉沉者，麻黄附子细辛汤主之。"咽痛一症在《伤寒论》

少阴病篇中出现五次，可见其与少阴病密切相关。例如，"下利咽痛，胸闷心烦"的猪肤汤可治阴虚咽痛；甘草汤和桔梗汤可治热邪咽痛；针对"咽中伤，生疮，不能语言，声不出者"之苦酒汤可治痰郁咽痛；半夏散及汤可治寒邪咽痛；通脉四逆汤或然症中亦见咽痛。此案患者由太阳病传来，症见咽痛、口干口苦，可知少阳经亦受邪，腰痛、脉沉为少阴之象，故辨为太阳少阴合病，治以麻黄附子细辛汤解表温里，小柴胡汤清疏和解，连翘、牛蒡子疏散风热、解毒利咽，枇杷叶、百部清宣肺热，桔梗汤清解热痛、疏利咽喉，牛膝补肾强腰。全方寒温并用，辛苦平调，太少同治，治咽痛有捷效奇效。

（整理：李志强　指导：马春成）

咽痛案二

吕某，女，45 岁，广东江门人，门诊病例。

＊初诊（2023 - 09 - 21）

患者感冒后咽痛 1 周余，伴有咳嗽咳痰，近 3 日加重，特来求治。刻下症见：咽中涩痛不适，如刀刮状，吞咽困难，进食不香，时有咽痒，一痒便咳嗽，咳白稀痰。舌淡红、边有齿痕，苔薄白，脉弦细。

辨证：太阳少阳少阴合病。

治法：开太阳，枢少阳，温少阴。

主方：麻黄附子细辛汤合小柴胡汤、桔梗汤加减

麻黄 6g，**淡附片** 10g，**细辛** 6g，**北柴胡** 10g，**黄芩** 10g，**桔梗** 20g，**甘草片** 10g，**薄荷** 10g，**僵蚕** 10g，**牛蒡子** 10g，**马勃** 10g，**枇杷叶** 10g。

3 剂，水煎服。

＊二诊（2023 - 09 - 28）

咽痛咳嗽明显好转，继进 3 剂巩固疗效。

按语

咽痛有阳证阴证，有寒有热，有虚有实，临证中应察色按脉，审清别明。表证咽痛多为风寒风热之邪侵犯肺窍，门户不利，宣降失司而致；里证咽痛可由阳明热盛，胃火上蒸而得；半表半里咽痛为少阳受邪，胆经郁热上攻而成；实证咽痛多为邪气侵袭、经脉凝滞，不通则痛；虚证咽痛多为阴津亏虚，虚火循经上炎所致，多见于少阴病。

此案患者为太阳少阳少阴合病，故予麻黄附子细辛汤加减。麻黄开表闭通经气，淡附片入少阴温下焦，细辛入肺助麻黄散寒化饮、入肾助阳解表；柴胡、黄芩外疏内清和解少阳；薄荷、牛蒡子、马勃疏风解毒，清利咽喉，

桔梗汤清热利咽，枇杷叶降气清肺，僵蚕熄风平肝，祛风解毒散结。诸药共奏解表和里、利咽舒喉、止咳化痰之功，方随法出，效如桴鼓。

（整理：李志强　指导：马春成）

癌肿喘促案

林某强，男，61岁，广东江门人，住院病例。

* 初诊（2022 - 09 - 14）

患者因"胰腺癌免疫治疗4程后，活动后气促10天"入院。

既往史：患者于2021年7月无明显诱因出现中上腹隐痛不适，呈阵发性发作，2021年7月12—16日至我院脾胃病科住院，行胃肠镜检查考虑慢性胃炎、结肠炎，经调节肠道菌群平衡和胃肠动力、护胃及对症治疗后，病情好转出院，出院后腹痛仍反复发作。2022年4月22日于他院查MR示：胰腺颈部软组织肿块，考虑恶性肿瘤，胰腺癌可能。2022年4月28日于他院气管全麻下行腹腔镜肝病损切除、胰腺探查、网膜淋巴结活检术，术中发现癌肿腹腔播散，遂切除左肝肿物送冰冻检测，病理：符合恶性肿瘤，考虑癌。行进一步基因检测示：Krass、P53突变型，TMB 7.9（参考值2.5），PDL1 PS = 6。2022年6月15日、7月20日、8月17日、9月7日行派安普利针免疫治疗4程，经治疗中上腹隐痛明显缓解。

2022年8月16日在我院查上腹部CT增强示：①胰腺头体部交界区肿块，考虑胰腺癌；②肝左叶S4段血管瘤；③肝多发囊肿；④胆囊轻度炎症；⑤左肾囊肿；⑥胃窦部胃壁稍肿胀增厚，考虑炎性病变。

2022年9月3日开始出现活动后气促，伴胸闷、心悸，晨起时尤甚，每次持续1~2分钟，经休息后气促可稍缓解，无大汗出，无下肢浮肿。

有吸烟史40年，每日20余支；无过量饮酒。

刻下症见：神清，精神稍倦，活动后气促，伴胸闷、心悸，晨起时尤甚，每次持续1~2分钟，经休息后气促可稍缓解，无大汗出。轻微咳嗽咳痰，咳少量白黏痰，咳甚则胸痛，口干口苦，无头晕头痛，无发热恶寒，无恶心呕吐，无腹泻不适，纳眠一般，小便黄，大便正常。近期体重无明显变化。舌红、苔黄燥，脉弦滑。查体：可见腹部脐下、脐右、脐左侧5个长约2cm手术瘢痕。

西医诊断：①胰腺癌腹腔转移；②气促查因：免疫性肺炎？免疫性心肌

炎？其他？③结肠炎；④乙状结肠息肉；⑤胃十二指肠炎伴糜烂；⑥幽门螺杆菌感染；⑦肝囊肿；⑧左肾囊肿。

中医诊断：胰癌。

辨证：肝郁蕴热，气阴两虚。

治法：疏肝清热平喘，益气养阴。

主方：小柴胡汤加减

北柴胡 12g，黄芩 12g，厚朴 20g，苦杏仁 10g，茯苓 60g，泽泻 15g，白术 10g，砂仁 10g，广藿香 15g，法半夏 12g，半枝莲 30g，丹参 20g，西洋参 10g，牡蛎 30g，甘草片 6g，醋鳖甲 20g，白花蛇舌草 30g。

3 剂，水煎服。

*二诊（2022 - 09 - 17）

神清，精神一般，气促稍好转，偶有咳嗽咳痰，咳少量白黏痰，口干、无口苦，无头晕头痛，无发热恶寒，无恶心呕吐，无腹泻不适，纳眠一般，小便黄，大便正常。舌红、苔黄燥，脉弦滑。

辅助检查：2022 年 9 月 16 日痰培养 + 鉴定 + 药敏：呼吸道正常菌群生长，阴性杆菌少许，酵母样真菌少许。

治法：行气散饮平喘。

主方：木防己汤加减

西洋参 10g，五味子 10g，金荞麦 30g，干鱼腥草 30g，黄芩 10g，麦冬 15g，熟地黄 15g，防己 10g，生石膏 20g，桂枝 10g，茯苓 15g，葶苈子 15g，大枣 20g。

2 剂，水煎服。

*三诊（2022 - 09 - 20）

神清，精神一般，气促较前好转，偶有咳嗽咳痰，咳少量白黏痰，口干、无口苦，无头晕头痛，无发热恶寒，无恶心呕吐，无腹泻不适，纳眠一般，大小便正常。舌红、花剥苔，脉沉。

治法同前，效不更方。

按语

《金匮要略·痰饮咳嗽病脉证治》曰："膈间支饮，其人喘满，心下痞坚，面色黧黑，其脉沉紧，得之数十日，医吐下之不愈，木防己汤主之。""喘满"是两症："喘"指上气，呼吸困难；"满"指闷，此处指胸闷。本病恰有"吐下之不愈"的描述，可见"心下痞坚"是下之后胃中空虚，血与水互结于心下引起的。

（整理：刘茜、刘文金　指导：马春成、李叶枚）

新冠病毒感染后咳嗽案一

蔡某敏，女，32岁，广东江门人，门诊病例。

＊初诊（2023-01-19）
患者系甲状腺恶性肿瘤术后，感染新冠病毒后出现咳嗽咳痰，曾就诊于当地医院，经治疗未见好转。刻下症见：咳嗽咳痰，痰少质稀，色白带黄，伴右侧胸胁部疼痛，咳时明显，气紧，上楼时明显，偶有头晕，动则为甚，肢冷。舌暗淡、苔薄，脉弦细。

辨证：风寒袭肺，内有饮停。
治法：散寒解表，温肺化饮。
主方：小青龙汤合葶苈大枣泻肺汤加减

蜜麻黄10g，桂枝10g，炙甘草10g，姜半夏10g，炒白芍30g，细辛6g，干姜10g，五味子10g，葶苈子20g，大枣20g，枳壳20g，郁金15g，蜈蚣1条。

7剂，水煎服。

＊二诊（2023-01-28）
咳嗽咳痰明显好转，右侧胸胁部不适明显好转，偶有气紧。
上方继服7剂而愈。

按语
《伤寒论》第40条："伤寒表不解，心下有水气，干呕，发热而咳，或渴，或利，或噎，或小便不利少腹满，或喘者，小青龙汤主之。"此案患者为太阳病，感受风寒外邪，症见痰饮内停，遂予小青龙汤外散表邪，内化水饮，有饮邪攻胁、咳即引痛、倚息不得卧之象，兼可治之。"不闻香臭酸辛，咳逆上气，喘鸣迫塞"，当合用葶苈大枣泻肺汤泻肺平喘利水。患者为术后气郁血瘀，故加郁金、枳壳、蜈蚣解郁行气、活血通络之品，疗效甚佳。

（整理：李志强　指导：马春成）

新冠病毒感染后咳嗽案二

孙某伟，男，42 岁，广东江门人，门诊病例。

* 初诊（2023 - 01 - 07）

患者于 1 个月前发热咳嗽，自测新冠病毒抗原阳性，曾就诊于当地医院，经治疗未见好转。刻下症见：咳嗽咳痰，色白量少，咽痒，鼻塞流涕，乏力，肌肉酸痛，口干，无味觉及嗅觉异常，纳眠一般，二便正常。舌淡红、苔薄白，脉浮数。查体：结膜无充血，咽充血，咽后壁滤泡增生，扁桃体无肿大，肺部呼吸清，未闻及干湿性啰音。

辨证：风寒闭肺。

治法：温肺化饮，下气祛痰。

主方：射干麻黄汤加减

麻黄 10g，**射干** 10g，**干姜** 10g，**姜半夏** 10g，**紫菀** 25g，**款冬花** 15g，**枇杷叶** 15g，**五味子** 15g，**炙甘草** 10g，**前胡** 15g，**百部** 15g，**紫苏子** 10g，**黄芩** 15g，**葶苈子** 20g，**地龙** 15g，**全蝎** 6g，**蜈蚣** 1 条。

3 剂，水煎服。

按语

此案辨证为风寒闭肺。外感风寒，阻遏于肺脾，形成水饮，水饮郁肺，肺气失宣则咳嗽，咳白痰；脾失健运，无以生化气血，则乏力、肌肉酸痛、口干。用射干麻黄汤以温肺化饮、下气祛痰；加用枇杷叶、紫苏子、前胡、百部、葶苈子以加强宣肺下气祛痰之力；因病程较长，加用地龙、全蝎、蜈蚣以活血。

（整理：刘茜　指导：李叶枚、马春成）

新冠病毒感染后咳嗽案三

简某燕，女，50 岁，广东江门人，住院病例。

发病节气：小寒。

＊初诊（2023 - 01 - 07）

患者于 1 周前受凉后出现咳嗽，咯吐白色稀痰，一直未系统治疗，咳嗽症状逐渐加重，偶有胸闷，现来我院急诊查胸部 CT，提示双肺散在炎症，以"肺炎"收入我科。既往有冠心病支架植入史 5 年，现服用阿司匹林。刻下症见：神清，精神疲倦，咳嗽，咯吐白色稀痰，偶有胸闷，胃纳稍差，无腹痛腹泻。舌红、苔白腻，脉浮。

辅助检查：2023 年 1 月 7 日血常规＋血型：ABO 血型 O，血红蛋白 131（g/L），血小板总数 337（10^9/L），Rh（D）血型阳性，白细胞总数 6.56（10^9/L）；肝功 12 项＋急诊生化组合＋C - 反应蛋白测定（CRP）：C - 反应蛋白 42.79（mg/L）↑；肝肾功能未见异常；降钙素原＜0.02（ng/mL）；新冠病毒核酸检测：N 基因阳性，ORF1ab 阳性，新冠病毒阳性。

西医诊断：①新型冠状病毒感染；②细菌性肺炎；③冠状动脉粥样硬化性心脏病。

中医诊断：咳嗽。

辨证：风寒闭肺。

治法：宣肺散寒，益气化痰。

主方：麻黄附子细辛汤加减

麻黄 15g，**生附片** 30g，**炙甘草** 15g，**桔梗** 30g，**细辛** 15g，**人参** 15g，**桂枝** 15g，**僵蚕** 15g，**白芍** 15g。

2 剂，水煎服。

＊二诊（2023 - 01 - 09）

咳嗽减轻，咯吐白色稀痰，胸闷缓解，胃纳改善。续用前方。

辅助检查：2023 年 1 月 8 日自身抗体三项：抗核抗体定量（ELISA 法）23.88（U/mL）↑，抗双链 DNA 抗体定量（ELISA 法）39.23（IU/mL）↑；腹部＋泌尿系常规彩超检查：肝脏大小正常，轻度脂肪肝声像，脾脏、胆囊、胰腺大小正常，可显示部位未见明显异常声像，双肾、双侧输尿管可显示段、膀胱未见明显异常声像。2023 年 1 月 12 日 CT 平扫：双肺散在炎症，与 2023 年 1 月 7 日片对比，部分病灶范围较前稍扩大，密度增高，部分病灶范围稍缩小。2023 年 1 月 13 日新冠病毒核酸检测：N 基因阴性，ORF1ab 阴性，新冠病毒阴性。

＊三诊（2023 - 01 - 15）

偶有咳嗽，无咳痰，无胸闷气促，无腹痛，胃纳可，二便调。

按语

此案患者由于疫毒从外侵袭，经口鼻而入，导致肺失宣降，肺气上逆而作咳；病起有胸闷，为风寒束表，肺气不宣，疫毒夹湿而来，湿气聚而成痰，故咳白色稀痰。方选麻黄附子细辛汤加减，用以宣肺解表散寒；加用生附片、细辛、人参以恢复咳嗽日久所耗伤之阳气；加用僵蚕、桔梗以祛风化痰。

（整理：刘文金　指导：马春成）

新冠病毒感染后咳嗽案四

叶某屏，女，35 岁，广东江门人，住院病例。

发病节气：小寒。

＊初诊（2023 - 01 - 06）

患者于 2023 年 1 月 1 日无明显诱因下出现恶寒发热，无寒战，自测最高体温 38.0℃，伴干咳，咳白黏痰，量少，全身乏力，肌肉酸痛、骨痛，打喷嚏，无鼻塞流涕，无咽干咽痛，无胸痛，无咯血盗汗，无腰痛，无尿热、尿急、尿痛，无恶心呕吐、腹痛腹泻。2023 年 1 月 5 日到我院发热门诊诊治，疗效欠佳，汗出后体温有下降，但仍反复发热，最高体温 39.0℃。2023 年 1 月 1 日、1 月 5 日新冠病毒核酸检测均为阳性。1 月 5 日胸部 CT 检查：①双肺散在炎症；②双侧胸膜局部稍增厚；③右侧第四、六肋骨际旧骨折，骨折线模糊。今为进一步治疗，以"发热查因"收入院。

刻下症见：精神状态一般，发热恶寒、无寒战，干咳，咽痒咽干，痰难咯出，全身乏力，肌肉酸痛、骨痛，恶心欲吐，间有头晕，无打喷嚏，无鼻塞流涕，无咽痛，无胸痛，无咯血盗汗，无腰痛，无尿频、尿急、尿痛，无腹痛腹泻，食欲较差，睡眠情况良好，体重无明显变化，二便调。舌淡红、苔黄腻，脉弦滑。

辅助检查：2023 年 1 月 6 日血常规：嗜酸性粒细胞数 0.00（10^9/L）↓，嗜酸性粒细胞百分数 0.0（％）↓，粒细胞百分数 90.4（％）↑，淋巴细胞总数 0.3（10^9/L）↓，淋巴细胞百分数 6.0（％）↓，白细胞总数 4.63（10^9/L）；降钙素原 0.061（ng/mL）↑；急诊生化组合＋肝功 5 项＋C - 反应蛋白测定：肌酐 102（μmol/L）↑，尿酸 482（μmol/L）↑，C - 反应蛋白 10.23（mg/L）↑。

西医诊断：①新型冠状病毒感染；②系统性红斑狼疮；③IgA 沉积为主的局灶增生性肾小球肾炎。

中医诊断：外感发热。

辨证：痰热郁肺。

治法：宣肺透邪，润燥解毒。

主方：宣肺润燥解毒方加减

麻黄 10g，北柴胡 30g，桑白皮 15g，生石膏 30g，麦冬 20g，苦杏仁 10g，北沙参 30g，玄参 20g，白芷 20g，羌活 15g，升麻 15g，桑叶 15g，黄芩 10g。

2 剂，水煎服。

辅助检查：2023 年 1 月 7 日尿常规：尿蛋白 + - 。2023 年 1 月 10 日 CT 平扫（组合）：①双肺散在多发炎症，与 2023 年 1 月 5 日片对比，肺部炎性灶较前明显增多；②双侧胸膜局部增厚；③右侧第四、六肋骨陈旧骨折，骨折线模糊。

复查相关炎症指标，2023 年 1 月 10 日血常规：血红蛋白 111（g/L），红细胞总数 3.71（10^{12}/L）；降钙素原 0.101（ng/mL）↑；生化 8 项 + C - 反应蛋白测定：钙离子 2.05（mmol/L）↓，肌酐 91（μmol/L）↑，C - 反应蛋白 25.23（mg/L）↑；痰涂片见革兰阳性球菌、格兰阴性双球菌、革兰阴性杆菌。

2023 年 1 月 15 日血常规：嗜酸性粒细胞数 0.00（10^9/L）↓，嗜酸性粒细胞百分数 0.0（%）↓，粒细胞总数 8.5（10^9/L）↑，粒细胞百分数 91.3（%）↑，血红蛋白 112（g/L）↓，淋巴细胞总数 0.5（10^9/L）↓，淋巴细胞百分数 5.6（%），血小板总数 443（10^9/L）↑，红细胞总数 3.78（10^{12}/L）↓。急诊生化组合 + C - 反应蛋白测定：肌酐 88（μmol/L）↑，葡萄糖 8.16（mmol/L）↑，乳酸 3.82（mmol/L）↑，尿酸 518（μmol/L）↑，尿素 9.40（mmol/L）↑。

2023 年 1 月 17 日 CT 平扫：①双肺炎症，较 2023 年 1 月 10 日片吸收；②双侧胸膜局部增厚；③右侧第四、六肋骨陈旧骨折。

按语

此案患者发热，咳嗽，咽痒咽干，痰难咯出，全身乏力，肌肉酸痛、骨痛，证为疫毒夹燥。疫毒侵袭，经口鼻而入，导致肺失宣降，肺气上逆而作咳；疫毒郁热，灼伤津液，故咽痒咽干，痰难咯出；疫毒阻遏气机，脾胃失调，筋脉失养，故恶心呕吐，全身乏力，肌肉酸痛。用宣肺润燥解毒方加减，以宣肺透邪、润燥解毒。

（整理：刘茜、刘文金　指导：马春成）

新冠病毒感染后发热案一

刘某武，男，48 岁，湖南邵阳人，住院病例。

发病节气：小寒。

* 初诊（2023 - 01 - 06）

患者于 10 天前出现发热，热峰体温 39.0℃，畏寒寒战，乏力，头痛，鼻塞流涕，咽痛，咳嗽咳痰，自测新冠病毒抗原阳性，先后自服连花清瘟、布洛芬、氨苄西林、头孢未见好转。自诉昨日复测新冠病毒抗原阴性。曾于他院查胸部 CT 示：考虑双肺感染性病变，注意病毒性肺炎。今为进一步治疗，由我院门诊收入院。

既往有胆囊切除术、阑尾切除术、胃溃疡、甲状腺结节病史。刻下症见：神清，精神疲倦，可步行入院，发热，今日最高体温 39.5℃，乏力，头痛，鼻塞，咳嗽、痰难咯出，咳甚则胸痛，纳差，无畏寒寒战，无咽痛，无腹痛呕吐、腹泻，二便正常。舌淡红，苔少、黄，脉弦。

辅助检查：2023 年 1 月 6 日尿常规：尿蛋白 +，红细胞 16（/μL）↑；血常规：血红蛋白 127（g/L）↓；降钙素原 0.149（ng/mL）↑；肝功 8 项 + 肾功 4 项 + 离子 4 项 + 血糖 + 血清白蛋白 + 乳酸 + CRP：直接胆红素 8.5（μmol/L）↑；r - 谷氨酰转肽酶 70（U/L）↑，葡萄糖 9.71（mmol/L）↑，白蛋白 38.1（g/L），C - 反应蛋白 142.66（mg/L）↑；血气急诊生化：细胞外剩余碱 0.5（mmol/L），吸氧浓度 33（%），实际碳酸氢根 24.7（mmol/L），氧饱和度 99.4（%）↑，根据体温修正 pCO_2 36.0（mmHg），pH 7.443，氧分压/吸氧浓度（m）459.6（mmHg），根据体温修正 pO_2（m）153.5（mmHg）↑；PT、BNP、肌钙蛋白、流感 A + B 均无明显异常。外周血涂片：①白细胞数不少，可见少量异型淋巴细胞，余未见异常；②红细胞未见异常形态。粪便常规正常。痰涂片：未见抗酸杆菌。涂片找细菌：白细胞数 <10（LP），上皮细胞 10 ~ 25（LP）。革兰阳性球菌 2 +，在中性粒细胞外见。涂片未找到真菌。查心电图示：①窦性心律；②正常心电图。

西医诊断：①新型冠状病毒感染；②胃溃疡；③胆囊切除术后状态。

中医诊断：外感发热。

辨证：疫毒夹燥。

治法：宣肺透邪，润燥解毒。

主方：宣肺润燥解毒方加减

麻黄 10g，北柴胡 10g，桑白皮 20g，生石膏 60g，麦冬 15g，金荞麦 30g，鱼腥草 30g，杏仁 15g，北沙参 30g，玄参 15g，白芷 10g，羌活 15g，升麻 30g，桑叶 15g，黄芩 15g。

1 剂，水煎服。

＊**二诊**（2023 - 01 - 07）

神清，精神疲倦，昨日最高体温 39.5℃，今日热退，体温 37.1℃，乏力，头痛，鼻塞，无咽痛，咳嗽咳痰较前缓解，咳甚则胸痛，纳差，偶有身痛，无腹痛呕吐、腹泻，小便正常，便秘。

诊断：发热。

辨证：风寒证。

治法：发汗解表。

主方：大青龙汤加减

麻黄 30g，炙甘草 30g，大黄 15g，北柴胡 30g，黄芩 30g，法半夏 30g，桂枝 30g，苦杏仁 30g，生石膏 30g，生姜 15g，大枣 15g，人参 30g，炮天雄 30g，桔梗 30g。

4 剂，水煎服。

辅助检查：2023 年 1 月 11 日血常规：粒细胞总数 3.3（10^9/L），粒细胞百分数 58.6（％），血红蛋白 138（g/L），血小板总数 337（10^9/L），白细胞总数 5.65（10^9/L）；C - 反应蛋白 13.92（mg/L）↑；血培养（需氧、厌氧）均阴性。CT 平扫：双肺散在多发炎症。

2023 年 1 月 13 日随诊，患者无发热寒战，仍有咳嗽咳痰，乏力，纳食夜寐尚可，二便正常。

按语

此案患者初诊时高热，鼻塞，咳嗽、痰难咯出，咳甚则胸痛，纳差，苔少，属疫毒夹燥证，用宣肺润燥解毒方宣肺透邪，润燥解毒，药有麻黄、杏仁、柴胡、沙参、麦冬、玄参、白芷、羌活、升麻、桑叶、黄芩、桑白皮、生石膏。新冠病毒导致患者难咳、痰少，咳甚则胸痛，故加用金荞麦、鱼腥草以清热解毒、清肺排脓。复诊时患者热退，头痛，咳时胸痛，据《伤寒论》第38条"太阳中风，脉浮紧，发热恶寒，身疼痛，不汗出而烦躁者，大青龙汤主之"，用药后患者仍有发热、纳差，为外邪未尽，正邪相争，从太阳入阳明，故加用小柴胡汤部分药物继续清热；另加用炮天雄祛风益火止痛，大黄清里热通便，桔梗开宣肺气、祛痰。

（整理：刘茜　指导：马春成、李叶枚）

新冠病毒感染后发热案二

黄某，女，81岁，广东江门人，住院病例。

发病节气：小寒。

* **初诊**（2023 - 01 - 06）

患者8天前出现发热，热峰体温39.2℃，伴头晕头痛，咽痛，咳嗽咳痰，口苦，解稀烂便2次/天，间有左膝关节疼痛，遂至他院就诊，新冠病毒核酸检测阳性，具体诊疗不详，经治疗仍反复发热。2023年1月5日至我院发热门诊就诊，指脉氧90%（未吸氧），完善血常规、肌钙蛋白、急诊生化检查，胸部CT提示双肺散在炎症。今为进一步治疗，由发热门诊以"肺炎"收入我科。

既往史：高血压病史数十年，血压控制情况不详，服用药物不详；冠心病病史，现服用铝镁匹林；2021年脑梗病史；失眠病史，长期服用阿昔唑仑；曾行颈部肿瘤切除术，具体情况不详。

刻下症见：神清，精神疲倦，可步行入院，畏寒，无寒战，无头晕头痛，流涕，咽痛，咳嗽咳痰，稍气促，可平卧，无胸闷胸痛、腹痛呕吐，无尿频、尿急、尿痛，小便量可，解黄色稀烂便2次/天，双下肢无水肿。舌暗、苔黄，脉弦。

辅助检查：2023年1月6日血常规+血型：ABO血型A，嗜酸性粒细胞百分数0.1（%）↓，粒细胞总数2.2（10^9/L），粒细胞百分数67.3（%），血红蛋白126（g/L），淋巴细胞总数0.7（10^9/L）↓，血小板总数118（10^9/L）↓，Rh（D）血型阳性，白细胞总数3.30（10^9/L）↓。CRP+肝功8项+血清白蛋白+肾功4项+离子4项+血糖+全血浆乳酸：碱性磷酸酶47（U/L）↓，谷草转氨酶71（U/L）↑，血清胆碱酯酶5 414（U/L）↓，r - 谷氨酰转肽酶119（U/L）↑，钙离子2.04（mmol/L）↓，氯离子92.3（mmol/L）↓，钾离子3.14（mmol/L）↓，钠离子128.1（mmol/L）↓，白蛋白35.2（g/L）↓，C - 反应蛋白48.50（mg/L）↑。降钙素原0.168（ng/mL）↑。

血气急诊生化：细胞外剩余碱 0.9（mmol/L），吸氧浓度 29（%），实际碳酸氢根 25.1（mmol/L），氧饱和度 99.5（%）↑。渗透压细胞形态分析：①白细胞数减少，分类及形态未见异常；②红细胞未见异常形态；③血小板数不少，散在分布。凝血酶原时间、尿常规、BMP 均未见明显异常。查心电图示：窦性心律；正常心电图。

西医诊断：①新型冠状病毒感染；②原发性高血压；③冠状动脉粥样硬化性心脏病；④脑卒中后遗症。

中医诊断：发热。

辨证：太少两感。

治法：表里同治。

主方：小柴胡汤合柴葛解肌汤加减

北柴胡 50g，黄芩 20g，甘草片 10g，僵蚕 10g，金银花 20g，连翘 20g，升麻 15g，陈皮 10g，生姜 10g，葛根 30g，生石膏 60g，羌活 10g，前胡 15g，荆芥穗 10g，防风 10g，白芷 15g，桔梗 10g。

2 剂，水煎服。

*二诊（2023 - 01 - 07）（邓贤斌教授诊治）

神清，精神疲倦，无发热寒战，无头晕头痛，流涕，咽痛，咳嗽咳痰，稍气促，可平卧，纳食欠佳，反酸，无胸闷胸痛、腹痛呕吐，无尿频、尿急、尿痛，解黄色稀烂便 2 次/天，双下肢无水肿。

辨证：少阳证。

治法：和解少阳。

主方：小柴胡汤加减

北柴胡 30g，黄芩 30g，陈皮 15g，炮天雄 15g，葛根 30g，法半夏 30g，大黄 15g，炙甘草 30g，人参 30g，茯苓 30g，桂枝 15g，生姜 15g，大枣 15g。

2 剂，水煎服。

*三诊（2023 - 01 - 13）

神清，精神疲倦，咳嗽，痰多。复查胸部 CT 较前进展，但精神状态较前改善，体温较前下降，气促有所缓解，血氧尚稳定，提示治疗有效，考虑胸部 CT 炎症吸收有滞后性，暂时继续动态观察。根据舌脉症，辨为少阴证，病重，续观。

辅助检查：2023 年 1 月 9 日血培养 48 小时无需氧菌生长；血培养 48 小时无厌氧菌生长。大便培养 + 鉴定 + 药敏：异变形杆菌哌拉西林/他唑巴坦（敏感），头孢他啶（敏感），头孢哌酮/舒巴坦（敏感），亚胺培南（中介），左氧氟沙星（中介）。大便培养阳性，但菌落数较少，考虑标本污染。CT 平扫：①原为双肺多发炎症，现为双肺炎症，与 2023 年 1 月 5 日片对比，炎性病灶较前明显增多；②主动脉、冠状动脉粥样硬化；③扫及脂肪肝，肝门区高密度影，考虑胆囊结石可能。心脏彩超：①室间隔稍增厚；②主动脉弹性减退；③主动脉瓣老年性退行性变并轻度反流；④左室舒张功能减退。2023 年 1 月 11 日呕吐物 OB 正常；血培养（需氧、厌氧）均阴性。2023 年 1 月 13 日 CT 平扫：①与 2023 年 1 月 9 日片对比，双肺下叶炎症较前稍增多，局部膨胀不全；②主动脉、冠状动脉粥样硬化；③扫及脂肪肝；④脑白质脱髓鞘变性，脑萎缩；⑤双侧颈内动脉及椎动脉颅内段硬化。2023 年 1 月 15 日粪便常规 + 粪便 OB 隐血：潜血 1 + 。

治法：解表散寒，固本通阳。

主方：麻黄附子甘草汤加减

麻黄 30g，**炙甘草** 45g，**炮天雄** 120g，**人参** 45g，**茯苓** 45g，**大黄** 15g。

3 剂，水煎服。

* 四诊（2023 - 01 - 17）

神清，精神较前改善，咳嗽咳痰，气促好转，无胸闷胸痛、腹痛呕吐，大便未解，小便正常，双下肢无水肿。新冠病毒核酸检测已转阴。

精神状态、气促较前改善，血氧稳定，复查炎症指标较前下降，提示治疗显效，病情好转。

按语

此案患者初诊时畏寒，发热，偶有头痛，无头晕，流涕，咽痛，咳嗽咳痰，稍气促，可平卧，乏力，此为太阳风寒未解，入里化热，波及少阳，传入阳明，应表里同治，故用小柴胡汤和解少阳，加用柴葛解肌汤温清并用，解肌清热。二诊时无发热寒战，流涕，咽痛，咳嗽咳痰，稍气促，可平卧，纳食欠佳，反酸，为邪在少阳证，用小柴胡汤加减和解少阳；因患者解黄色稀烂便，加用陈皮、桂枝、茯苓健脾利水止泻，葛根、炮天雄解肌止痛。三诊时神清，精神疲倦，咳嗽，痰多，此为伤寒少阴证，据《伤寒论》第 302 条"少阴病，得之二三日，麻黄附子甘草汤，微发汗"，可用麻黄附子甘草汤加减，以解表散寒、固本通阳；减附子，用甘草缓麻黄之辛散，于中焦取水谷之津为汗；加用茯苓、人参益气健脾，则内不伤阴，邪从表散，无过汗亡阳之虑。

（整理：刘文金、刘茜　指导：李叶枚、马春成）

新冠病毒感染后喉瘖案

谭某，男，40 岁，广东江门人，门诊病例。

＊初诊（2023 - 12 - 04）

患者 5 个多月前因感染新冠病毒出现持续声嘶、发音费力，2023 年 6 月 21 日于他院查胸部 CT 示：右肺上叶尖段及下叶基底段实性小结节，右肺下叶后基底段磨玻璃样小结节。2023 年 7 月 10 日于我院查电子喉镜示：喉炎，双侧声带闭合欠佳。诊断为急性喉炎。服药后症状不见改善。3 个月前开始出现咳嗽咳痰、气喘等症状。

刻下症见：声音嘶哑，语言不利，咳嗽，有少许白痰，痰黏难咯出，伴有气喘，面部、双上肢偶感麻痹，肢冷，晨起明显，稍咽干。纳眠尚可，二便调。舌淡暗、有裂纹，苔白略干（见附图 3），脉细数。查体：全身皮肤可见毛囊炎，项背部多，部分伴见小脓疱。咽红，心肺无特殊。

西医诊断：①喉炎；②双侧声带闭合不全。

中医诊断：喉瘖。

辨证：肺燥津伤。

治法：养阴润燥，清肺利咽。

主方：养阴清肺汤加减

生地黄 30g，玄参 15g，麦冬 15g，白芍 15g，牡丹皮 15g，浙贝母 15g，射干 15g，牛蒡子 15g，北沙参 30g，陈皮 5g，麻黄 5g，苦杏仁 10g，桂枝 10g，厚朴 10g，木蝴蝶 10g，蜜枇杷叶 15g。

3 剂，水煎服。

＊二诊（2023 - 12 - 07）

发声费力、气喘明显减轻，晨起时偶有气促，面部、双上肢麻痹及肢冷缓解，偶有咳嗽。舌淡红微暗、有裂纹，苔薄黄略干，脉细。查体：皮肤毛囊炎及小脓疱减少，咽红减轻。

续守前方，去厚朴，加紫苏梗 15g。再进 5 剂，另予本院制剂参麦五味子合剂，口服，每日两次，每次 50mL。

＊三诊（2023 - 12 - 14）

晨起气促缓解，微咳，痰易咯出。小便调，大便干结。舌淡红、苔薄白润（见附图4），脉细。查体：皮肤毛囊炎较前消退（见附图5），咽稍红。

续守前方，去麦冬、紫苏梗，加薄荷 5g、桃仁 15g、川芎 10g、黄芪 15g，再进 10 剂巩固疗效。

按语

《备急千金要方》曰："风寒之气客于中，滞而不能发，故瘖不能言。"《古今医统大全·声音候》云："肺者属金，主清肃，外司皮腠。风寒外感者，热郁于内，则肺金不清，咳嗽而声哑，故肺为声音之门者，此也。"《景岳全书》云："声由气而发，肺病则气夺，此气为声音之户也；肾藏精，精化气，阴虚则无气，此肾为声音之根也。"若肺阴不足，或肺燥津伤，喉失所养，亦可见声音嘶哑或失音、喉干或痛。《临证指南医案·失音》云："金实则无声，金破亦无声。"此案患者为新冠疫毒伤肺，久咳耗气伤津，津伤痰滞，亦致咳久难复。治宜养阴润燥，清肺利咽，以养阴清肺汤加减。方中生地黄、玄参养阴润燥、清肺解毒，为主药；麦冬、白芍养肺胃肝阴，牡丹皮凉血养阴；浙贝母润肺止咳，蜜枇杷叶清化热痰；加用射干、牛蒡子、木蝴蝶利咽润喉，麻黄、苦杏仁、厚朴行气祛痰、宣肺开音。全方共奏养阴清肺、利喉解毒之功。三诊时诸症显减，考虑久病气伤入络，故加用黄芪、川芎、桃仁益气活血通络，以至气血调和，阴平阳秘。

（整理：李志强　指导：范发才、李叶枚）

新冠病毒感染后突聋案

李某，男，77岁，广东江门人，门诊病例。

* 初诊（2023 - 06 - 29）

患者3周前感染新冠病毒，感染3天后出现右耳耳鸣并于2天后加重，伴听力进行性下降，曾于我院耳鼻喉科住院治疗6天，使用糖皮质激素治疗，自觉听力改善约两成，之后再无改善，今以"右侧耳鸣，伴听力下降2周"前来求治。

既往史：特发性肺纤维化病史6年余；吸烟史20余年，已戒20余年。2023年6月14日查硬性耳内镜示：右耳新生物。

刻下症见：右耳耳鸣，听力下降，乏力，口渴欲饮，饮不解渴，时感呕恶，无咳嗽胸闷、头晕头痛等不适，纳眠欠佳，小便少，大便正常。舌暗淡、苔薄白，脉沉细。查体：咽部无充血；双肺呼吸音弱，未闻及啰音；心律齐，未闻及心脏杂音。

辅助检查：SpO_2：96%（吸空气）。

西医诊断：特发性突聋。

中医诊断：耳聋。

辨证：清阳不升，水停邪扰。

治法：升阳益气，蠲饮祛邪。

主方：茯苓泽泻汤加减

茯苓30g，泽泻15g，生姜15g，桂枝10g，辛夷10g，薄荷10g，白芷15g，苍耳子10g，川芎15g，桃仁15g，黄芪30g，五指毛桃30g，苦杏仁10g，北柴胡10g。

4剂，水煎服。

* 二诊（2023 - 07 - 03）

自诉服药3剂耳鸣即缓解，自觉听力改善约八成。偶感活动后气促，纳眠欠佳,大便稍烂。

守方再进4剂,耳鸣缓解,听力恢复。

按语

此案患者感染新冠病毒,受寒湿疫邪侵袭,湿浊蔽阻清窍,致耳鸣失听,然治疗上并没有使用大剂量清热解毒之药攻毒除邪。凡病,当须辨证论治,审病机别阴阳,大体方向正确,且方证对应,方能取得佳效。此案耳鸣初辨为气虚邪扰证,然见有口渴欲饮、微呕,遂据《金匮要略·呕吐哕下利病脉证治》"胃反,吐而渴欲饮水者,茯苓泽泻汤主之",投茯苓泽泻汤而见效。方中桂枝、生姜温阳,茯苓、泽泻健脾化饮;又据《黄帝内经·灵枢》"上气不足,脑为之不满,耳为之苦鸣,头为之苦倾",重用黄芪、五指毛桃益气升清,用少量柴胡升举阳气,并引药上行,使得上气可充,耳窍复聪;再合辛夷、白芷、苍耳子宣通窍道,兼以散寒解表,杏仁润肺降气,薄荷疏风散邪,桃仁、川芎活血通络。全方以升清、蠲饮、活络、散邪为主,重在调气,治在中焦,似乎无一治耳鸣专药,却骤然见效,可见经方之神奇魅力。

（整理：李志强　指导：范发才）

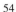

肺癌术后乏力案

黄某新，男，63 岁，门诊病例。

*初诊（2020 - 06 - 03）

患者肺癌术后 1 年余，他院病理：肺腺癌。刻下症见：乏力神疲，气短不足以息，行走、劳作后加重，面色苍白，口干口苦，腹中微胀满，不思饮食，小便少。舌淡、苔厚腻，脉弦滑。

辨证：气血两虚，痰浊湿蕴。

治法：补气养血，健脾和胃，解毒祛瘀。

主方：当归补血汤、四君子汤加减

黄芪 100g，**红芪** 3 包，**当归** 30g，**砂仁** 8g，**人参叶** 25g，**白术** 15g，**茯苓** 30g，**甘草** 6g，**薏苡仁** 30g，**厚朴** 30g，**龙葵** 30g，**半枝莲** 20g，**金银花** 30g，**蒲公英** 30g，**莪术** 30g，**姜黄** 30g，**红景天** 30g。

15 剂，水煎服。

*二诊（2020 - 06 - 17）

乏力明显好转，饮食欠佳，大便稍溏，时有头晕。舌淡、苔薄，脉弦细。

守上方，再进 15 剂。

按语

此案患者为肺癌术后气血耗伤，津液亏损，正气大虚，结合四诊，辨为脾肺气血亏虚，兼痰湿内蕴证。故方中以大剂量黄芪补肺脾气，"芪者，长也。黄芪，色黄，为补药之长"（《本草纲目》），是补气之圣药。益用红芪、人参叶大补元气。善补肺气，所谓"形不足者，温之以气"是也，又能活血通脉。伍以当归益气生津、养血活血，合白术、茯苓、厚朴、薏苡仁、砂仁健脾和胃化痰浊；半枝莲、龙葵、金银花、蒲公英清解浊毒；姜黄行气活血，莪术破血行气，消食积。诸药合用，肺气得充，脾胃气血渐复，痰湿浊邪消散，瘀肿瘤毒得除，诸症皆愈。

（整理：莫小燕、李志强　指导：范发才、詹前兴）

特发性肺纤维化肺痿案

李某，男，75岁，门诊病例。

* 初诊（2023 - 07 - 05）

既往史：患者曾于2021年11月17日来我院就诊，诉反复咳嗽咳痰3年余，伴有气促，活动后加重，查胸部CT考虑特发性肺纤维化，并经病理活检确诊，口服吡非尼酮治疗，服后腹胀，长期服中药治疗，病情稳定。2022年8月19日于他院查肺功能示：中度限制性肺通气功能障碍；肺弥散功能中度下降。2022年8月20日于他院查胸部CT示：慢性支气管炎、肺气肿并双肺慢性感染；双肺支气管扩张；双肺纤维灶，主动脉型心，胸主动脉硬化；胆囊小结石。有吸烟史20余年，已戒20余年。

刻下症见：间或咳嗽，早晚明显，喜吐涎沫，咳稀白痰，气紧，讲话多，活动后加重，心中悸动不安，无头晕胸痛，纳眠欠佳，小便频，大便烂。舌淡暗边红、苔白，脉沉细略数。

辅助检查：SpO_2：96% ~97%（吸空气）。

西医诊断：特发性肺纤维化。

中医诊断：肺痿。

辨证：肺脾肾虚，痰饮内停。

治法：补肺益肾，温中化饮。

主方：苏子降气汤、理中汤、十全大补汤加减

人参10g，陈皮10g，茯苓30g，麸炒白术15g，姜半夏15g，厚朴10g，干姜10g，紫苏子15g，川芎10g，赤芍15g，当归10g，熟地黄10g，鹿衔草15g，肉桂6g，芥子10g，炙甘草5g，五指毛桃30g，桂枝10g。

7剂，水煎服。

* 二诊（2023 - 07 - 24）

咳嗽、气促好转，心悸明显改善。

续守前方，去鹿衔草，加补骨脂10g，再进5剂。

* 三诊（2023 - 08 - 21）

仍有气紧，活动时加重，纳差，间有头晕，易汗出。舌暗红、苔薄黄，脉沉细。

辅助检查：SpO_2：93% ~ 95%（吸空气）。

考虑证候兼见阴虚，故前方去芥子，加北沙参15g，再进5剂。

按语

此案患者久病咳嗽、气促，病程缠绵，症状反复，致肺脾肾虚，因虚致实，而成上实下虚之候，气血津液暗耗，终成肺痿，治疗以苏子降气汤温肾元而泻痰实。除咳嗽、气促外，很重要的症状就是常常咯吐痰涎，小便频数清长，不渴，据《金匮要略·肺痿肺痈咳嗽上气病脉证治》"肺痿，吐涎沫而不咳者，其人不渴，必遗尿，小便数。所以然者，以上虚不能制下故也"，这显然是甘草干姜汤证的主症；又据《伤寒论》第396条"大病瘥后，喜唾，久不了了，胸上有寒，当以丸药温之，宜理中丸"，故以理中丸温中散寒，方中甘草、干姜温肺化饮，桂枝、甘草温助心阳定悸动；合十全大补汤补气养血，陈皮、半夏、厚朴行气燥湿化痰，使之补而不滞；紫苏子降气宽胸，芥子温肺豁痰；鹿衔草、补骨脂、熟地黄皆为温肾补益先天之品，与当归、肉桂合用，寓有纳气归根之意。然久病不可急治，宜当缓图，既病防变，定期调理，方能保持病情稳定。

（整理：李志强　指导：范发才）

胸腔积液气促案

伍某，男，60 岁，门诊病例。

* 初诊（2023 - 11 - 22）

患者间歇气促 1 周余，活动时明显，与气候、刺激气味无相关。

既往史：2023 年 10 月 19 日于我院查胸部 CT 示：①双肺散在炎症，慢性支气管疾患，双肺气肿，局部胸膜增厚粘连；②右侧胸腔少量积液；③主动脉硬化；④扫及双侧甲状腺稍增大；⑤腹腔少量积液；⑥扫及肝顶部包膜下囊状低密度影。（见附图 6）有甲状腺功能亢进病史。

刻下症见：腹胀，无反酸，双足浮肿，无发热恶寒、鼻塞流涕、胸闷心悸等不适，夜寐欠安，小便少。舌淡红、苔薄白，脉沉细。查体：咽充血，双侧扁桃体无肿大、稍充血，右下肺叩诊音稍浊，心脏无特殊。

西医诊断：①甲状腺功能亢进；②心功能不全；③右侧胸腔积液（少量）；④腹腔积液（少量）；⑤肺气肿。

中医诊断：喘证。

辨证：肺虚阴亏，阳虚水泛。

治法：益气养阴，温阳利水。

主方：生脉散、真武汤加减

人参 10g，**麦冬** 15g，**五味子** 5g，**炙甘草** 5g，**黄芪** 30g，**桂枝** 10g，**茯苓** 30g，**淡附片**（先煎）15g，**猪苓** 15g，**白术** 30g，**白芍** 15g，**生姜** 15g，**黄连** 3g，**炒山楂** 10g，**炒枳壳** 10g，**五指毛桃** 30g。

5 剂，水煎服。

* 二诊（2023 - 11 - 27）

诸症皆减，偶有恶心，稍口干口苦，二便尚调。舌淡红、边有齿痕，苔薄白，脉弦紧。查体：咽充血，双侧扁桃体无肿大，稍充血，心肺无特殊。

续方 7 剂。

＊三诊（2023－12－06）

气促明显好转，足肿消退（见附图7）。右下肺叩诊呈清音。舌淡胖大、有裂纹（见附图8）。

续守前方，去猪苓、枳壳，再进7剂巩固疗效。

＊四诊（2023－12－25）

活动时轻微气促，口稍干苦，夜寐改善。舌淡、有裂纹，苔薄黄稍腻（见附图9），脉紧弦。

主方：生脉散合苓桂术甘汤加减

人参片 5g，**麦冬** 10g，**五味子** 5g，**茯苓** 15g，**五指毛桃** 30g，**炙甘草** 5g，**桂枝** 10g，**白术** 15g，**生姜** 15g，**炒山楂** 10g，**法半夏** 10g，**薏苡仁** 30g，**射干** 10g。

7剂，水煎服。

按语

痰饮水湿为中医所言致病之病理因素。《黄帝内经》云："饮入于胃，游溢精气，上输于脾；脾气散精，上归于肺；通调水道，下输膀胱；水精四布，五经并行，合于四时五脏阴阳，揆度以为常也。"人体肺、脾、肾、三焦功能失司，水液代谢失常，均能酿生痰饮水湿，可统称为痰饮。而西医所谓胸腔积液、腹腔积液、脑水肿等水液聚积性疾病均可看作痰饮之邪，留着五脏六腑之间发而为病。饮邪变动不居，上可扰及清阳、胸膈而致眩晕心悸，下可蓄于膀胱水腑而致小便不利，中可停滞胃脘而见痞满呕胀等症。

此案患者因有胸腔积液而气促不止，是饮上犯肺，肺气失于宣降而致，故当从蠲饮祛邪治之，予真武汤加减。方中桂枝、附子温阳化气，茯苓、白术、猪苓健脾利水，白芍敛阴利小便，五指毛桃、黄芪、人参、麦冬、五味子补气养阴以固其本，山楂、枳壳行气化滞，黄连伍桂枝交通阴阳。全方阴阳并补，虚实兼顾，以温阳蠲饮利水为主，兼以益气阴补肺气。此方虽无一味平喘药，却收效卓著，一来方证对应，使用经方见奇效，二来辨证论治是方向标，证候审明而法随证定，法定则方出，方出则效著。前贤三江伤寒学术流派江尔逊老先生说过："方证论治和辨证论治有互补之妙，而从无对峙之情，两者分道扬镳则俱伤，和而用之则俱美。"所以，把两者有机结合起来，疗效自然卓彰。

（整理：李志强　指导：范发才）

心脑系病证

心悸案一

陈某，女，61岁，广东江门人，门诊病例。

＊初诊（2022 - 10 - 27）

患者2个月前因心慌心悸于他院行主动脉置换术，术后长期服用华法林进行抗凝治疗。既往有SLE、高血压病史。刻下症见：心中悸动不安，身瞤动，腹中痞胀不舒，食后满，不思饮食，不渴不呕，视物朦胧。舌淡暗、苔薄白，脉沉弦，右寸脉浮略涩。

辨证：少阴太阴合病，心肾阳虚，饮停瘀阻。

治法：温肾通阳，化饮散瘀。

主方：真武汤合瓜蒌薤白半夏汤、丹参饮加减

瓜蒌皮15g，薤白10g，姜半夏10g，桂枝10g，淡附片（先煎）20g，炒白芍15g，生姜10g，茯苓30g，麸炒白术10g，丹参30g，檀香6g，砂仁10g，鸡血藤30g，蚕沙10g，厚朴20g，炒麦芽20g，炒稻芽20g。

7剂，水煎服。

＊二诊（2022 - 11 - 04）

心下悸明显好转，腹满舒，纳眠佳，二便调。

续方7剂。

＊三诊（2023 - 02 - 09）

诸症明显改善，近期因感染新冠病毒再次出现心慌心悸，偶有头晕、咳嗽。BP：109/90（mmHg）。舌淡红、苔薄白，脉沉弦。

主方：炙甘草汤合丹参饮加减

炙甘草20g，党参20g，地黄20g，麦冬15g，火麻仁15g，桂枝20g，大枣20g，龙骨（先煎）20g，牡蛎（先煎）20g，丹参20g，檀香6g，砂仁10g，薤白10g。

7剂，水煎服。

按语

临证若能对经典条文了然于胸，必然思路清晰，若再稍加辨证，方药自然跃然纸上，一一奏效。《伤寒论》第82条："太阳病发汗，汗出不解……心下悸，头眩，身瞤动，振振欲擗地者，真武汤主之。"此案患者诸症正与真武汤证合拍，且其素体为阳虚血瘀体质，辨证有心阳不足夹痰夹瘀之象，故配以瓜蒌薤白半夏汤合丹参饮，戳中病机，贯穿始终，痰消瘀去。再予炙甘草汤善后，复脉气、平心悸，正气来复，诸症亦除，效如桴鼓。

（整理：李志强　指导：马春成）

心悸案二

林某，女，52岁，广东江门人，门诊病例。

＊初诊（2023－02－08）

患者心慌心悸1年余。查心电图示：①窦性心律；②T波改变。PCI检查未见明显异常。刻下症见：心中悸动，情志不舒，烦而易怒，口干不苦，胃脘痞满，夜寐难安，难以入睡，时而头晕头痛，左侧为甚，大便稀溏。舌红、苔薄腻，脉弦沉细。

辨证：少阴少阳合病，心脾两虚，肝郁痰扰。

治法：疏肝解郁化痰，宁心和脾益气。

主方：炙甘草汤合半夏秫米汤、百合地黄汤加减

炙甘草18g，党参10g，地黄30g，桂枝15g，麦冬20g，火麻仁10g，大枣20g，姜半夏30g，麸炒薏苡仁30g，僵蚕10g，蜜远志10g，茯神15g，首乌藤30g，炒酸枣仁15g，百合30g，合欢皮30g。

7剂，水煎服。

＊二诊（2023－02－14）

心悸较前减轻，心烦易怒亦有好转，睡眠渐佳。舌红、苔薄白，脉沉弦。

守方6剂。

＊三诊（2023－03－07）

心悸减轻，近来汗出较多，夜间为甚，时有腰痛。舌淡红、苔薄白，脉细。此时气阴较虚，肾阳当补，同时敛心阳止汗悸。

主方：桂枝甘草龙骨牡蛎汤合百合地黄汤、二仙汤加减

桂枝15g，炙甘草20g，甘草10g，龙骨30g，牡蛎30g，百合30g，地黄20g，知母20g，黄柏10g，浮小麦50g，党参20g，麦冬15g，五味子10g，

当归 10g，川芎 30g，首乌藤 30g，制仙茅 10g，仙灵脾 15g，巴戟天 10g。

7 剂，水煎服。

按语

《素问·灵兰秘典论》曰："心者，君主之官也，神明出焉……主明则下安……主不明则十二官危。"此案患者心悸心烦不得眠，系心神失所主，不论是治疗"脉结代，心动悸"的炙甘草汤，还是治疗"因烧针烦躁"的桂甘龙牡汤，都不离强心敛神，更益用血肉有情之品，正所谓"形不足者，温之以气；精不足者，补之以味"。当然，兼有痰湿郁滞等邪实者亦当散而泻之，故《黄帝内经》云："血实宜决之，气虚宜掣引之。"虚实补泻，调和阴阳，是为中医治疗疾病之基本纲领，临证需多体悟之。

（整理：李志强　指导：马春成）

心悸、胸痹案

冯某，男，20 岁，广东江门人，门诊病例。

* 初诊（2022 - 10 - 06）

患者心悸心慌 1 月余，近 3 日因情绪不佳导致心悸更其。查胸部 CT、心电图未见异常。刻下症见：心中悸动，情绪激动、夜卧不眠或运动时明显，伴有胸闷气促，顿有胸口疼痛，常常牵累及左上肢、左后背，呈刺激性疼痛。入睡困难，夜寐不安，虚烦梦扰，晨起两侧头痛，时感焦虑，饭后干呕，纳差，二便正常。舌淡红、苔薄黄，脉弦。

辨证：少阳气郁，心神被扰。

治法：开泄郁热，镇惊安神。

主方：柴胡加龙骨牡蛎汤加减

北柴胡 15g，龙骨 30g，黄芩 15g，太子参 10g，桂枝 15g，姜半夏 30g，大黄 10g，牡蛎 30g，大枣 20g，当归 10g，白芍 30g，合欢皮 20g，炙甘草 20g，地黄 20g，丹参 30g，炒酸枣仁 30g，首乌藤 20g，土鳖虫 10g，五味子 20g，茯神 30g。

3 剂，水煎服。

按语

此案患者明明为心悸所扰，为何从少阳肝郁论治？《伤寒论》第 107 条："伤寒八九日，下之，胸满烦惊，小便不利，谵语，一身尽重，不可转侧者，柴胡加龙骨牡蛎汤主之。"患者多次诉心情抑郁不畅，知其少阳枢机被郁，久而化痰化火，扰乱神明而发烦惊谵语、胸闷心悸，干呕、两侧头痛、苔黄、脉弦亦为少阳不和、气火交郁所致。见是证用是方，果获捷效。

* 二诊（2022 - 10 - 10）

心悸心慌减轻，心烦、夜卧不安较前亦有好转。舌红、苔薄白，脉弦。

少阳气机一开，痰火渐去，少阴本虚始显，治当顾及本虚为主。

主方：炙甘草汤合三黄安眠汤、瓜蒌薤白半夏汤加减

炙甘草25g，党参20g，桂枝15g，大枣20g，麦冬15g，姜半夏20g，地黄20g，天竺黄15g，姜黄15g，炒酸枣仁30g，茯神30g，五味子20g，首乌藤20g，合欢皮20g，瓜蒌皮10g，薤白10g，丹参30g，檀香6g，砂仁10g，牡蛎30g，龙骨30g。

6剂，水煎服。

* **三诊**（2022 - 10 - 16）
心悸、胸痛明显好转，精神、睡眠亦渐佳。
续方5剂巩固疗效。

随访1年未见复发，精神良好。

按语

临证中，心中懊恼不适、悸动不安、郁闷不畅，都可从少阳论治。少阳枢机不利，三焦壅滞，胆火被郁，可出现心肺胃肾多系统问题，症状越多，越是复杂。参以病机，遂投柴胡方，鲜不见效。然善后当顾两本，考虑邪去正伤，故予炙甘草汤及瓜蒌薤白半夏汤强心振阳、祛痰理气，并加丹参饮化瘀通痹，标本兼顾，攻补兼施，方证相合，心悸得愈。

（整理：李志强　指导：马春成）

不寐案一

陈某，男，54 岁，广东江门人，门诊病例。

＊初诊（2022 - 09 - 22）

患者因系统性红斑狼疮复诊，诉失眠半年余，近 1 周情绪波动，有时彻夜难眠。刻下症见：夜寐难眠，辗转卧床，久久不能入睡，心烦口燥，梦魇频频，早醒口苦，整日精神萎靡，懊恼易怒。小便黄，大便干、1 次/日。舌红、苔薄白腻，脉沉滑而数。

辨证：少阳气郁，痰火扰神。

治法：清化痰热，养血安神。

主方：三黄安眠汤加减

地黄 30g，**天竺黄** 20g，**姜黄** 20g，**防己** 10g，**防风** 10g，**桂枝** 10g，**僵蚕** 10g，**蜜远志** 12g，**茯神** 15g，**首乌藤** 30g，**炒酸枣仁** 30g，**姜半夏** 30g，**麸炒薏苡仁** 30g，**炙甘草** 10g。

7 剂，水煎服。

＊二诊（2022 - 10 - 13）

睡眠较前好转，心烦口苦减轻，仍有多梦。

守方加白薇 10g，继进 7 剂。

＊三诊（2022 - 10 - 27）

夜间可以安卧，精神渐佳，心情舒畅。

续方 10 剂。

随访病情稳定，睡眠明显改善。

按语

三黄安眠汤是三江伤寒流派刘方柏教授的自拟验方。刘老认为，当今社会生活节奏不断加快，生存竞争空前激烈，致恼怒伤肝，肝气郁结则化火，肝火伐土则脾胃伤；竞争焦虑，劳碌奔波，暴食狂饮，皆伤脾，脾失健运而酿湿生痰，痰湿郁久则蕴热成火。因此，痰火互结，火炽痰郁，扰乱心神，是很多顽固性失眠患者的共同病机。属虚者仅约三分之一，而属实者三分有二，我们的治疗原则是通其道而祛其邪。

初诊方以"三黄"——地黄、天竺黄、姜黄为君，寒温并用，祛"痰瘀火"之邪以安神宁心养正。引《黄帝内经》《金匮要略》方——半夏秫米汤、防己地黄汤，借以化痰和胃、镇静安神之功。此方寒温、甘苦辛咸并用，意在升降气机，调和阴阳，使阳可入阴，神有所主，心安则寐。刘老认为，运用该方时生地黄一定要量重，一般不少于50g，若见便秘、口干，可用至60～120g。余用之甚验，但尚保守。

（整理：李志强　指导：马春成）

不寐案二

冼某，女，36 岁，广东恩平人，门诊病例。

＊初诊（2022 - 09 - 17）

患者 1 年前出现心烦失眠，难以入睡，多梦易醒，偶有头晕心悸，头重如裹，口干口苦，口腔溃疡，汗出，欲食不食，常默默，眼睛干涩。舌红、苔薄白，脉细数。

辨证：心肺阴虚，火热上扰。

治法：清心降火，养肺滋阴。

主方：加减甘露饮合百合知母汤

熟地黄 15g，**地黄** 30g，**天冬** 15g，**麦冬** 15g，**干石斛** 10g，**枇杷叶** 10g，**黄芩** 15g，**枳壳** 10g，**甘草片** 6g，**茵陈** 30g，**百合** 30g，**知母** 20g，**淡竹叶** 10g，**莲子心** 5g。

6 剂，水煎服。

＊二诊（2022 - 09 - 24）

心烦失眠好转，口干口苦较前减轻，口腔溃疡已愈。舌淡红、苔薄白，脉弦细。

前方见效，加大枣 20g、浮小麦 50g，即合甘麦大枣汤，继进 6 剂。

随访诸症改善。

按语

《素问·上古天真论》云："女子七岁，肾气盛，齿更发长……五七阳明脉衰，面始焦，发始堕。"即中年女性阳明脉衰，面色焦黄。《金匮要略·百合狐惑阴阳毒病脉证治》提及：中年女性"意欲食复不能食，常默默，欲卧不能卧，欲行不能行，饮食或有美时，或有不用闻食臭时，如寒无寒，如热无热"。马春成主任医师（下称马师）用《医学纲目》方加减甘露饮清补肺肾之阴，合用百合知母汤除心肺胃之热，另加淡竹叶、莲子心入心，清心经之火安神。诸症好转后可用甘麦大枣汤除脏躁以善后，其药食同源，可嘱患者常服之以膳养生。正所谓"妇人脏躁，喜悲伤欲哭，象如神灵所作，数欠伸"，百合病脏躁，名异而道同也。

（整理：李志强　指导：马春成）

不寐案三

彭某，女，54 岁，广东江门人，门诊病例。

* 初诊（2019 - 01 - 30）

患者失眠 5 年余，需口服安眠药方能入睡（具体药物不详），曾四处求医，欲求摆脱安眠药，终不得解。近期因咽痛所扰，夜寐难安，服用稍温热药则咽痛难忍，服用清热药则全身发冷难受。既往有糖尿病病史 10 年，血糖维持在 10 ~ 14mmol/L。刻下症见：口干咽干，咽痛，无麻辣感，精神萎靡，下肢觉冷，面白无华，时有头晕，夜尿 1 ~ 2 次。舌瘦小、色红，苔薄而焦黑，脉细而无力。

辨证：气阴亏虚，阴损及阳。

治法：滋阴益气扶阳。

主方：肾气丸合酸枣仁汤、生脉散加减

熟地黄 24g，**萸肉** 12g，**淮山** 12g，**茯苓** 9g，**泽泻** 9g，**牡丹皮** 9g，**熟附子** 10g，**钩藤** 15g，**五味子** 9g，**酸枣仁** 15g，**川芎** 9g，**知母** 6g，**麦冬** 20g，**生晒参** 15g。

7 剂，水煎服。

患者服药 7 剂后，症状减轻，夜能安睡 3 ~ 4 小时，再服药 20 剂后，诸症基本消失，血糖控制在 5mmol/L 左右，夜能安睡 6 ~ 7 小时，无需安眠药。

按语

《黄帝内经·邪客》云："老者之气血衰，其肌肉枯，气道涩，五脏之气相搏，其营气衰少而卫气内伐，故昼不精、夜不瞑。"此案患者处于七七后"任脉虚，太冲脉衰少，天癸竭"阶段，其冲任虚损、气血亏虚、精气内伐、五脏之气衰竭，故见白天萎靡不振，夜里寝而难安。尤其是阳气不足，"壳不裹蛋"，致使寒水不能封藏也，阳虽入于阴，却不能潜而收之、固而守之，故患者常常肢厥不温，面白无色，尿频清长，眠而不深，睡而早醒，醒

后难以再睡。遂投肾气丸补火以生真阳，阳气一到，阴霾自散；合以酸枣仁汤补养肝血，荣木回魂，除烦安神，魂神收则寝卧宁。此外，患者咽痛已久，寒热不受，虑其阴津不足兼有风热余邪，故肾气丸去温燥之肉桂，而以生脉散养阴生津、益气除热；妙在钩藤一味，既能疏散外邪，又能平潜肝风、镇惊安悸，《本草经集注》言其"主小儿寒热，十二惊痫"。全方阴阳同调，寒热并进，温而不燥，滋而不腻。本案巧用经方，选药精当，配伍谨调，充分体现了中医的整体观和辨证论治的精神，同时也展示了经典名方在临床应用中的魅力。

（整理：李志强　指导：马春成）

心脑系病证

外伤后头昏案

万某，男，68 岁，门诊病例。

* **初诊**（2023 - 11 - 09）

既往史：患者 2021 年 4 月因交通事故受外伤住院，肋骨骨折植入钢板处置。出院后左前胸仍痛，内服中药汤剂及外用中药热罨包后症状有所减轻。长期头昏眼晕，久服化瘀通络中药改善不明显。植入钢板近 1 年后间歇出现荨麻疹，皮肤瘙痒，口服氯雷他定可缓解，但停药易复发，2023 年 10 月 19 日取出钢板后未再发作。平时易打喷嚏。

刻下症见：头昏乏力，起则头眩，间歇咳嗽，咳白痰，晨起打喷嚏，或伴咽痒。纳差寐可，大便成形，小便正常。舌淡暗、苔薄白，脉虚。查体：双肺呼吸音清，未闻及啰音，心律齐，未闻及心脏杂音。

辅助检查：肾功 4 项：UA（尿酸）559（µmol/L）↑。胸部 CT：双肺多发小结节（0.5cm×0.6cm）。

西医诊断：①脑外伤后遗症；②过敏性鼻炎；③荨麻疹；④双肺多发肺结节。

中医诊断：①眩晕；②咳嗽。

辨证：中气不足。

治法：补中益气。

主方：补中益气汤加减

炙黄芪 30g，当归 10g，白芍 15g，熟地黄 30g，白术 10g，人参 10g，升麻 10g，炙甘草 10g，益智 15g，山茱萸 10g，蒺藜 15g，天麻 10g，炒山楂 15g，炒麦芽 15g。

14 剂，水煎服。

* **二诊**（2023 - 12 - 28）

头昏明显减轻，偶咳嗽，咳白痰，大便已正常。舌淡、苔薄白，脉虚。

治法：益气温阳补肾。

主方：

黄芪 30g，人参 5g，当归 10g，肉桂 6g，干姜 5g，五味子 10g，熟地黄 30g，山萸肉 10g，芥子 10g，紫苏子 10g，五指毛桃 30g，炙甘草 5g，菟丝子 15g，巴戟天 15g，覆盆子 30g，益智 15g。

14 剂，水煎服。

按语

脾胃居中州，为人体气机升降之枢纽，脾气宜升为健，胃气以降为和，一升一降，斡旋太阴中土气机，气机条达则百病不生，气机逆乱则诸病生焉。此案患者素有外伤手术史，来诊时乏力纳差、头昏、舌淡、苔薄、脉虚，辨为中气不足、清阳不升、浊阴不降之证，以补中益气汤主之。黄芪、白术、人参补气益气，健脾扶土；当归、白芍养血活血；升麻升举阳气，能引药上行；熟地黄、山茱萸补肾填精，益先天而滋养后天；天麻平肝熄风，为止晕之要药；蒺藜祛风止痒；炒山楂、炒麦芽和胃消食，行气导滞。全方以大补中气、调理中焦脾胃为主，使得大气一转，四维尽开，人体气血阴阳恢复平衡，诸症悉除。此外，肾为元阳之根、中阳之本，遂加用培元温肾之品善后。

（整理：李志强　指导：范发才）

眩晕案

张某，女，58 岁，广东江门人，门诊病例。

*初诊（2020 - 12 - 16）

患者反复头晕头痛近 30 年。既往有高血压病史多年。刻下症见：头晕，伴视物旋转，呈天旋地转感，时有头痛，双下肢浮肿，无心慌胸闷、恶心呕吐、腹痛腹泻等不适。纳可，眠一般，夜尿增多，2 ~ 3 次/夜，大便正常。舌淡、苔薄白，脉弦滑。

辨证：肝肾阴虚。

治法：滋养肝肾，平肝潜阳。

主方：六味地黄汤加减

熟地 15g，**山茱萸** 15g，**山药** 10g，**茯苓** 10g，**牡丹皮** 10g，**泽泻** 10g，**天麻** 20g，**钩藤** 15g，**珍珠母** 30g，**川芎** 15g，**白芷** 20g，**藁本** 10g，**制天南星** 20g。

5 剂，水煎服。

*二诊（2020 - 12 - 23）

头晕头痛明显好转，下肢浮肿减轻。舌红、苔薄白，脉弦。

效不更方，继进 7 剂。

按语

通过四诊合参，伍老辨为肝肾阴虚证，治以滋养肝肾、平肝潜阳，主方选用六味地黄汤。此方太阴、少阴、厥阴三阴并补，以补少阴肾经为主，且补泻兼施，三补三泻，是平补肾阴之要方。患者头晕头痛，病位在颅脑，加以天麻、钩藤药对，二药相得益彰，共奏清热平肝、熄风止痉之效；珍珠母入肝经平肝潜阳；天南星祛风止痉，尤擅祛风痰，助天麻、钩藤平肝潜阳。《丹溪心法·头痛》云："如不愈各加引经药，太阳川芎，阳明白芷，少阳柴胡，太阴苍术，少阴细辛，厥阴吴茱萸。"颠顶用藁本，故佐以川芎、白芷、藁本以入络脑。服药后，患者头晕头痛明显改善，且睡眠改善。

（整理：覃好、李志强　指导：马春成）

眉棱骨痛案

易某，男，39 岁，广东江门人，门诊病例。

* 初诊 （2023 - 08 - 07）

患者反复头痛 10 余年，前额明显，伴恶心呕吐，曾就诊于当地医院，经西医检查未见明显异常，治疗后未见好转。刻下症见：头痛如锥刺，前额最甚，时而晕转，忙时不觉，清静则显，痛时欲呕，夜寐难眠。舌淡红、苔腻薄白，脉浮弦而细涩。

辨证：风邪上扰，瘀热留窍。

治法：祛风散邪，通窍活血。

主方：选奇汤加减

羌活 10g，防风 10g，黄芩 10g，炙甘草 10g，川芎 15g，白芷 20g，荆芥穗 10g，北柴胡 15g，全蝎 6g，蜈蚣 2 条，桃仁 10g，红花 10g，白芍 30g，蔓荆子 10g。

3 剂，水煎服。

* 二诊 （2023 - 08 - 17）

头痛明显减轻，睡眠改善。

续用前方 7 剂，巩固疗效。

按语

选奇汤出自李东垣《兰室秘藏》，主治风邪侵袭头面，清阳不升、郁遏经气所致病证。初闻头痛如锥刺之状，按其脉必有涩，证之以左寸脉也。然闲暇之时更加明显，殊不知风行为阳，阳邪留扰，必当躁狂，此因有郁热久瘀在窍故也。马师深谙其脉证，决然投以选奇汤为底方，并妙用柴胡配黄芩和少阳疏肝之郁而行气，益用虫类药活血通络，重用白芷开窍引经，直达阳明病所，另加川芎治头痛之要药顾标；白芍一味倍用缓急止痛，既能防风药辛散之性，又可缓血药攻窜燥烈之虞。全方标本兼顾，配伍精当，效果彰显。唯承前人之道，用后世之方，不拘门户，不耀己长，殷殷临证，求索岐黄，是马师之志也。

（整理：李志强　指导：马春成）

不寐、眉棱骨痛案

叶某，女，47 岁，广东江门人，门诊病例。

＊初诊（2022 – 10 – 03）

患者半年前出现失眠多梦，未曾就医治疗。刻下症见：失眠多梦，心烦易怒，悲喜无常，前额眉棱骨痛，右侧颈项不适，自汗出，口干，纳差，大便微溏。舌淡、苔薄白，脉沉细略数。

辨证：心脾火扰，风阳郁遏。

治法：养阴清热，宁心安神。

主方：甘麦大枣汤、百合知母汤、选奇汤加减

浮小麦 50g，大枣 20g，炙甘草 10g，知母 10g，黄柏 10g，百合 30g，羌活 10g，防风 10g，黄芩 10g，甘草片 6g，川芎 30g，荆芥穗 10g，北柴胡 15g，制仙茅 10g，淫羊藿 10g，当归 10g，葛根 30g，姜黄 20g，白芷 20g。

3 剂，水煎服。

＊二诊（2022 – 10 – 06）

失眠多梦、眉棱骨痛均好转，右侧颈部不适仍存。舌红、有齿痕，苔薄白，脉沉。

前方加葛根 30g，继进 3 剂而愈。

按语

《金匮要略·妇人杂病脉证并治》云："妇人脏躁，喜悲伤，欲哭，象如神灵所作，数欠伸，甘麦大枣汤主之。"此案患者以不寐为主症，参其心烦、纳差、口干、脉数可知为心脾虚火内扰之证，加之情绪不稳、悲喜无常，断投以甘麦大枣汤、百合知母汤为底方。方中浮小麦养胃和中、解郁安神，大枣、甘草健脾养血，百合清心安神，知母、黄柏滋阴清热除烦。前额眉棱骨痛为阳明经受风阳郁遏所致，故合以选奇汤加减。选奇汤善治眉骨痛

不可忍，因风邪侵袭头面，清阳郁遏所致者，皆可投之。张璐释方义云："羌、防、甘草之辛甘发散，仅可治风，未能散火，得黄芩以协济之，乃分解之良法也。黄芩虽苦寒，专走肌表，所以表药中靡不用之。观仲景黄芩汤、柴胡汤及奉议阳旦汤可知。"此外，患者素有颈椎病史，故合以葛根、姜黄舒筋通络之品；白芷一味入阳明，既助羌、防、荆祛风邪解表，又引经于上治眉棱骨痛；川芎上行头目，中开郁结，下调经水，能行气活血止痛，为治头痛之要药；柴胡疏肝之郁；荆芥疏风行气；二仙（淫羊藿、仙茅）补肾填髓，髓海充则颈椎得荣、棱骨得养。诸药合用，心脾气血得以调荣，肝郁血滞始可温通，心烦不寐得除，眉棱疼痛可愈，颈椎不适得解，诸症悉去。

（整理：李志强　指导：马春成）

脱发、不寐案

赵某芬，女，34 岁，广东江门人，门诊病例。

＊初诊（2022 - 09 - 08）

患者妊娠 3 个月后开始出现脱发。刻下症见：脱发，发量减少，洗头时为甚，每天脱发量一握余，发质稀疏不油，稍痒，起则头眩，失眠健忘，面色少华，月经规律，二便调。舌淡、苔薄白，脉沉细。

辅助检查：自体血清 -，HGB 78（g/L）。

辨证：阴血亏虚，血不养发。

治法：养血荣发，益气安神。

主方：归脾汤加减

黄芪 30g，白术 10g，茯神 15g，龙眼肉 10g，炒酸枣仁 30g，木香 10g，当归 10g，人参 10g，炙甘草 10g，蜜远志 10g，升麻 10g，北柴胡 6g，红景天 15g，蒺藜 10g，沙苑子 20g，制何首乌 20g。

7 剂，水煎服。

＊二诊（2022 - 10 - 13）

脱发较前减少，头晕失眠好转。舌淡红、苔薄白，脉弦细。

主方：十全大补汤合神应养真丹加减

当归 10g，川芎 10g，白芍 15g，熟地黄 10g，党参 10g，白术 10g，茯苓 20g，炙甘草 10g，桂枝 10g，黄芪 100g，升麻 6g，鸡血藤 30g，枸杞子 30g，制何首乌 20g，蒺藜 20g，天麻 30g。

7 剂，水煎服。

随访患者未见脱发，已无贫血，喜生二胎。

按语

中医认为脱发为"油风""鬼剃头"。《医宗金鉴·外科心法要诀》云："此证毛发干焦，成片脱落，皮红光亮，痒如虫行……由毛孔开张，邪风乘虚袭入，以致风盛燥血，不能荣养毛发。宜服神应养真丹，以治其本；外以海艾汤洗之，以治其标。"此案患者初诊时一派心脾气血两虚之象，故予归脾汤加减补益气血，养血荣发治其本。二诊见其失眠、面色好转，故效仿刘完素神应养真丹之法，养血兼祛风，以十全大补汤为底，使气血得充、发木得养，寓"治风先治血，血行风自灭"之意。重用天麻镇肝熄风，鸡血藤活血补虚，合定风丹荣营血祛风邪，何首乌、沙苑子、枸杞子有补益肝肾之功，精血生则发木荣，少量升麻、柴胡借以升清发阳，引经于上。

马师认为，治疗脱发，当以养血活血法贯穿始终。若为脂溢性脱发，当除其湿邪，清利湿热，而不能滋补。此为营养过盛，阻塞毛孔所致，就像水浸树枯一样，宜通不宜堵。湿邪重者可参用茯苓饮，湿热并见者可参用三黄泻心汤或龙胆泻肝汤。

（整理：李志强　指导：马春成）

脾胃系病证

胃痞案

杨某，男，36岁，广东江门人，门诊病例。

* 初诊（2023 – 03 – 13）

患者上腹部痞满闷胀1月余，饱食后明显，近期感染新冠病毒，恢复后上症更甚。刻下症见：中上腹痞满不适，气瞋肤胀，每因怒骂打哭情志抑郁而加重，口干且臭，困乏神疲，夜寐不安，难以入眠，晨起精神欠佳。舌淡胖、边有齿痕，苔薄白腻，脉沉弦细。

辨证：肝郁脾虚湿困。

治法：疏肝健脾，行气化滞。

主方：朴姜夏草参汤合柴胡疏肝散加减

厚朴20g，干姜10g，姜半夏10g，党参15g，炙甘草10g，麸炒白术20g，北柴胡15g，枳壳20g，炒白芍20g，醋香附10g，川芎10g，陈皮10g，木香10g，砂仁10g，炒麦芽15g。

7剂，水煎服。

* 二诊（2023 – 03 – 16）

痞满缓解，食后不觉气胀，精神渐佳，情志、睡眠均有改善。

续服7剂而愈。

按语

此案患者常年饮食不节、情志易怒，身形羸瘦，观其脉症，知其有"木行人"之象，素体脾虚，五谷难消，肉食难化，本应克之，反而纵之，因而土必壅，愈虚愈壅，木又乘之，虚实夹杂，重在辨其几分虚几分实。《伤寒论》第66条："发汗后，腹胀满者，厚朴生姜半夏甘草人参汤主之。"脾虚当补，肝郁当疏，补消之理，尽在方中。仲师用朴姜夏草参汤补中化滞，是补三消七法也。马师合用柴胡疏肝解郁，必然消之更甚，此补消疏通治也。

（整理：陈晓森、李志强　指导：马春成）

胃痛案

吴某，男，41 岁，广东江门人，门诊病例。

* 初诊（2023 - 09 - 21）

患者脘腹疼痛 1 月余。既往有慢性乙肝病史 20 余年。2023 年 9 月 20 日查 HBV - DNA 定量：1.66E + 03（IU/mL）；查胃镜示：慢性非萎缩性胃炎。刻下症见：胃脘疼痛不舒，嗳气反酸，口干微苦，夜间易醒。舌红、苔薄黄，脉弦。

辨证：肝胃不和。

治法：疏肝解郁，和胃止痛。

主方：肝胃百合汤加减

百合 30g，**北柴胡** 15g，**黄芩** 10g，**川楝子** 10g，**延胡索** 30g，**醋香附** 10g，**党参** 15g，**炙甘草** 10g，**黄连** 9g，**干姜** 6g，**浙贝母** 20g，**海螵蛸** 20g，**蒲公英** 30g，**白及** 10g，**肉桂** 3g。

7 剂，水煎服。

* 二诊（2023 - 09 - 28）

胃脘疼痛好转，偶有饱胀不适，口干口苦较前减轻，间有恶心欲呕，颈项不适。舌红、苔薄黄，脉弦。

治法：调和肝胃，行气解郁。

主方：

百合 30g，**乌药** 10g，**北柴胡** 10g，**黄芩** 10g，**郁金** 10g，**丹参** 20g，**川楝子** 10g，**延胡索** 10g，**合欢皮** 15g，**浙贝母** 20g，**木香** 10g，**海螵蛸** 20g，**蒲公英** 20g，**紫苏叶** 5g。

7 剂，水煎服。

＊三诊（2023 - 10 - 10）

胃脘胀痛明显好转，余症亦改善。

守上方 7 剂，巩固疗效。

按语

脾胃乃后天之本、气血生化之源，金元四大家之一李杲提出"内伤脾胃，百病由生"之说，强调中焦脾胃的重要性。当代人饮食结构改变，嗜食生冷、肥甘厚腻、煎炸烧烤等食物，易于损伤脾胃、滋生痰湿，加之工作压力大等因素影响情志，导致肝郁不舒。五行之中，肝为木，脾胃属土，木旺易乘土，土虚易被木所侮，故《金匮要略》云："见肝之病，知肝传脾，当先实脾。"治脾胃重在调肝，肝得条达舒畅，脾胃方能健运如常。该患者胃脘疼痛，伴有反酸嗳气、口干苦、脉弦，是为肝气犯胃、胃火上逆的表现，故选用肝胃百合汤加减。此方出自老中医夏度衡，方中取性平之柴胡，微凉之郁金，性寒之川楝子，微温之乌药，以疏肝解郁、行气和胃。气郁化火，火灼脉络，瘀热互结，当以黄芩清解郁热、丹参活血通络。久病必虚，胃阴耗损，故重用百合补养胃阴。初诊时见患者因心肾不交而夜梦易醒，故加连、桂二味；海螵蛸制酸止痛；蒲公英清解肝胃郁热，白及活血止血，现代研究认为此二味有抗炎护胃、促进溃疡愈合的作用。伍师临证常用此方，屡获良效。若反酸烧心明显，重用海螵蛸或者加左金丸、金钱草；若胃热明显，重用蒲公英（30g 以上）；若口干燥伤阴明显，重用百合（30g 以上）；若饮食不节嗳气明显，加焦三仙或鸡内金消食导滞，使土不壅而木不郁，有助于消除胃痛。

（整理：陈晓森、李志强　指导：马春成）

呃逆案

余某，男，65 岁，广东江门人，住院病例。

* 初诊（2023 - 09 - 27）

患者 2023 年 7 月因"左侧听神经瘤"在他院行"左侧桥小脑角占位性病变切除 + 硬脑膜修补 + 颅骨修补术"，出院后遗留肢体乏力、吞咽困难、呃逆等不适。昨日无明显诱因出现发热、呃逆，遂至我院急诊就诊，测体温 37.8℃，予补液等对症处理后收入我院感染科。

刻下症见：神清，精神疲倦，无发热畏寒，呃逆不止，偶有干咳，痰少难咯，时有头晕，纳差乏力，无咽痛、胸闷气促、腹痛腹泻等不适。睡眠欠佳，大便便秘，平素需开塞露塞肛通便。留置导尿管通畅，引流淡黄色尿液。舌红、苔薄黄，脉弦细。

辅助检查：血常规：白细胞偏高，尿蛋白 +，流感 A + B 病毒抗原阴性。颅脑 + 胸部 + 腹部 CT：①左侧基底节区腔隙性脑梗死；脑白质脱髓鞘变性；脑积水；脑萎缩；脑动脉硬化；②两肺散在炎症；左肺上叶舌段支气管扩张并周围炎症，部分实变、钙化；并双侧少量胸腔积液，局部胸膜稍增厚。③两肺散在小结节灶，考虑炎性病变；④纵隔淋巴结稍大；⑤双肾囊肿。

西医诊断：膈肌痉挛。

中医诊断：呃逆。

辨证：肝木失养，土虚木乘。

治法：养血柔肝，调和肝脾。

主方：芍药甘草汤合逍遥散、木瓜煎加减

白芍 60g，炙甘草 20g，北柴胡 10g，当归 10g，茯苓 15g，白术 30g，生姜 15g，陈皮 5g，广藿香 10g，地黄 50g，木瓜 30g，蚕沙 10g。

患者服 2 剂症减，再进 2 剂而愈。

按语

中医认为，肝主筋，为风木之脏，性主动，体阴而用阳。该患者术后气血亏虚，不能荣养肝木，血不充则肝不柔，可见咽喉肌处拘急作挛；加之外感肺失宣降，气机失调，门户失利，故见咳嗽、频繁呃逆；再者，血不和则肝用乏功，疏泄失职，木来乘土，土虚升降失常亦致呃逆。纳差、乏力、脉弦虚皆为肝郁脾虚之象。故辨为肝木失养、土虚木乘之证，治以养血柔肝、调和肝脾为主。《伤寒论》第29条云"伤寒脉浮，自汗出，小便数，心烦，微恶寒，脚挛急……若厥愈足温者，更作芍药甘草汤与之"；《妇人大全良方》云"木瓜煎，治妊娠霍乱吐泻，转筋，入腹则闷绝"。本案重用芍药为君，酸柔养肝，补肝之用，敛肌解急止呃；伍以甘草酸甘化阴，缓急解痉；陈皮、柴胡、当归疏肝体柔肝用，为臣；茯苓、白术健脾益气，生姜和胃止呃，藿香化湿行气，四药合用取其培土荣木之功；木瓜酸温入肝脾，蚕沙辛温，皆能祛湿除痹、舒筋通络，为治挛急之要药；另加地黄一味，益先天之本，补养肝肾之阴，有滋水涵木之妙，用量在30g以上，取其滑肠通便之功也。诸药合用，水滋土养，血充筋柔，体用和调，呃逆自止，诸症皆平。

（整理：李志强　指导：马春成）

腹痛案一

胡某，女，48岁，广东江门人，门诊病例。

* 初诊（2022 - 10 - 06）

患者右少腹痛4月余，曾在他院查腹部彩超及尿常规、肾功能，未见异常。刻下症见：右侧少腹部疼痛，腹痛绵绵，痛无定处，时作时止，喜暖喜按，畏寒怯冷，饥饿劳累时更甚，无口干口苦，月经调。舌淡红、苔腻，脉弦。

辨证：肝胃不和。

治法：调和肝脾，温中补虚。

主方：小建中汤合当归芍药散加减

桂枝10g，白芍30g，大枣20g，生姜10g，当归10g，白术15g，茯苓20g，泽泻10g，川芎15g，徐长卿30g，大血藤30g，川楝子10g，醋延胡索30g，威灵仙20g，白芷20g。

7剂，水煎服。

按语

此案患者少腹痛，少腹为肝经之所过，《灵枢·经脉》有"肝足厥阴之脉，起于大指丛毛之际……循股阴，入毛中，过阴器，抵小腹"，倘若肝脾两虚，气血失和，苔腻脉弦，可予当归芍药散调和肝脾，活血利水，正如《金匮要略》论及："妇人诸腹痛，当归芍药散主之。"喜暖喜按，畏寒怯冷，为里虚有寒且少阳被郁，木克土则出现腹中痛证候，可据《伤寒论》第100条"伤寒，阳脉涩，阴脉弦，法当腹中急痛，先与小建中汤，不瘥者，小柴胡汤主之"。

（整理：陈晓森、李志强　指导：马春成）

腹痛案二

盘某，女，13 岁，广东江门人，门诊病例。

*初诊（2023 - 02 - 18）

患者 2 年前出现下腹部疼痛，反复发作，曾于当地医院就诊，相关检查结果未示异常。刻下症见：下腹部隐痛，喜温喜按，月经期前三天腹痛明显，伴有失眠多梦，心烦，时有头痛头晕，前额明显。月经色鲜红，夹有血块。纳可，大便烂，一日二解，小便正常。舌淡红、苔薄白，脉弦细。

辨证：中脏虚寒。

治法：温中补虚，和里缓急。

主方：黄芪建中汤加减

桂枝 10g，炒白芍 20g，生姜 10g，大枣 10g，炙甘草 10g，黄芪 30g，茯苓 15g，党参 10g，白术 10g，川楝子 20g，延胡索 20g，炒麦芽 20g，醋香附 10g。

7 剂，水煎服。

按语

脾者，土之脏，四脏之中，有运化水谷精微之功。此案患者年十三，正值冲任流通、精血渐盈之期，《素问·上古天真论》有言："二七，天癸至，任脉通，太冲脉盛，月事以时下，故有子。"天真之气降，与精血从事，故云天癸也。女子月经期易出现冲任失调，气血失和，而致阴阳失衡，中州虚寒，故见上症。治病必求于本，脾胃虚寒，当温中补虚，缓急止痛，选用黄芪建中汤加减方，乃治本之故。《金匮要略·血痹虚劳病脉证并治》曰："虚劳里急，诸不足，黄芪建中汤主之。"建中者，建中焦，黄芪为君，补中益气，桂、芍配和营卫，倍用酸甘之白芍敛营缓急，姜、枣、草调脾胃养中气，以麦芽代饴糖，既能疏肝行气，亦可健脾消胃。七药合用，使中焦得健，脾胃气血生化有源。配以金铃子散（川楝子、延胡索）、香附疏肝行郁，调经止痛，直达病所。

（整理：陈晓森、李志强　指导：马春成）

腹痛案三

司徒某，男，75 岁，广东江门人，门诊病例。

* 初诊（2022 - 08 - 02）

患者左侧腹痛 2 月余，曾就诊于我院，查肠镜示：肠道息肉摘除术后；尿常规 ERY + 。刻下症见：左侧腹痛，阵发性加重，伴口干口苦，尿黄，夜尿 4 ~ 5 次，大便先干后溏。舌红、苔薄黄，脉弦。

辨证：下焦湿热。

治法：清热利湿，缓急止痛。

主方：四妙丸合芍药甘草汤加减

麸炒苍术 15g，**黄柏** 10g，**川牛膝** 30g，**麸炒薏苡仁** 30g，**赤芍** 15g，**白芍** 30g，**甘草片** 30g，**徐长卿** 30g，**白茅根** 30g，**丝瓜络** 20g，**忍冬藤** 30g，**广金钱草** 20g，**滑石** 30g，**海金沙** 30g。

7 剂，水煎服。

* 二诊（2022 - 09 - 01）

腹痛悉减，口干口苦减轻，但大便仍先硬后溏，夜尿频数。舌红、苔薄腻，脉弦。

前方去赤芍、苍术、海金沙、黄柏，加益智仁、白术、桑螵蛸、肉苁蓉片、升麻治之：

桑螵蛸 10g，**益智仁** 20g，**肉苁蓉片** 20g，**升麻** 10g，**白术** 20g，**川牛膝** 30g，**麸炒薏苡仁** 30g，**白芍** 30g，**甘草片** 10g，**广金钱草** 30g，**徐长卿** 30g，**忍冬藤** 30g，**白茅根** 30g，**丝瓜络** 20g，**滑石** 20g。

7 剂，水煎服。

* 三诊（2022 - 09 - 29）

腹痛未见明显缓解，但便后腹痛减轻，仍有口干口苦，大便先硬后溏，夜尿频，2～3 次/夜。舌红、苔薄白，脉弦。

主方：葛根芩连汤合黄芪建中汤加减

葛根 60g，黄芩 10g，黄连 10g，白芍 30g，桂枝 10g，炙甘草 10g，当归 10g，黄芪 10g，大枣 20g，白头翁 30g，小茴香 6g，徐长卿 30g，大血藤 30g，土鳖虫 10g。

7 剂，水煎服。

* 四诊（2022 - 10 - 06）
症状减轻，便后痛减，口干口苦明显缓解。舌淡、苔薄白，脉弦。
前方再进 7 剂。

* 五诊（2022 - 10 - 13）
方效显著，腹痛大减，无口干口苦。舌淡、苔薄白，脉弦。
前方再进 7 剂，巩固疗效。

按语

此案患者为易感湿热之体，湿热蕴结，气机壅滞，故见腹痛，隐隐作胀；湿热之邪循经下注，故见尿黄、苔黄；循经上炎，故见口干口苦；影响膀胱，气化不利，故见夜尿频数。四妙丸乃清热燥湿之代表方，出自清代张秉成所著《成方便读》一书，原方治疗湿热下注之痿证，取其祛湿清热之效，属异病同治。芍药甘草汤为《伤寒论》治小腿挛急之方，方中芍药敛阴和肝，配伍甘草缓急和中。用此二方治疗虽获良效，但患者腹痛依旧，大便先干后溏，口干口苦，仍有湿热下利之象，据《伤寒论》第 34 条"太阳病，桂枝证，医反下之，利遂不止。脉促者，表未解也；喘而汗出者，葛根黄芩黄连汤主之"改用此方，考虑腹痛日久，合以黄芪建中汤补虚养中，收效甚佳。

（整理：陈晓森、李志强　指导：马春成）

腹泻案

杨某，女，18岁，广东江门人，门诊病例。

* 初诊（2016 - 09 - 05）

患者腹痛泄泻、泻下急迫1天余。既往有溃疡性结肠炎病史。刻下症见：腹泻腹痛，泻后不爽，便中带血，粪色黄褐，质如稀泥水，奇臭无比，乏力神疲，口渴心烦，肛门灼热，小便少。舌淡红、苔薄黄，脉滑数而无力。

辨证：邪迫大肠，气津两伤。

治法：清热凉血解毒，益气生津止泻。

主方：白头翁汤合葛根芩连汤、四君子汤加减

白头翁60g，白芍50g，葛根30g，黄芩15g，黄连15g，党参15g，白术10g，茯苓45g，甘草10g，枳实20g，姜厚朴15g，地榆20g，败酱草30g，墨旱莲60g，半枝莲20g，鸭脚艾30g。

7剂，水煎服。

按语

此案患者腹泻急迫、里急后重、便血臭恶皆为湿热内盛、邪迫大肠之候，口渴心烦、小便不利、舌淡苔黄、脉滑而无力乃热邪炽盛、伤津耗气之象，故可辨为大肠湿热炽盛、邪伤气津之证，治当去其邪而补其虚，虚实兼顾。《伤寒论》第371条："热利下重者，白头翁汤主之。"遂重用白头翁为君，清利湿热解毒，凉血止利；黄连、黄芩清热燥湿，厚肠坚阴；葛根升阳止泻，生津止渴；败酱草清热解毒消痈；半枝莲解毒散瘀止血，地榆入大肠经凉血止血，墨旱莲补肾养阴、凉血止血，鸭脚艾辛平，能祛风除湿、清肝明目，亦善凉血止血，此四味皆能入血分凉血止血，"血调则便脓自愈"。合以四君子汤补中益气，枳实、厚朴行气化滞，"气行则后重自除"。诸药合用，共奏清热解毒、化湿止泻、健脾和中之功，澄源清流，气血同治，补泻兼施，升降和调，使得湿热解、毒邪清、气血补，泄泻自止。

（整理：陈晓森、李志强　指导：马春成）

胁痛案

蹇某，男，36岁，广东江门人，门诊病例。

＊初诊（2020－04－22）

患者右侧胸胁疼痛1个月。平素喜怒，情绪不稳，近来大怒后总会出现右侧胸胁疼痛，持续数秒便可缓解。刻下症见：常叹息，嗳气频作，腰痛，口干口苦，纳差，眠一般，小便黄，大便正常。舌红、苔薄黄腻，脉弦。

辨证：肝气郁结。

治法：疏肝解郁，行气止痛。

主方：柴胡疏肝散加减

柴胡15g，白芍30g，枳壳15g，薏苡仁30g，香附10g，川芎10g，甘草6g，蒲公英30g。

7剂，水煎服。

＊二诊（2020－04－30）

诸症改善，偶有右侧胁痛，纳眠可，二便调。舌红、苔薄白，脉弦。

效不更方，续方14剂。

按语

胁痛主要责之于肝胆，因肝位居于胁下，其经脉循行两胁，胆附于肝，与肝呈表里关系，其脉亦循于两胁。四诊合参，考虑该患者情志不舒或抑郁导致肝脉不畅，肝胆疏泄不利，肝气郁结，气机阻滞，不通则痛，发为胁痛，正如《金匮翼·胁痛统论》所云："肝郁胁痛者，悲哀恼怒，郁伤肝气。"治疗当疏肝理气，方选柴胡疏肝散加减。伍师认为，在疏肝的同时亦当清肝，使肝郁之热可散，肝体得柔，肝血清宁，故配伍甘寒之品蒲公英，入肝经清热，兼利湿解毒。口干苦、苔黄腻必有湿热，故加一味薏苡仁清利湿热而健脾，有治肝当治脾之妙。全方配伍精当，切中病机，药简力专，法彰效捷。

若气滞及血，胁痛重，酌加郁金、川楝子、延胡索，以增强理气活血止痛之功；若兼见心烦气躁，口干口苦，尿黄便干，舌红、苔黄、脉弦数等气郁化火之象，酌加栀子、黄芩、胆草等清肝之品；若伴胁痛、肠鸣、腹泻，为肝气横逆、脾失健运之证，酌加白术、茯苓、泽泻、薏苡仁，以健脾止泻；若伴有恶心呕吐，多为肝胃不和、胃失和降，酌加半夏、陈皮、藿香、生姜等，以和胃降逆止呕。

（整理：覃好、李志强　指导：马春成）

鼓胀案

王某，男，50岁，广东江门人，门诊病例。

*初诊（2023 - 02 - 09）

患者平素好酒，10余年前出现脘腹胀满，曾于当地医院就诊，诊断为酒精性肝硬化。刻下症见：脘腹痞胀，坚定不移，面色晦暗黧黑，周身困倦，乏力懒动。舌黯、苔薄白，脉细涩。

辨证：肝脾血瘀。

治法：活血化瘀，调和肝脾，软坚散结。

主方：鳖甲煎丸加减

赤芍15g，当归10g，川芎10g，醋莪术20g，醋鳖甲10g，桃仁10g，延胡索30g，槟榔10g，葶苈子30g，桑白皮30g，瞿麦10g，丹参30g，大黄10g，青皮10g，北柴胡10g，黄芩10g，厚朴15g，人参10g。

7剂，水煎服。

*二诊（2023 - 02 - 16）

上述诸症悉减，脘腹胀满好转，略有疲倦感。舌淡黯、苔薄白，脉弦涩。

上方减醋鳖甲、桃仁，再进7剂。

按语

此案患者平素好酒，腹胀症状持续10余年，慢性病程，曾被诊断为酒精性肝硬化。《景岳全书·论证》认为，鼓胀由纵酒无度引起。酒精致病，肝气不舒，脾气郁结，肝脾气机阻滞。"血为气之母，气为血之帅"，气能行血，气滞则血流不通，络脉不利，故成血瘀之证。方用鳖甲煎丸行活血消胀之功，又有益气养血之用，燮理阴阳，调和肝脾。其中，鳖甲、桃仁乃治疗肝硬化的特效药。用药7剂，效果斐然，故再进7剂巩固疗效。

（整理：陈晓森、李志强　指导：马春成）

口腔溃疡案

周某，男，48岁，广东江门人，门诊病例。

*初诊（2022 – 10 – 15）

患者反复口腔溃疡6年余。既往有高血压病史6年、过敏性鼻炎病史多年。刻下症见：口腔多处溃疡，以唇内角及颌内侧为主，时有头晕，起则头眩，鼾起如雷，无口干口苦。舌淡红、苔薄黄，脉沉而弦。

辨证：太阴少阴同病，虚火上炎，水不制火。

治法：温补太少二阴，潜阳伏火。

主方：封髓丹合附子理中汤加减

醋龟甲 10g，**黄柏** 20g，**砂仁** 10g，**炙甘草** 10g，**淡附片** 20g，**炮姜** 10g，**白术** 10g，**党参** 10g，**黄连** 6g，**五倍子** 10g，**蜂房** 10g。

3剂，水煎服。

*二诊（2022 – 10 – 20）

口腔溃疡已愈，头晕好转。BP：143/104（mmHg）。舌红、苔薄，脉弦数。

效不更方，继进3剂巩固疗效。

按语

朱丹溪云："气有余便是火。"口疮往往与老百姓说的"上火"密切相关。当代人常食饮生冷、喜好煎烤、熬夜工作等，素体太阴不足，加之害阳更甚。口疮本乃实火之证，然该患者久病口疮耗气伤阳，阳不制阴，被迫浮越于外，而成虚火也。临证往往虚实兼见，寒热错杂，审其阴阳，知其部分，遂投以封髓丹合附子理中丸，加蜂房、五倍子二味取其解毒敛疮生肌之效。封髓丹出自清代郑钦安《医理真传》："封髓丹一方，乃纳气归肾之法，亦上中下并补之方也……其制方之意，重在调和水火也，至平至常，至神至妙。”

（整理：李志强、黄易鸿　指导：马春成）

口疮、眼皮跳动案

陈某，女，47 岁，广东江门人，门诊病例。

＊初诊（2022 - 10 - 06）

患者反复口腔溃疡 1 年余。刻下症见：牙龈处疱疹，伴左眼皮不自主跳动，时有头晕，足挛急，口干口苦，月经提前，经前乳胀。舌淡胖大、苔薄黄，脉弦。

辨证：阴虚风动。

治法：滋肾养阴，清肝熄风。

主方：封髓丹合桂枝加芍药汤加减

黄柏 15g，醋龟甲 10g，砂仁 10g，桂枝 10g，炒白芍 30g，炙甘草 10g，大枣 20g，炮姜 10g，钩藤 20g，秦艽 10g，蝉蜕 10g，蜈蚣 1 条，全蝎 3g，桑枝 30g，蜂房 10g。

7 剂，水煎服。

按语

此案患者口腔溃疡、眼肌跳动，部位均为阳明经所过，脾开窍于口，主肌肉，眼睑为脾之所应，故当从脾胃诊治，予桂枝加芍药汤为底方，和调营卫、柔筋缓急。其眼肌不自主跳动为肝风所扰，肝主筋，风性动，肝血不藏而生虚风，上见眼皮瞤动，下见脚挛急，故用秦艽、蝉蜕驱散外风，钩藤镇肝熄内风，益用蝎、蜈虫类药通络活血、熄风止痉。老中医张步桃治疗眼肌痉挛，常用葛根汤加上五味。葛根引药上行，直达阳明经，因药房缺药，故更用桑枝。封髓丹加蜂房，乃治口疮之验方专药，患者取效捷然，诚不止于此。

（整理：李志强、宋庆良　指导：马春成）

牙痛案

陈某，女，46岁，广东江门人，门诊病例。

*初诊（2023－08－17）

患者牙痛1周，伴口臭口干。刻下症见：牙痛，腹胀，夜不能寐。舌红、苔薄黄，脉弦细。

辨证：阴虚火扰。

治法：清热止痛，滋肾养阴。

主方：玉女煎加减

知母15g，黄柏10g，地黄30g，川牛膝30g，麦冬10g，马齿苋30g，细辛9g。

3剂，水煎服。

按语

俗话说"牙痛不是病，痛起来真要命"。牙痛一证，老百姓常认为缘于上火。马师认为，牙痛多热证，阳明胃火炽盛，循经上炎，蕴热灼龈，故见牙痛。牙痛有上牙痛、下牙痛之别，《灵枢·经脉》有"大肠手阳明之脉……其支者，从缺盆上颈贯颊，入下齿中""胃足阳明之脉……下循鼻外，入上齿中，还出挟口环唇，下交承浆"，可见无论上下牙痛总关乎阳明经脉。此案患者属胃火上攻、阴液亏虚之证，治以玉女煎，加一味细辛"疗牙疼，治口臭"，清代叶天士《本草经解》言"细辛同石膏，治阳明火热齿痛"，另加马齿苋入大肠经解毒凉血。投3剂即愈，未见复发。

（整理：李志强、宋庆良　指导：马春成）

便秘案

唐某，女，41 岁，广东江门人，门诊病例。

*初诊（2022 - 09 - 26）

患者便秘 2 年余，排便困难，长期服用促排药物。刻下症见：大便难下，虚坐努责，二三日一行，便质细涩，可成形，有不尽感。平素恶寒，肢冷，月经提前一周，月经期腰酸背痛，伴少量血块。舌淡红、苔薄白，脉沉虚弦。

辨证：肾阳不足，气虚瘀滞。

治法：温肾补阳，益气通滞。

主方：济川煎加减

当归 30g，肉苁蓉片 20g，泽泻 6g，升麻 10g，麸炒枳壳 10g，川牛膝 30g，白芍 60g，白术 60g，桑寄生 20g，狗脊 15g，续断 20g，桃仁 10g，苦杏仁 10g，柏子仁 15g，郁李仁 15g，火麻仁 30g。

7 剂，水煎服。

嘱患者忌食辛辣刺激、生冷油腻、煎炸之品，忌饮酒，多饮水，多食蔬菜，常做仙人柔腹排便操和提肛等运动。

患者服药后便秘明显好转，一二日一行，腰酸背痛亦明显减轻。

按语

《景岳全书·卷五十一》载："便秘有不得不通者，凡伤寒杂证等病，但属阳明实热可攻之……若察其元气已虚，既不可泻而下焦胀闭，又通不宜缓者，但用济川煎主之，则无有不达。"肾主五液，司二便，肾阳虚则下元不温，气化不利，可见小便失溲、大便难下。此案患者兼见气虚血滞，故在温阳补肾的基础上，重用生白术补气健脾，以补开塞，当归、川牛膝活血通经。合以五仁汤润肠通滞，增水行舟。全方用药灵巧，寄升于降，寓补于通，升降补泻，权衡知变。

（整理：李志强　指导：马春成）

肾系病证

水肿案一

林某源，男，53 岁，广东江门人，门诊病例。

* 初诊（2019 – 06 – 03）

患者于 1 年前由于不明原因出现双下肢浮肿，呈对称凹陷性。曾住院诊治，诊断为糖尿病肾病（Ⅲ期），但治疗后双下肢浮肿仍反复。刻下症见：双下肢呈对称凹陷性水肿，头晕耳鸣，视物模糊，肢体麻木，无口干口苦。舌红、苔薄白，脉沉细。

辨证：气血亏虚。

治法：益气养血，补肾利水。

主方：当归补血汤加减

黄芪 50g，**当归** 20g，**槐花** 10g，**山茱萸** 13g，**桑椹** 30g，**姜黄** 15g，**覆盆子** 15g，**大黄** 5g，**益智仁** 20g，**豨莶草** 30g。

20 剂，水煎服。

2019 年 6 月 10 日患者诉水肿已消，无明显不适，遂停药。

按语

此案患者水肿伴有头晕、耳鸣、视物模糊，为肾阴不足、气血亏虚所致，故用当归补血汤以补气生血，培补中焦而制水。桑椹、山茱萸、覆盆子为补肾益精之品，肾气充则水权可主；益智仁交通心肾，宁心安神；槐花清肠止痢；姜黄、大黄活血化浊，除久积瘀滞，血行则络通，麻木可解；豨莶草祛风湿，通利关节。诸药相伍，使气血得补，经脉得以濡养，肾气充足，主水有权，而水肿自消。

（整理：刘茜　指导：马春成）

水肿案二

谢某华，女，49 岁，广东江门人，门诊病例。

*初诊（2019 - 06 - 19）

患者于 1 年前由于不明原因出现颜面及双下肢浮肿，呈对称凹陷性。曾住院诊治，诊断为 FSGS，但治疗后双下肢浮肿仍反复。刻下症见：双下肢呈对称凹陷性水肿，纳眠可，无关节疼痛，无恶心呕吐，无皮疹。舌淡、苔薄白，脉沉细。

辨证：脾肾气虚。

治法：健脾益肾，利水消肿。

主方：当归补血汤加减

黄芪 50g，**当归** 20g，**山茱萸** 10g，**桑椹** 30g，**覆盆子** 15g，**益智仁** 20g，**蒲公英** 30g，**菟丝子** 20g，**豨莶草** 30g，**迷迭香** 8g，**黑蚂蚁** 5g。

7 剂，水煎服。

*二诊（2019 - 06 - 26）

症状明显好转，双下肢水肿较前减轻。舌淡，苔薄白，脉沉。

续用前方。

按语

本案在当归补血汤的基础上加用补益肾气、利水消肿之品，配合黑蚂蚁补肾气、调气血，共奏健脾益肾、利水消肿之功。其中，黑蚂蚁可治疗慢性肾炎。其性味甘平无毒，有酸、咸感，是一种温和的滋补佳品，具有扶正固本、延年益寿、补肾壮阳、养血安神、强壮筋骨等作用。蚂蚁以锌元素含量最高，其高锌性正好是治疗严重缺锌病、风湿性关节炎的可贵成分，服用一定剂量后，能改善全身营养状况，平衡人体阴阳，调和气血，在健身的基础上发挥治疗作用。

（整理：刘茜　指导：马春成）

水肿案三

何某花，女，49 岁，四川绵阳人，门诊病例。

* 初诊（2023 - 09 - 26）

患者患膜性肾病 I 期。刻下症见：双下肢轻度凹陷性水肿，易疲劳，双肘关节疼痛。舌淡、苔白腻，脉沉。

辨证：脾肾阳虚。

治法：补肾健脾，益气利水。

主方：肾气丸加减

熟地 10g，山药 10g，山茱萸 10g，黄芪 30g，党参 20g，当归 10g，淡附片 10g，茯苓 20g，麸炒白术 15g，桂枝 10g，炒白芍 20g，炙甘草 10g，伸筋草 30g，蝉蜕 10g。

5 剂，水煎服。

* 二诊（2023 - 10 - 12）

双下肢水肿较前好转，尿频尿急、有泡沫尿，左肩部不适，口干不苦。舌淡、有齿痕，苔薄白，脉沉。

主方：四妙散合当归贝母苦参丸加减

川牛膝 30g，黄柏 10g，麸炒白术 10g，麸炒薏苡仁 30g，当归 10g，浙贝母 10g，苦参 10g，海金沙 30g，车前子 15g，滑石 10g，炙甘草 10g。

7 剂，水煎服。

* 三诊（2023 - 10 - 19）

泡沫尿减少，仍有尿频尿急，小便有灼热感。舌淡、苔薄白，脉沉。
在原方基础上加用白花蛇舌草 15g，继进 7 剂。

按语

水肿之为病，从本质上责之于肺失通调、脾失转运、肾失开阖，导致体内水液潴留，泛滥肌肤。故此，在治疗上当重视肺脾肾三脏通调，同时要标本兼顾，注重对瘀血、痰湿等标实因素及病理产物的祛除，久病者可辅以虫类药补虚培元、活血通络。

复诊时患者出现下焦湿热之证，而据《金匮要略·妇人妊娠病脉证并治》"妊娠，小便难，饮食如故，当归贝母苦参丸主之。小便灼痛，淋沥者，当归贝母苦参丸主之"，非妊娠时或男子也常出现相同病证，皆可用本方治疗。因患者出现明显的湿热下注，故予四妙散清下焦湿热，治小便灼痛、淋沥，与当归贝母苦参丸合用，疗效更佳。

（整理：刘茜　指导：马春成）

水肿案四

林某群，男，62岁，广东江门人，住院病例。

发病节气：小寒。

* 初诊（2019 – 01 – 23）

患者于3年前无明显诱因出现双下肢浮肿，曾在他院多次住院，明确诊断为：①肾病综合征；②慢性肾功能不全（氮质血症期）；③2型糖尿病；④血脂异常。经降压、降糖等处理后，患者病情好转，但症状反复。患者于2018年3月14日至4月27日入住我院，行肾活检穿刺术，病理：糖尿病肾病（Ⅳ期）。2周前患者再次出现双下肢浮肿，并呈进行性加重，活动后明显。刻下症见：全身多处浮肿，以胫前、踝部为甚，腹胀而满，渴不欲饮，小便量少，大便2~3日一解。舌淡暗稍胖、有齿痕，苔白腻，脉滑。

辨证：气虚水停。

治法：补气温阳利水。

主方：五苓散加减

黄芪100g，桂枝15g，白术10g，茯苓45g，猪苓15g，泽泻10g，苍术10g，泽兰30g，大腹皮15g，山茱萸30g，丹参30g，大黄（后下）10g，莪术10g。

7剂，水煎服。

* 二诊（2019 – 02 – 03）

病情好转，双下肢浮肿稍有减轻，尿量较前增多。舌淡、苔薄白，脉弦。

续守前方，再进7剂。

按语

《证治汇补》云："治水之法，行其所无事，随表里寒热上下，因其势而利导之，故宜汗、宜下、宜渗、宜清、宜燥、宜温，六者之中，变化莫拘。阳水，宜辛寒散结行气，苦寒泻火燥湿；阴水，宜苦温燥脾胜湿，辛热导气扶阳。"此案患者系气虚水停、膀胱气化不利所致，故以五苓散化气利水，重用黄芪补之，而且黄芪为补气利水之品，兼治水之功也。加苍术健脾燥湿利水，以达培土制水之功；血不利则为水，泽兰、丹参活血以利水；莪术破气行血消积，大黄导滞通便，使得水热之邪从大便分消；中腹胀满，故加大腹皮行气利水以泄之；山茱萸温肾，补益先天以助养后天之本。全方共奏补气利水、消肿行滞之功，补通并行，脾肾同治，气化利则水肿截然而消。

（整理：刘文金、李志强　指导：马春成）

腰痛案一

刘某，男，31岁，广东江门人，门诊病例。

∗ 初诊（2018 – 01 – 27）

患者 5 年前由于不明原因出现双侧腰痛，经治疗（具体诊治不详）好转，但常常复发。刻下症见：双侧腰痛，喜按喜揉，腿膝无力，盗汗，周身关节疼痛，畏冷，乏力神疲，失眠多梦，小便清长。舌淡、苔薄白，脉沉细。

辨证：肾阳不足。

治法：温补肾阳，壮骨止痛。

主方：伍氏腰痛方加减

淡附片（先煎）30g，**桂枝**15g，**熟地**15g，**淫羊藿**30g，**巴戟天**10g，**菟丝子**15g，**狗脊**30g，**续断**15g，**骨碎补**50g，**补骨脂**30g，**鹿衔草**30g，**千年健**15g，**制天南星**25g。

7 剂，水煎服。

∗ 二诊（2018 – 02 – 03）

上述症状明显缓解。

继进前方 7 剂。

按语

人之一身阳气，责之于肾。肾者，寓元阴元阳，水火之宅也。《素问·脉要精微论》云："腰者，肾之府，转摇不能，肾将惫矣。"对于腰痛辨为阳虚者，治应补肾壮阳，恢复肾之"作强"之能，使腰府"得强则生"。《证治汇补·腰痛》指出"唯补肾为先，而后随邪之所见者以施治"，强调腰痛治在补肾的重要性。故以桂、附补命门之火而益少阴，淫羊藿、巴戟天、菟丝子、狗脊温补肾阳、益精填髓，续断、补骨脂、骨碎补补益肾阳、强健筋骨，取之续伤疗瘀；鹿衔草补肾活血，千年健祛风湿止痹痛，制天南星化痰止痉。全方独重于补肾，强督脉之阳气，而壮腰之筋骨，辅以祛瘀豁痰，补而不滞，攻补兼施，是治腰痛之良方也。

（整理：刘雨朦、李志强　指导：马春成、李叶枚）

腰痛案二

张某，女，34 岁，广东江门人，门诊病例。

* 初诊（2022 - 08 - 21）
患者 1 个月前无明显诱因出现腰痛，无下肢放射性疼痛，劳累后加重。刻下症见：腰痛，隐隐作痛，无间歇性跛行，神疲乏力，腰背部疲累明显，平素怕冷，纳眠可，二便正常。舌淡红、苔薄白，脉弦细。

辅助检查：腰椎 MRI：L5/S1 椎间盘突出。

辨证：肾气不足。

治法：补肾强腰健骨。

主方：伍氏腰痛方加减

熟地黄 20g，**补骨脂** 20g，**菟丝子** 20g，**狗脊** 30g，**淫羊藿** 20g，**巴戟天** 10g，**续断** 20g，**骨碎补** 15g，**千年健** 15g，**制天南星** 10g，**鹿衔草** 30g。

7 剂，水煎服。

* 二诊（2022 - 09 - 08）
稍有腰痛，较前好转。舌淡、苔薄白，脉细而弦。
考虑为腰痛之肾气虚证，继用原方 7 剂。

* 三诊（2022 - 09 - 22）
腰痛已愈，余无不适。
续用前方巩固疗效。

按语

此案患者为年轻女性，因长期伏案工作姿势不良导致腰椎间盘后凸。中医认为肾主骨生髓。《素问·脉要精微论》云："腰者，肾之府，转摇不能，肾将惫矣。"伍师经长期临床证治，总结出治疗腰痛屡试屡效方，认为腰痛之病机可分虚实两端：一者本在肾虚，肾气不足则髓海不充，髓海不充则椎骨失其所养，不荣则痛；二者为邪实，即病理产物淤积，因长期腰府劳损太过而气血痰瘀阻滞于经络血脉，不通则痛。方中以熟地黄为君，补肾养阴，益精填髓，壮水之源。淫羊藿、巴戟天、菟丝子、补骨脂、狗脊补肾壮阳，强腰壮骨，益肾之火。此五味为臣，加强补肾强筋壮骨之力，以补肾气不足，使筋骨荣则不痛。骨碎补、续断补中，有行血脉、续筋骨疗续之功；鹿衔草补肾强骨兼补虚止血之效。此三味可疗其旧伤筋折瘀血不通之痛。千年健味苦辛、性温，祛风湿，健筋骨。制天南星一味最妙，腰痛之症常伴肢体顽麻，多属风痰留滞经络所致，《本草求原》言"南星专走经络，故中风、麻痹以之为导"。伍师认为，常年腰痛之人，无论因腰突、骨质增生或外椎骨伤、内肾气虚，必有风寒湿痰之邪气积聚为患，风为百病长，百病痰作祟，风痰不去瘀血绵绵缠附而不能全化，有形之血不能再生，其根必不除，故用制天南星祛风豁痰以拔邪也。全方寓通于补，重用补肾强骨之品，使肾气得充、经络得通，风湿痰瘀俱去，腰痛自复，是治腰痛之妙方也。

（整理：李志强　指导：马春成）

腰痛案三

邓某，女，55岁，广东江门人，门诊病例。

＊初诊（2022 – 10 – 13）

患者腰痛、双下肢乏力1月余。既往有慢性肾衰、高血压、糖尿病史。2022年6月30日查血肌酐232（μmol/L），尿酸391（μmol/L），PRO＋，ERY－。刻下症见：腰酸腰痛，下肢乏力，行走、登梯、劳作后明显，偶有手麻，视力模糊，怕冷，夜尿2次。舌淡暗、苔薄白腻，脉沉细。

辨证：肾虚络阻。

治法：补肾填髓，通络止痛。

主方：伍氏腰痛方加减

制天南星10g，**千年健**15g，**续断**20g，**熟地黄**10g，**狗脊**30g，**补骨脂**30g，**骨碎补**15g，**菟丝子**20g，**淫羊藿**30g，**巴戟天**10g，**鹿衔草**30g，**土鳖虫**10g。

7剂，水煎服。

按语

此案患者患慢性肾衰多年，一直服用西药及中成药护肾对症支持治疗，坚持门诊取药复诊，目前肌酐、蛋白尿、血尿等控制良好。此次来诊时诉腰痛不已，平素弯腰劳作后加重，并有下肢乏力感，伴有怕冷、手麻、脉沉等症状，辨为肾阳不足，精髓亏虚证，兼有络脉瘀阻。方中以淫羊藿、巴戟天、狗脊、补骨脂四味补肾阳、壮筋骨、益精髓，使肾之"作强"功能得以发挥；熟地黄甘寒补肾养阴，"壮水之主，以制阳光"，取其"阴中求阳"之意，"阳得阴助则生化无穷"；骨碎补、续断有补肾活血、疗伤续骨之功；鹿衔草补虚益肾，兼以活血；土鳖虫咸寒，能破血逐瘀、续筋接骨；千年健能祛风湿、强筋骨，"治风湿痹痛，肢节酸痛，筋骨痿软"（《中药大辞典》）；制天南星为祛风解痉化痰之药，《神农本草经》言"味苦，温。主心痛，寒热，结气，积聚，伏梁，伤筋，痿，拘缓，利水道"，《本草拾遗》亦载"主金疮，伤折，瘀血，取根碎敷伤处"，内用能治筋痿，外敷能治金疮骨伤，是一妙药也。全方配伍精当，选药斟良，切中病机，善治腰痛骨伤，屡试不爽。

（整理：李志强　指导：马春成）

耳鸣案一

龙某，男，28 岁，广东江门人，门诊病例。

* 初诊（2018 - 01 - 06）

患者耳鸣伴头晕 1 月余。既往有高血压病史。刻下症见：耳鸣，如闻蝉声，伴头晕目眩，腰酸乏力，口干，纳眠一般，二便调。舌淡、苔薄白，脉沉细。

辨证：阴虚阳亢。

治法：滋补肝肾，平肝潜阳。

主方：六味地黄丸加减

熟地 15g，**山药** 10g，**山茱萸** 15g，**茯苓** 15g，**牡丹皮** 10g，**泽泻** 10g，**天麻** 15g，**钩藤** 15g，**法半夏** 13g，**陈皮** 10g，**珍珠母** 30g，**豨莶草** 30g。

7 剂，水煎服。

* 二诊（2018 - 01 - 13）

耳鸣较前好转，余症皆愈。舌淡、苔薄白，脉沉细。

效不更方，再进 7 剂而愈。

按语

肾藏精，开窍于耳，肾不藏精，精液亏虚则耳数鸣；腰为肾之府，肾虚可见腰酸腰痛；肝藏血，开窍于目，血虚则目不明；血能养精，精能生血，精血乃同源之所系，可由气所生，故云"乙癸同源"；肝肾阴亏，水不涵木，阳亢于上，故见头晕耳鸣、腰酸乏力、口干、脉沉细等症，治以六味地黄丸滋肾水养真阴，合以天麻、钩藤、珍珠母平抑肝阳、清肝明目；陈皮、半夏化痰行气，使补而不滞，痰去则鸣消；豨莶草一味入肝、肾经，本为治风湿、止痹痛之要药，然亦有乌须发、明耳目之功，现代医学也证明其有降低血压之用。全方虚实兼顾，肝肾同调，使肾水不亏、肝木得养，耳鸣自愈。

（整理：刘雨朦、李志强　指导：马春成、李叶枚）

耳鸣案二

朱某，男，28岁，广东江门人，门诊病例。

＊初诊（2021 - 09 - 02）

患者10年前无明显诱因出现耳鸣，伴早泄，性生活质量不佳，经多年诊治未见明显好转。刻下症见：耳鸣，神疲乏力，肢倦怕冷，小便清长，夜尿增多。舌淡、苔薄白，脉沉。

辨证：肾精亏虚，耳窍失养。

治法：补益肾精，温阳聪耳。

主方：右归丸加减

熟地15g，山茱萸20g，山药10g，龙骨30g，牡蛎30g，菟丝子15g，淫羊藿30g，桑椹15g，远志10g，石菖蒲20g，鹿角霜20g，锁阳20g，红景天30g。

7剂，水煎服。

＊二诊（2021 - 09 - 12）

上述症状明显改善，耳鸣症状减轻，性交时间延长，神疲乏力较前亦有改善。舌淡、苔薄白，脉沉。

继进前方15剂。

按语

男子遗精早泄皆由肾之所害，肾气虚损则精气溢泻而不能持，阳强而不能举；耳为肾之外窍，肾虚不能藏精，耳窍失养，故耳自鸣；此证兼见怕冷、小便清长、脉沉等肾阳虚表现，故以右归丸加减温阳补肾、益精填髓，龙骨、牡蛎涩精止遗补虚，石菖蒲、远志化痰安神、交通心肾；红景天补虚益气，淫羊藿、菟丝子锁阳壮补肾阳，更以鹿角霜血肉有情之品补肾精助阳。《素问·阴阳应象大论》云："形不足者，温之以气；精不足者，补之以味。"全方配伍共奏补益肾精、温阳聪耳之功，肾阳充则耳不鸣，肾气足则精不泻，诸症皆愈。

（整理：王敏、李志强　指导：李叶枚）

尿频案一

邓某，男，48 岁，广东江门人，门诊病例。

＊初诊（2020 - 07 - 15）

患者 1 年余前出现尿频、尿痛、尿不尽，伴夜尿增多，2～3 次/夜。既往有慢性前列腺炎病史多年。刻下症见：失眠多梦，肢冷，口干。舌红、苔薄白，关脉滑、尺脉沉弦。

辨证：肾虚膀胱不利。

治法：温肾助阳，涩尿止遗。

主方：缩泉丸加减

益智仁 13g、乌药 6g、覆盆子 15g、桑椹 30g、桑螵蛸 6g、金樱子 30g、菟丝子 15g、川楝子 10g、延胡索 30g、刘寄奴 30g、白芷 30g、威灵仙 30g。

7 剂，水煎服。

＊二诊（2020 - 07 - 22）

症状明显缓解。

效不更方，继进 7 剂。

按语

肾为元阳之根，主水，能蒸腾气化膀胱所主之津液，而从小便出，肾阳不足不能温煦膀胱，膀胱气化不利则小便频少而不尽，肢冷、尺脉沉为肾阳虚之候也，甚者伤及脉络而不通，出现尿痛、尿血之症。因此，治宜温肾益气、缩尿止遗为主，兼以行气化滞。方中乌药温肾祛寒、缩尿止遗，益智仁辛温暖肾助阳、固精缩尿，两者合为缩泉丸，同为君；桑螵蛸咸平，有补肾固涩之功；覆盆子、金樱子、菟丝子、桑椹四味补肾、温阳、止遗、生津，为臣；川楝子、延胡索行气疏肝、活血止痛；刘寄奴除有疗伤续断之功，亦能消肿止血；威灵仙通行十二经络止痛；白芷辛温香燥，能行经解表，散风泻湿，有开肺气而利下焦水道之妙，即所谓"提壶揭盖"之法，"兼能止血行瘀，疗崩漏便溺诸血"（《玉楸药解》）。诸药合用，共奏温肾纳气、固精缩尿之功，有治气兼治血、补肾必疏肝、寓温通于补涩之中的特点，临床效果明显。

（整理：刘雨朦、李志强　指导：李叶枚）

尿频案二

李某龄，男，43 岁，门诊病例。

发病节气：小雪。

* 初诊（2019 - 11 - 27）

患者 5 年前无明显诱因出现尿频，夜尿增多，3～4 次/夜，无尿急尿痛，经多方医治未见好转。刻下症见：头痛，失眠多梦，心烦易怒，心悸易惊，口干口苦，乏力神疲，怕冷，三伏天覆厚衣被。舌淡、有齿痕，苔薄稍白腻，脉弦细。

辨证：肾虚气化不利。

治法：补肾温阳，化气利水。

主方：肾气丸加减

黄芪 30g，刘寄奴 30g，熟地 15g，山药 15g，山茱萸 15g，淡附片 13g，益母草 30g，车前草 15g，延胡索 30g，川楝子 10g，知母 20g，黄柏 15g。

7 剂，水煎服。

* 二诊（2019 - 12 - 06）

上述症状明显好转。舌淡、苔薄白，脉弦细。

原方再进 15 剂。

按语

此案患者尿频伴有怕冷，为肾阳亏虚之表现，肾阳虚不能温煦水府，气化失司而见上症；同时又有心烦易怒、口干口苦等少阴热化之象。故治疗时应阴阳同调，虚实兼顾，治以肾气丸温肾补阳，少火生气；黄芪为补气之圣药，补气兼能利水，刘寄奴苦温破血，能"止便溺失血"（《玉楸药解》），黄芪配刘寄奴为国医大师朱良春之经验，取其补通之意；知母、黄柏清火热、坚肾阴；益母草活血利水，车前草利尿通淋；川楝子、延胡索行气疏肝。全方寒温并用，攻补兼施，通因通用，虚其道，泻其实，补其虚，固其本。其中，活用疏肝法补肾缩尿，取得良效，是谓一创见。

（整理：刘文金、李志强　指导：马春成）

尿频案三

张某彩，女，48岁，广东江门人，门诊病例。

＊初诊（2023-03-16）
患者尿频20年，白天尿多，口干不苦。舌淡、苔薄白，脉细。
辨证：肾阳虚。
治法：温肾固涩止遗。
主方：水陆二仙丹加减

芡实20g，金樱子肉20g，益智25g，熟地黄10g，山药片20g，山萸肉20g，泽泻20g，桂枝10g，淡附片15g，炒酸枣仁15g，赤芍10g，辛夷10g，炙甘草10g。

7剂，水煎服。

＊二诊（2023-03-23）
尿频症状好转，仍有形寒肢冷、腰膝酸软。舌淡、苔薄白，脉沉缓。
守方7剂。

按语
此案患者尿频伴有形寒肢冷、腰膝酸软，辨为肾阳虚证，方选水陆二仙丹加减。"水陆"二字，其实是指方中这两种药的生长环境：芡实生活在水中，而金樱子生活在陆地上。这两种药放在一起，具有补益脾肾、收敛固摄之效。芡实味甘、涩，性平，归脾、肾经。芡实与莲藕、茭白、荸荠等八种植物并称"水八仙"，有"水中人参"的美名。《本草求真》里讲：味甘补脾，故能利湿，而使泄泻腹痛可治；味涩固肾，故能闭气，而使遗带小便不禁皆愈。

（整理：刘文金　指导：马春成）

尿频案四

容某华，男，58 岁，广东江门人，门诊病例。

＊初诊（2020 - 07 - 22）

患者半年前出现夜尿增多，3～4 次/夜，点滴不尽，排出无力，特求治伍师。刻下症见：乏力神疲，腰膝酸软，纳眠可，大便调。舌淡、苔薄白，脉沉细。

辅助检查：泌尿系彩超：前列腺增生。

辨证：中气下陷。

治法：升清降浊，健脾益气。

处方：补中益气汤合缩泉丸加减

黄芪 30g，当归 10g，陈皮 10g，人参 15g，白术 10g，茯苓 15g，甘草 10g，升麻 5g，益智仁 15g，乌药 5g，白芷 30g，威灵仙 30g。

7 剂，水煎服。

＊二诊（2020 - 08 - 10）

夜尿情况改善不明显。舌淡、苔薄白，脉沉细。

上方减黄芪 15g、人参 10g，去当归、陈皮、白术、茯苓、升麻、威灵仙，加菟丝子 15g、覆盆子 15g、桑椹 15g、桑螵蛸 13g、肉桂 3g、延胡索 30g。10 剂，水煎服。

＊三诊（2020 - 08 - 28）

夜尿情况好转。舌淡、苔薄白，脉沉细。

上方加金樱子 30g。10 剂，水煎服。

按语

《素问·灵兰秘典论》曰："膀胱者，州都之官，津液藏焉，气化则能出矣。"小便通畅，有赖于膀胱的气化。中焦之气不化，当责之于脾。脾气虚弱，则不能升清降浊，从而导致肾和膀胱气化失司，小便淋沥不尽。本案妙在治脾，脾以升为健，脾气升则清分浊化，使膀胱职司正常，小便得利；肾气充足，则膀胱得以温煦，气化功能正常，而尿频自止。因此，治疗尿频不应止于膀胱，而应从五脏入手，培补阳气以及先后天之本，气化成则小便利，阳气升则尿频止。

（整理：林妩蓉、李志强　指导：马春成、李叶枚）

尿血案

陈某，男，39 岁，广东江门人，门诊病例。

*初诊（2021 - 01 - 20）

患者于 4 年前体检时发现血尿，查尿常规示：ERY＋＋，PRO＋。经多年治疗（具体诊治不详），血尿仍存。刻下症见：精神困顿，乏力神疲，头晕目眩。舌淡、苔薄白，脉细。

辨证：肾失封藏，血溢络外。

治法：补肾固精，凉血止血。

主方：槐角丸

蒲黄 20g，刘寄奴 20g，桑椹 30g，白花蛇舌草 30g，白茅根 30g，地榆炭 20g，槐花 10g，仙鹤草 50g，女贞子 15g。

7 剂，水煎服。

*二诊（2021 - 02 - 03）

上述症状稍有好转。舌淡、苔薄白，脉细。复查尿常规示：ERY（＋）。继进上方 7 剂。

按语

伍师认为，急性肾小球肾炎尿血一般属热伤血络，治疗多用小蓟饮子、二至丸合导赤散、知柏八味丸。若热盛尿血较重，重用茜草、丹参、生地养营阴止溺血。慢性肾炎尿血有虚实之分，多为虚证，实者多属热伤肾络，虚者多是阴虚火旺或气不摄血所致。此案患者系慢性肾炎隐匿型尿血，应以扶正为主，重用桑椹、仙鹤草补虚益肾之品扶正而固本；蒲黄、地榆炭、白茅根、槐花清热凉血，收敛止血以治标；刘寄奴破血通经，散瘀止溺，寓通于补；白花蛇舌草清热利湿解毒。若有尿路感染，还可酌加蒲公英、苦参。诸药配伍，肾精能藏，溺血得止，诸症皆除。

（整理：刘文金　指导：马春成）

石淋案一

张某亮，男，34 岁，广东台山人，门诊病例。

*初诊（2018 - 04 - 04）

患者 2 天前发现右侧输尿管结石，现右侧腰腹部偶有疼痛，无放射痛，无尿频、尿急、尿痛，无肉眼可见血尿。舌红、苔薄白，脉弦细。

辨证：湿热下注。

治法：清热利湿通淋。

主方：蒲黄散

金钱草 50g，牛膝 50g，当归 10g，车前草 15g，蒲黄 30g，黄芪 30g，威灵仙 30g。

7 剂，水煎服。

*二诊（2018 - 05 - 05）

结石已排出，无腰腹部疼痛不适。舌淡、苔薄白，脉沉。

继进上方 7 剂，已收全功。

按语

中医当以清热利湿通淋为法，中西医结合治疗，排石效果极佳。输尿管结石一般是肾结石在排出过程中受阻积于输尿管狭窄处导致的。原发输尿管结石很少见。若输尿管结石没有排出，可能在停留部位逐渐长大。输尿管结石通常伴有明显症状，如肾绞痛、血尿，还常造成梗阻和肾积水，都需要急诊治疗。

（整理：董文豪、林奴蓉　指导：马春成）

石淋案二

马某雄，男，48 岁，广东江门人，门诊病例。

* 初诊（2018 – 05 – 19）

患者 1 周前出现腰部疼痛，时发时止，无放射性痛，偶有腹部隐痛，无恶心呕吐、腹痛腹泻、头痛头晕等不适，纳眠可，二便调。舌红、苔薄黄，脉弦。既往有高血压病史多年。

辅助检查：血压 120/90（mmHg）；血肌酐 122（μmol/L）；泌尿系彩超：双肾结石，未见积水及扩张。

辨证：虚实夹杂。

治法：清热利湿，益气通淋。

主方：蒲黄散

金钱草 50g，**蒲黄** 30g，**当归** 10g，**黄芪** 30g，**威灵仙** 30g，**牛膝** 50g，**车前草** 15g。

7 剂，水煎服。

* 二诊（2018 – 09 – 07）

腰痛症状明显减轻，小便见细小石头排出。复查泌尿系彩超示：结石范围缩小，仍有部分残留。

守方再服 7 剂。

按语

结石一般由代谢异常（如尿液酸碱度、高血钙、高尿钙等），尿路梗阻或感染以及某些药物因素导致，分为上尿路结石和下尿路结石，以肾与输尿管结石为常见。结石的中医病名为"石淋"，热蕴结下焦，日久成石。湿热下注，煎熬尿液，结为砂石，故为石淋。不通则痛，初起阴血未亏，湿热偏盛，故舌红、苔薄黄，脉弦或带数。久则阴血亏耗，伤及正气，或为阴虚，或为气虚，表现为虚实夹杂之证。阴虚者，腰酸隐痛，手足心热，舌红少苔，脉细数。该患者证候为虚实夹杂，治宜清热利湿、益气通淋为法，排石效果甚佳。

（整理：董文豪、林妏蓉　指导：马春成）

红斑狼疮案

卢某仪，女，21 岁。

发病节气：小暑。

＊初诊（2020 – 07 – 05）

患者 5 年前由于不明原因出现颜面部蝶形红斑，伴关节疼痛、脱发，明确诊断为：系统性红斑狼疮性肾炎。西医予以 PAT + AZA + HCQ 方案治疗至今。既往曾癫痫发作多次，经治疗发作次数明显减少。刻下症见：无面部红斑，无关节疼痛，无脱发，偶有乏力神疲，纳眠可，二便调。舌红、苔薄白、脉弦。

辨证：热毒炽盛。

治法：清热解毒，凉血清营。

主方：四妙勇安汤加减

金银花 30g，**当归** 30g，**玄参** 30g，**甘草** 10g，**蒲公英** 30g，**萆薢** 30g。

15 剂，水煎服。

按语

系统性红斑狼疮是一种可累及多个系统的自身免疫性慢性结缔组织病。本病属中医"红蝴蝶疮""阴阳毒"范畴。中医认为：本病多属先天禀赋不足，阴阳失调。外感六淫之邪而化火，外火引动内火，伤肤损络。血热则瘀，血寒则凝，血与热结而成瘀热，血与寒结为瘀寒。本病初期多瘀热，后期才有瘀寒的表现。经脉痹阻，气血运行不畅，血脉瘀阻，阴阳失调，脏腑痹阻，久则脏腑虚损。主要病机为素体禀赋不足，肝肾亏虚，复感外邪，或劳累或情志损伤，以致真阴不足，瘀热内盛，痹阻脉络，外侵肌肤，内损脏腑。病位在经络血脉，以三焦为主，与心脾肾密切相关，可累及心肝肺、大脑、皮肤肌肉、营血关节，以及全身多个部位和脏腑。本病为热毒炽盛型，即急性发作型，多见于少女，来势凶猛，病情严重。主要证候：高热稽留，颜面部等处出现红疹红斑，颜色鲜红、灼热或手足出现瘀斑，关节肌肉酸痛较甚，头痛剧烈，目赤、咽痛，口干口苦，气粗喘急，尿赤便秘，烦躁不宁，甚至谵妄，四肢不时抽搐，或吐血、流鼻血、尿血，舌红绛或光绛少津，苔黄糙，脉多弦数。治则：清热解毒，凉营清营。常用药物：生地、玄参、紫草、蚤休、牡丹皮、水牛角、赤芍、白花蛇舌草、板蓝根、金银花、山栀、青蒿。若高热不退，加人造牛黄、安宫牛黄丸、醒脑静；若神志昏迷，加神犀丹、紫雪丹、鲜菖蒲，或针刺人中、百会；若手足抽搐，加羚羊角、钩藤、全蝎。针对该病，多采用中西医结合疗法，以中药清热解毒、凉血清营为主，同时辅以中等量激素短程治疗。

（整理：刘文金　指导：马春成）

阳痿案一

李某，男，59 岁，广东江门人，门诊病例。

＊初诊（2018 - 02 - 24）

患者性功能下降 2 年余，有勃起障碍。既往有高血压病史。刻下症见：勃起障碍，性生活质量不佳，神疲乏力，精神倦怠，纳眠可，二便调。舌淡、苔薄白，脉沉。

辨证：肾气亏虚，宗筋不用。

治法：温阳益气，补肾填精。

主方：当归补血汤加减

柴胡 15g，陈皮 10g，党参 30g，黄芪 30g，当归 10g，白术 10g，甘草 6g，人参叶 30g，淫羊藿 30g，枸杞子 30g。

7 剂，水煎服。

＊二诊（2018 - 03 - 03）

上述症状明显改善，勃起硬度较前好转，神疲乏力较前亦有改善。舌淡、苔薄白，脉沉。

继进上方 15 剂。

按语

此案患者由肾精与气血亏虚，阴络失荣，经络失畅，导致宗筋不用而成阳痿。故予黄芪、党参、当归补气生血；人参叶微甘、性苦，能补气生津，兼清虚热；柴胡、陈皮疏肝行气，使肾郁得疏，补而不滞。淫羊藿又叫仙灵脾，其实就是给羊吃了能使其发情的叶子。《本草经集注》记载："服此使人好为阴阳。西川北部有淫羊，一日百遍合，盖食藿所致，故名淫羊藿。"它有补肾阳、益精血、祛风湿之功，可"治阳痿不举，阴绝不生"（《玉楸药解》)。枸杞子甘平，为滋补肝肾、明目之良药。陶隐居云："去家千里，勿食枸杞，此言其补精强肾也。"全方肝肾、气血双补，辅以疏肝行气、滋阴清热之品，使补而不壅、温而不燥，可谓是治阳痿之良方也。

（整理：李志强　指导：马春成）

阳痿案二

郭某，男，46岁，广东江门人，门诊病例。

*初诊（2021 - 08 - 19）

患者性功能下降2月余，近期因工作应酬多、嗜酒、房事不节而出现阳痿不举，举而不坚，容易早泄。查抗体、甲功、性激素等未见异常，血尿酸为481μmol/L，LDH稍微偏高。刻下症见：阳痿不举，举而不坚，房事不爽，甚是苦恼，心下有气上冲感，起则头眩，无反酸口苦，口干，小便少，有夜尿。舌淡红、苔白滑，脉沉细。

辨证：肾阳亏虚，水气不利。

治法：温肾助阳，化气行水。

主方：苓桂术甘汤加减

茯苓 20g，**桂枝** 10g，**白术** 15g，**炙甘草** 10g，**淫羊藿** 20g，**肉苁蓉** 15g，**菟丝子** 20g，**续断** 20g，**锁阳** 10g，**蜈蚣** 1条，**小茴香** 6g，**三七粉** 3g。

7剂，水煎服。

嘱患者节制房事，需坚持调理数月。

*二诊（2021 - 09 - 02）

精神较前好转，腹中觉舒，小便正常。

续守前方调理约1个月。

*三诊（2021 - 09 - 30）

可完成性交，但不坚不久，夜寐不佳，眠浅易醒。

主方：逍遥散加减

北柴胡 10g，**当归** 10g，**炒白芍** 20g，**淫羊藿** 20g，**巴戟天** 10g，**山茱萸** 20g，**锁阳** 15g，**韭菜子** 15g，**蜈蚣** 1条，**水蛭** 6g，**黄柏** 6g，**砂仁** 5g，**炒酸枣仁** 30g。

15 剂，水煎服。

嘱患者此方若效，守方调理 2 个月后复诊。

另嘱患者节制房事，规律作息，戒烟控酒，适当运动。

* **四诊**（2021 - 12 - 02）

以上方调理 2 月余，患者自诉房事可持续 2 ~ 3 分钟，睡眠也有所好转。

后续再坚持调理半年余，患者上症明显改善，自诉每周可行 1 ~ 2 次房事。

按语

此案患者初诊时辨为苓桂术甘汤证，因其有气上冲胸、起则头眩、口干、小便不利的阳虚气化不利之症，然其阳事不举，责之于肾，也不能排除与水气的关系。饮邪不化，停于中焦可见胃脘不适、气上冲感，津不上承故口干；饮停于下焦可见小便不利，停于宗筋亦可见阴茎废而不举。故以苓桂术甘汤温阳化气，淫羊藿、肉苁蓉、菟丝子、续断、锁阳补肾壮阳、益精养血；加蜈蚣一味搜风通络，三七活血补血，小茴香辛温入肝肾，能疏肝行气、温肾散寒。全方配伍使肾风得熄、肾郁得解、肾饮得蠲、肾络得通。患者能完成性交，是其阳复饮去也；然阳痿一证，只可缓攻，不可速取，后续以补肾、疏肝、通络之法调理半年余，房事如常，达到满意效果。

（整理：李志强　指导：马春成）

早泄案

王某，男，35 岁，广东江门人，门诊病例。

＊初诊（2019 - 08 - 07）

患者于半年前无明显诱因出现早泄，性生活时间短，持续 2～3 分钟，性生活质量不佳。既往有手淫史。刻下症见：乏力神疲，气短语怯，畏寒肢冷，纳眠一般，二便调。舌淡红、苔薄白，脉沉弦。

辨证：中气虚弱，肾阳不足。

治法：补中益气，温肾益精。

主方：补中益气汤加减

柴胡 15g，**党参** 30g，**黄芪** 30g，**当归** 10g，**升麻** 5g，**陈皮** 10g，**白术** 10g，**甘草** 10g，**淫羊藿** 30g，**枸杞** 30g。

7 剂，水煎服。

嘱患者节制房事，心情畅愉，适当运动，清淡饮食。

调理数月后，患者性生活时间明显延长，自觉满意，余症皆愈。

按语

"五脏者，中之守也"，中气不足，气机升降无力，出入无常，当升不升，当守不守，太阴阳明之气乱矣。太阴阳明同属中焦，为气血生化之源，主肌肉四肢。《素问·痿论》云："阳明者，五脏六腑之海，主润宗筋，宗筋主束骨而利机关也。"故阳痿一证，不仅责之于肾枯不举，还责之于阳明气血的问题。宗筋失于气血津液的濡养，自然发为弛纵，痿而不用，举而不坚，表现在外亦可见面色苍白、神疲乏力、爪甲不荣、头晕目眩、纳少便溏等太阴气虚或阳明气血俱虚的症状。此案患者辨为中气虚弱、肾阳不足证，故以补中益气汤运转太阴，升脾益气为主，辅以淫羊藿、枸杞补肾气益精血。阳明充则宗筋坚强有力，太阴补则气升阳为之用，少阴足则本气固精血生化有源。

（整理：王敏、李志强　指导：马春成、李叶枚）

血精案

张某，男，35 岁，广东江门人，门诊病例。

*初诊（2019 - 07 - 02）

患者于 1 天前夫妻性生活后出现射精呈鲜红色，点滴量不多，伴射精疼痛，阴茎部坠胀不适。刻下症见：腰背酸痛，头晕耳鸣，心烦失眠，口干咽燥，小便短赤。舌红、少苔，脉弦细。

辨证：肾阴不足，精宫火扰。

治法：滋阴降火，凉血安络。

主方：知柏地黄丸加减

知母 20g，黄柏 15g，生地 20g，山药 10g，山茱萸 10g，茯苓 15g，牡丹皮 10g，泽泻 10g，牛膝 30g，栀子 20g，小蓟 20g，旱莲草 30g，黄芪 30g，当归 10g，白茅根 30g。

7 剂，水煎服。

*二诊（2019 - 07 - 11）

未再出现精血，诸症已消，偶有腰酸不适。舌红、苔薄白，脉弦。

效不更方，续方 7 剂。

*三诊（2019 - 07 - 17）

偶感腰痛不适，口干。舌红、苔薄白，脉弦。

上方去小蓟、白茅根，加补骨脂 30g、天花粉 20g。再进 7 剂，诸症皆除。

按语

此案患者射精有血，当排除器质性病变，也可能是房事过于剧烈伤及血络所致。从辨证的角度来看，患者伴有腰酸、头晕耳鸣、心烦失眠、口干咽燥等症状，皆是一派阴虚火旺之象。肾主蛰藏精，开窍于耳，为腰之府，肾虚精亏，则腰酸乏力，不能荣养于上，故头晕耳鸣；阴虚火旺，伤及津液，则口干咽燥、舌红苔少，扰及心神，故心烦失眠；火为阳邪，易伤血络，精宫被伤，迫血妄行，故见精血、小便短赤。治宜以滋补肾阴、清热泻火为主，以知柏地黄丸为底方，辅以小蓟、白茅根凉血安络之药，黄芪、当归补气生血，补气摄血，使血复而不再外溢；旱莲草一味甚妙，既能补肾养阴，又能凉血止血，《玉楸药解》言其"汁黑如墨，得少阴水色，入肝滋血，黑发乌须；止一切失血，敷各种疮毒，汁涂眉发，其生速繁"。全方攻补兼施，虚实同调，气血并治，清而不伤阴，凉而不伤血，病奇而证不奇，方稳而功著，观此一隅便知伍师精湛医术之全貌也。

（整理：刘雨朦、李志强　指导：李叶枚、马春成）

气血津液经络病证

肢厥案

许某，男，71岁，广东江门人，门诊病例。

* 初诊（2022 - 03 - 10）

患者血肌酐升高 5 年，长期在我院门诊治疗。刻下症见：手足厥寒，口吐清涎，不渴，肢倦乏力，纳眠一般。舌淡、苔白，脉沉细。

辅助检查：血生化：SCR 147（μmol/L）。

辨证：少阴虚寒。

治法：温经散寒，养血通脉。

主方：当归四逆汤加减

当归 10g，桂枝 10g，白芍 10g，大枣 10g，炙甘草 6g，川木通 10g，细辛 6g，丹参 20g，鸡血藤 30g，淡附片 20g。

7 剂，水煎服。

按语

阴血内虚，则不能荣于脉；阳气外虚，则不能温于四末。此案患者有慢性肾衰病史，少阴不足，营血亏损，不鼓血行，从阴从寒故而手足厥冷，辨为少阴虚寒证。《伤寒论》第 351 条云："手足厥寒，脉细欲绝者，当归四逆汤主之。"结合病史，参以经典，予当归四逆汤加减。方中当归为君以补血，白芍为臣以养营，以桂枝、细辛之苦温散寒湿，木通通利水湿祛邪，大枣、甘草补中益气。用淡附片加强温阳之力回厥散寒，再伍丹参、鸡血藤以舒筋通脉。此案辨证准确，调治得当，故患者见愈。

（整理：陈晓森、李志强　指导：马春成）

痛风案一

郭某，男，36岁，广东江门人，门诊病例。

∗初诊（2022 - 10 - 08）

患者多发关节疼痛5年余，曾于当地医院就诊，查尿酸（UA）最高值800 + μmol/L，平时未规律服药，饮食控制不理想。刻下症见：右侧踝关节疼痛，活动后明显，局部红肿，伴有痛风石形成，得冷稍舒，稍口干口苦，二便调，纳眠尚可。舌暗红、苔薄黄，脉弦。

辅助检查：生化：UA 552（μmol/L），CHOL、TG、LDL - C 偏高。

辨证：湿热痹阻。

治法：清热祛湿，活血止痛。

主方：罗氏痛风汤加减

百合30g，**麸炒苍术**10g，**黄柏**10g，**川牛膝**30g，**车前子**10g，**广金钱草**20g，**白茅根**30g，**山药片**20g，**炙甘草**6g，**赤芍**15g。

6剂，水煎服。

∗二诊（2022 - 10 - 14）

关节疼痛好转，诸症悉减。复查UA示：321（μmol/L）。舌红、苔薄黄，脉弦。

原方加绵萆薢20g、土茯苓30g，再进14剂。

∗三诊（2022 - 10 - 27）

症状缓解，仍有轻度关节红肿疼痛。舌红、苔薄，脉弦。

主方：四妙勇安汤加减

金银花30g，**玄参**30g，**当归**30g，**炙甘草**10g，**忍冬藤**30g，**牛膝**30g，**土茯苓**60g，**车前子**10g。

14剂，水煎服。

患者于2023年8月4日因胃脘胀满不适来诊，自诉痛风未再发作，尿酸值稳定。

按语

中医认为痛风性关节炎属于"痹证"范畴。五邑地区邻山靠海，易感湿邪，而患者平素过食酒肉海味，酿湿化热，湿热流连，阻滞经络，久而成瘀，故见关节红肿疼痛。伍师深受罗仁教授启迪，结合个人临床心得，灵活运用罗氏痛风汤。此方由苍术、黄柏、牛膝、薏苡仁组成的四妙散丸为基本方，加味应用。全方集清热、利湿、活血、止痛、解毒于一体，收效甚佳。二诊加绵萆薢、土茯苓以利湿通关节，增强疗效。三诊见患者余热未清，肿痛复发，恐湿内恋，瘀毒不去，故加重清热解毒之力，更用四妙勇安汤加减。方证契合，效达病所。

（整理：陈晓森、李志强　指导：马春成）

痛风案二

胡某，男，30岁，广东江门人，门诊病例。

*初诊（2023 - 08 - 15）

患者尿酸升高1年余，查尿酸（UA）最高值637μmol/L，伴有多关节疼痛，经治疗未见明显好转，西医诊断"痛风性关节炎"。刻下症见：右膝关节疼痛，轻微红肿，神疲乏力，精神欠佳，纳眠可，二便正常。舌淡红、苔薄黄，脉沉滑。

辨证：气虚络阻。

治法：补气活血通痹，兼清利湿热。

主方：四神煎加减

黄芪60g，川牛膝30g，远志10g，石斛15g，金银花15g，土茯苓30g，绵萆薢10g。

7剂，水煎服。

*二诊（2023 - 08 - 31）

右膝关节疼痛明显好转。

守方继进7剂。

患者服药后关节疼痛已愈，2023年9月28日查UA示：450μmol/L。

按语

四神煎乃清代鲍相璈《验方新编》之名方，后世赞之为"治膝痹如神"。是方以黄芪为君，重用之以取补气通痹之效，气为血之帅，气行则血行，此一味既补且通，有领诸药行滞开导之能；川牛膝活血通络之力强，兼有补肝肾强筋骨之功，且可引诸药入膝以下达病所，正所谓"无牛膝，不过膝"，故为臣使；远志化痰消痈，石斛补阴生津，除痹下气；金银花甘寒，清热解毒，清透宣达患肢之郁热而解痹；土茯苓、绵草薢为利湿通关节之要药、治痛风之专药。全方药简力宏，配伍精妙，集甘温、清补于一体，清而不寒，补而不滞，各司其属，效如桴鼓。

（整理：李志强　指导：马春成）

血痹、历节案一

李某琨，女，74 岁，广东江门人，门诊病例。

*初诊（2022 - 10 - 13）

患者手指关节疼痛 2 年余，经治疗未见好转。近来关节疼痛夜间尤甚，睡眠难安。刻下症见：双下肢踝关节红肿疼痛，行走乏力，时有头晕，肢冷，眼睑浮肿，心烦，夜寐不安。舌紫暗、苔薄白，脉虚涩。

辨证：营卫不和，气虚瘀阻。

治法：益气养血，通络除痹。

主方：黄芪桂枝五物汤合桂枝芍药知母汤加减

黄芪 30g，桂枝 10g，赤芍 15g，炒白芍 30g，生姜 10g，炙甘草 10g，当归 10g，知母 10g，麻黄 5g，白术 10g，淡附片（先煎）20g，防风 10g，地黄 20g，天竺黄 20g，姜黄 20g，首乌藤 50g，伸筋草 30g，忍冬藤 30g。

7 剂，水煎服。

*二诊（2022 - 10 - 27）

关节疼痛较前有所缓解，肢冷，失眠、多梦改善不明显。舌红、苔薄白，脉沉细。

更用乌头汤加强温经通痹之力，合半夏秫米汤化痰安神助眠：

制川乌 20g，炒白芍 20g，炙甘草 10g，蜜麻黄 6g，黄芪 30g，当归 6g，鸡血藤 30g，桑枝 20g，广东海桐皮 20g，首乌藤 30g，炒酸枣仁 20g，五味子 20g，茯神 20g，合欢皮 20g，姜半夏 30g，麸炒薏苡仁 30g，大枣 20g。

7 剂，水煎服。

按语

《金匮要略·中风历节病脉证并治》云："诸肢节疼痛，身体魁羸，脚肿如脱，头眩短气，嗢嗢欲吐，桂枝芍药知母汤主之。"该患者自诉两脚乏力，脚踝肿得像与身体分离了一样，再加上寒热不明，断投以黄芪桂枝五物汤合桂枝芍药知母汤加减。桂枝、麻黄辛温散寒引邪达表，附子补火散寒通痹，阳到则肿消，气升则形化。知母清阳明之热，且使诸药不燥。加以藤类药活血通络，姜黄、桑枝引经于上肢，直达病所。患者为失眠所苦，故投以三黄安眠汤祛邪安神。二诊之所以更用乌头汤，因患者寒凝骨节已久，以制川乌为君能达病所而逐寒蠲痹，通经止痛。此案涉及治历节疼痛之三大经方，辨证精准，抓住时机，临证用之甚验。

（整理：李志强　指导：马春成）

血痹、历节案二

关某欢，女，65 岁，广东江门人，门诊病例。

＊初诊（2022 - 06 - 30）

患者四肢关节疼痛不适多年，辗转多家医院治疗未见好转。既往有肺淋巴上皮癌、先天性心脏病、高血压、腰椎间盘突出病史。近 1 周来手指指间、膝踝关节疼痛加重，影响夜间安睡。刻下症见：多处关节疼痛，手指关节稍见畸形、肿痛，下肢行走乏力，时有抽筋，大便溏软。舌暗红，苔薄、边有瘀斑，脉沉细。

辨证：气虚血瘀。

治法：益气活血，通痹止痛。

主方：黄芪桂枝五物汤加减

黄芪 60g，桂枝 10g，赤芍 15g，白芍 15g，生姜 10g，大枣 12g，炙甘草 10g，鸡血藤 30g，丹参 20g，川牛膝 30g，桑枝 20g，骨碎补 30g，水蛭 3g。

7 剂，水煎服。

＊二诊（2022 - 07 - 07）

关节疼痛减轻。

效不更方，继进 7 剂。

＊三诊（2022 - 07 - 14）

关节疼痛已好转，鲜有发作。患者自诉可走去五里远之地买菜。

因患者夜睡不安，加一味酸枣仁，再进 7 剂。

一共调理四次后症状明显好转，随访未见复发。

按语

《金匮要略·血痹虚劳病脉证并治》云："血痹，阴阳俱微，寸口关上微，尺中小紧，外证身体不仁，如风痹状，黄芪桂枝五物汤主之。"此案患者身形瘦弱，素体虚损，多病久病，气虚不能行血，血空不能养神，营卫郁滞，痹则不通而见上症。故以黄芪桂枝五物汤和营血之滞，助卫阳之行。重用黄芪益气通痹，气为血帅，气行则血行；桂枝、甘草辛甘化阳使血不凝闭，芍药、甘草酸甘化阴使血不拘急。鸡血藤、丹参、水蛭活血补虚。川牛膝活血通络，桑枝祛风湿通关节，两者同为引经药，上下分治，直达四肢。

（整理：李志强、宋庆良　指导：马春成、李叶枚）

气血津液经络病证

妇儿外科杂病

月经不调案

黄某，女，24 岁，广东江门人，门诊病例。

＊初诊（2022 – 10 – 03）

患者月经初潮迟至，月经稍延后。刻下症见：月经后期，经量基本正常，色淡质稀，有少量血块，经行则腰腹痛，得暖则舒，肢冷便溏，偶有牙疼。舌淡暗、苔薄白，脉沉细涩。

辨证：脾虚寒凝，肾气不足。

治法：温补脾肾，活血调经。

主方：理中汤加减

仙鹤草 30g，**炮姜** 10g，**白术** 10g，**炙甘草** 10g，**桃仁** 10g，**红花** 10g，**醋龟甲** 10g，**牡蛎** 30g，**续断** 20g，**桑寄生** 20g，**杜仲** 20g。

7 剂，水煎服。

按语

多囊卵巢综合征（PCOS）是妇科常见病和疑难病，亦属于内分泌紊乱综合征，现认为其可能是遗传与环境因素共同作用的结果，因排卵障碍、雄激素过多及糖脂代谢异常，出现月经紊乱、闭经、不孕、多毛、痤疮、肥胖等症状，临床表现多属虚实夹杂、本虚标实之证。此案患者经迟、经痛喜暖、肢冷便溏、脉沉细，皆为中阳不足、寒湿内滞之候，经行有血块、舌淡暗、脉涩为寒凝瘀滞之象。寒者温之，虚者补之，故用理中汤加减温中散寒、补虚通滞。方中炮姜之辛温代干姜之辛热以温经散寒，使温里之力缓和持久，仙鹤草代党参，补虚兼有收涩止血之效，白术、甘草益气健脾，四药共施，中州寒去，腰腹可暖；加桃仁、红花以活血调经，化瘀止痛，从而达到"止血不留瘀，化瘀不伤正"的目的；腰痛、牙疼、脉沉为肾虚之证，故加醋龟甲、牡蛎、续断、桑寄生、杜仲同补肾阴肾阳，复督脉阳气以充髓海，补先天以助后天。全方配伍体现了气血双调、活中寓补、收散兼施之特征，药到效显。

（整理：陈晓森、李志强　　指导：马春成、李叶枚）

痛经、肢厥案

翁某，女，24 岁，广东江门人，门诊病例。

✳ **初诊**（2022 - 09 - 30）

患者痛经伴四肢不温 10 余年，经多方诊治未见明显好转，今又发痛经 3 天，痛不可忍，特求治伍师。刻下症见：少腹部冷痛，经行后明显，痛时以手抱腹，痛不可忍，覆衣饮热则少舒，四肢厥冷，触之如冰，神疲乏力，腰膝酸软。舌暗红、有齿痕，苔薄白，脉细涩。

辨证：寒凝胞宫，冲任不充。

治法：温经止痛，养血通脉。

主方：少腹逐瘀汤合当归四逆加吴茱萸生姜汤加减

当归尾 15g，炙甘草 20g，赤芍 30g，肉桂 6g，细辛 6g，吴茱萸 6g，通草 10g，川芎 10g，醋没药 10g，炮姜 10g，桃仁 10g，红花 10g，土鳖虫 10g，小茴香 10g，蒲黄 10g，五灵脂 10g，北柴胡 15g，丹参 30g，生姜 10g，大枣 10g。

7 剂，水煎服。

按语

经血来潮时，胞宫空虚，冲任待充，阳气不足，寒湿之邪趁虚而入，客于胞宫，血遇寒则凝，滞行不畅，故见痛经之证。治以温经散寒、活血止痛为法，予少腹逐瘀汤加减。《〈医林改错〉评注》云："本方取《金匮》温经汤之意，合失笑散化裁而成少腹逐瘀汤。"方中五灵脂、蒲黄为君，具有活血祛瘀、止痛止血之功，川芎、赤芍、没药、当归助君活血止痛，当归又可补血，同祛瘀药合用，可去瘀血而不伤好血。知斯用法，则尽善矣。调经之法，贵在审其虚实、辨其寒热、察其脉证，若形气脉气不足，气血不能化生，诸症缠绵不休，日且益进。观其四肢厥冷日久、舌暗、脉沉涩，为一派血虚寒凝之象，故合用当归四逆加吴茱萸生姜汤以温经散寒、养血通脉。二方合用使得寒厥可除、气血得畅、胞宫得暖、冲任得调，痛经遂愈也。

（整理：陈晓森、李志强　指导：马春成、李叶枚）

小儿鼻渊案

郑某宇，男，11 岁 7 月龄，广东恩平人，门诊病例。

＊初诊（2022 – 09 – 24）

患者于 3 年前出现流涕、打喷嚏，经治疗反复不愈。刻下症见：流涕、打喷嚏，稍咳，口干口苦。舌红、苔薄白，脉弦数。

辨证：少阳胆郁，肺窍不宣。

治法：清泄胆热，轻宣肺窍。

主方：小柴胡汤合取渊汤加减

北柴胡 10g，黄芩 10g，姜半夏 10g，生姜 10g，炙甘草 6g，玄参 15g，辛夷 10g，苍耳子 10g，薄荷 10g，白芷 15g，乌梅 10g，五味子 6g，防风 10g，大血藤 10g，蝉蜕 6g，甘草泡地龙 10g。

7 剂，水煎服。

按语

此案患者之证系鼻窍失利或肝胆气机郁滞而发，投以小柴胡汤合取渊汤加减，解表清里，调畅气机，升发胆气，肺窍得宣，升降如常，散收自然，收获奇效。取渊汤来自清代陈士铎《辨证录》之方，由辛夷、栀子、当归、玄参、柴胡、浙贝母组成，治疗慢性鼻窦炎效果稳定。临证中，治过敏性鼻炎常加地龙、蝉蜕、乌梅，治变应性化脓性炎症常加鱼腥草、冬瓜仁、薏苡仁。若鼻塞重浊、嗅觉不敏，加荜茇。若仍未根治，可参张锡纯《医学衷中参西录》消瘰丸之法医之。

（整理：李志强　指导：马春成）

小儿咳嗽、夜啼案

李某，男，9岁5月龄，广东江门人，门诊病例。

＊初诊（2023－08－17）

患者咳嗽2年余，加重1周。刻下症见：咳嗽咳痰，咳声重浊，痰色白里透黄，时腹自痛，按之觉舒，口中甘甜，夜间啼哭不断，梦话连连。舌淡红、苔薄黄，脉弦滑。

辨证：太阴少阴合病，痰蒙心窍。

治法：宣肺豁痰，清心开窍。

主方：礞石滚痰丸合黄芪建中汤加减

礞石（自备）20g，**黄芩**10g，**沉香**6g，**大黄**3g，**黄芪**15g，**炒白芍**20g，**桂枝**10g，**生姜**10g，**大枣**15g，**炙甘草**10g，**姜半夏**10g，**茯苓**10g，**陈皮**6g，**石菖蒲**10g。

5剂，水煎服。

嘱患者忌食冷饮辛辣刺激之物，多运动。

随访家属代诉患者服药后症状明显好转，夜间清宁，梦境转佳，但便下溏黏。

按语

礞石滚痰丸载于《泰定养生主论》，由礞石、黄芩、沉香、大黄四味药组成，能升能散，能降能泄，善泻火郁，驱除顽痰。此案患者虽以咳嗽为主症，夜啼不已只是其中一副症，然其中机要不离壅乱邪痰。方随证走，证从法出，马师断投此方，非无故也，乃见其咳声痰浊、口中如甘、脉滑苔黄，此为《张氏医通》之验也。凡用此方者，必求其泻，不泻则痰火不去，病难瘥也。合黄芪建中汤，乃顾其太阴本虚、泻后两虚也。

（整理：李志强　指导：马春成）

小儿遗尿案

邓某成，男，8岁，广东江门人，门诊病例。

*初诊（2018 - 03 - 10）

患者 1 周前出现尿自遗，纳眠可，二便正常。舌淡、苔薄白，脉沉细。

辨证：肾督不足，膀胱虚寒。

治法：补肾益督，缩尿止遗。

主方：缩泉丸加减

乌药 5g，**益智仁** 10g，**肉桂** 3g，**覆盆子** 10g，**菟丝子** 9g，**金樱子** 15g，**桑螵蛸** 8g，**桑椹** 10g。

7 剂，水煎服。

患者服药后遗尿已愈，无明显不适。

按语

督脉根于肾，小儿先天督脉不足，不能约束水道，故尿自遗。缩泉丸出自《景岳全书》。方中乌药温肾散寒，通膀胱止遗，益智仁温肾暖脾，止遗缩尿，同为君；菟丝子、金樱子、覆盆子、桑椹加强补肾止遗之功；伍肉桂温补肾阳，纳气归元，更使膀胱不寒而气化司职；桑螵蛸为补肾涩精止遗之要药，固摄小便有奇功，《神农本草经》言其"通五淋，利小便水道"，能"起痿壮阳，回精失溺"（《玉楸药解》）。诸药配伍，肾督得补，元阳得归，膀胱气化恢复正常，遗尿必自止。

（整理：刘茜、李志强　指导：马春成）

带状疱疹神经痛案

谢某发，男，65岁，广东江门人，门诊病例。

* **初诊**（2022 - 10 - 14）

患者1个月前出现左侧面部簇集样疱疹，入住我院，诊断为带状疱疹，经抗病毒及对症治疗后疱疹好转，但出现左侧面部及耳根部疼痛，痛时如刀割，阵阵难忍。既往有RA、SLE、继发性肺动脉高压病史，曾行腹主动脉瘤支架植入术。刻下症见：疱疹局部已结痂，口干口苦。舌暗红、苔薄黄腻，脉弦。

辨证：气滞血瘀痹阻。

治法：化瘀通痹，行气止痛。

主方：瓜蒌红花煎合止痉散加减

瓜蒌皮20g，红花10g，北柴胡15g，黄芩10g，炙甘草10g，赤芍15g，紫草10g，板蓝根20g，桃仁10g，延胡索30g，醋莪术10g，全蝎6g，蜈蚣1条，菊花20g，钩藤10g，藁本片10g。

7剂，水煎服。

* **二诊**（2022 - 10 - 21）

左侧面部及耳根部疼痛较前好转，稍口干口苦，双膝关节以下疼痛。舌红、有裂纹，苔薄腻，脉弦滑。

主方：四逆散合活络效灵丹、止痉散加减

北柴胡15g，炒白芍20g，赤芍15g，麸炒枳壳10g，炙甘草10g，川芎20g，郁金15g，丁香6g，丹参20g，全蝎6g，蜈蚣1条，当归10g，醋乳香10g，黄芩10g，醋没药10g，板蓝根30g。

7剂，水煎服。

* **三诊**（2022 - 10 - 28）

左侧面部带状疱疹后遗症疼痛明显好转，下肢关节疼痛好转。

继进 7 剂收功，未见复发。

按语

带状疱疹是由水痘—带状疱疹病毒引起的急性炎症性皮肤病，中医称之为缠腰火龙、缠腰火丹，俗称蜘蛛疮、生蛇。其遗留的神经痛问题往往用中医药治疗效果更佳。明代孙一奎《医旨续余》中有一名方——瓜蒌红花煎，治疗疱疹及其后遗症甚验，原文载："水疱疮发于外者，肝郁既久，不得发越，乃侮其所不胜，故皮腠为之溃也。"此类疱疹发于外者，为久郁肝经有火，循经上炎至耳面，侮所不胜之金，皮毛合于肺，肺受邪而成。邪毒凝聚之处，气血痹郁不通，可见耳面部神经痛。故以瓜蒌红花煎甘缓润下，荡热涤痰，活血止痛，合用止痉散（全蝎、蜈蚣）通达经络，镇痛止痉。二诊痛减则以四逆散合活络效灵丹善后。若火热炽烈之时，"无刺熇熇之热"，治宜缓和，不宜苦寒直折其势。

（整理：李志强　指导：马春成）

带状疱疹案

巫某芬，女，73 岁，广东江门人，住院病例。

＊初诊（2023 - 10 - 27）

患者 3 天前出现左侧腹部、腰背部红色斑疹，见少量散在疱疹，疱液澄清，无瘙痒、疼痛、发热，曾至当地医院就诊，予药膏外涂，未见明显缓解。今皮疹范围进行性扩大，遂于我院住院治疗。刻下症见：左侧腹部、腰背部见大面积红色斑疹，融合成片，又见散在疱疹，疱液澄清，皮疹无瘙痒、疼痛（见附图 10）。舌红、苔薄黄，脉弦滑。

辅助检查：BP 142/71（mmHg），超敏 CRP 6.31（mg/L）↑，白蛋白 36.2（g/L）↓，降钙素原 0.055（ng/mL）↑。

西医诊断：带状疱疹。

中医诊断：蛇串疮。

辨证：肝经湿热，毒邪内蕴。

治法：清肝泄热，解毒疗疮。

主方：瓜蒌甘草红花汤合龙胆泻肝汤加减

瓜蒌 15g，红花 10g，甘草片 10g，当归 10g，炒栀子 10g，黄芩 10g，北柴胡 10g，龙胆草 10g，地黄 20g，车前草 20g，泽泻 10g，板蓝根 20g，大青叶 15g。

2 剂，水煎服。

配合火针及阿昔洛韦抗病毒治疗。

＊二诊（2023 - 10 - 30）

疱疹处结痂，色暗红，部分结痂已脱落（见附图 11）。

主方：

瓜蒌 10g，红花 5g，醋香附 10g，甘草片 10g，栀子 10g，黄芩 15g，陈皮 10g，厚朴 10g，麸炒苍术 10g，麸炒白术 10g，麸炒薏苡仁 20g。

5 剂，水煎服。

按语

带状疱疹多与劳累体虚、情志过急、饮食不节有关，病机多为肝胆火热、痰毒内蕴，邪淫肌肤、经络。西医多以抗病毒药物或者联合营养神经药物治疗，部分患者皮疹消退后仍局部遗留有神经痛症状，且易出现头痛、腹胀等不良反应，此时若联合中医治疗，往往效果显著。

瓜蒌甘草红花汤以瓜蒌为君，有润燥开结、荡热涤痰之功，能疏肝郁、润肝燥、平肝逆、缓肝急；甘草为臣，清热解毒，益气健脾；佐以红花活血润燥，通络散结。三者共用，可以达到平肝散结、通络止痛之效。此案患者发现疱疹时未见其他症状，辨其部位所属，知为肝经循行之处，故合以龙胆泻肝汤清泻肝胆湿热。方中龙胆草、栀子、黄芩清肝热；泽泻、车前草利湿热；地黄、当归养血护肝，使清利而不伤阴；柴胡疏肝解郁，寓"火郁发之"之意；再加板蓝根、大青叶疏散风热之邪，清热凉血而解毒。药已二剂，疱疹便已结痂脱落，再进五剂，毒邪尽散，诸症痊愈。

（整理：李志强　指导：马春成）

成人 Still 病伴发皮疹案

陈某，男，66 岁，广东江门人，门诊病例。

*初诊（2017 – 08 – 14）

患者 1 年多前出现全身斑片状皮疹，曾在他院就诊，诊断为"①成人 Still 病；②嗜酸性粒细胞浸润性皮肤病"，经治疗未见改善。刻下症见：全身斑片状皮疹，伴有红斑、水疱，较痒，大便干结。舌暗红、苔薄黄，脉浮弦略滑。

辨证：风热毒盛。

治法：清热解毒，凉血活血。

主方：四妙勇安汤加减

金银花 45g，**甘草** 30g，**玄参** 45g，**当归** 40g，**姜黄** 30g，**大黄**（后下）8g，**紫草** 10g，**蒺藜** 30g，**救必应** 30g。

7 剂，水煎服。

后复诊，守前方，共进 10 余剂，诸症消失，皮肤恢复正常。

按语

中医有"外不治癣，内不治喘"之说，皮肤病自古就是个难题，西医主要以抗组胺类药物及激素等对症治疗，短期效果虽佳，但易于反复，不是治本之法。此案便是明例，患者既往有成人 Still 病史，伴发皮疹 1 年多，病程长远，反复难愈，可谓疑难之疾。今再发，皮疹红肿成片，水疱明亮。发斑起疹，可知风热毒邪已经侵入营分，势急症峻，当速以辛寒之药祛之，遂投四妙勇安汤疏散风热、解毒透营。紫草入血分凉血消斑，透疹解毒；蒺藜祛风止痒；姜黄破血行气，能"除风热、消痈肿"（《本草经解》）；大黄活血通腑，使瘀热毒邪从大肠而去；救必应苦寒，又名铁冬青，有清热解毒、利湿止痛之功，在治疗神经性皮炎、扁桃体炎、急慢性肝炎、胃肠炎、关节痛等疾病时加之，疗效甚佳。全方选药精巧，药简力宏，清而不寒，攻而不峻，治疗温病风毒斑疹初起效果甚著。

（整理：李志强　指导：马春成）

淋巴结肿大案

王某，男，63岁，广东江门人，门诊病例。

* 初诊（2019 - 01 - 30）

患者淋巴结肿大 10 年余，以颈部、颌下、锁骨上窝为主，查彩超示：多发性淋巴结肿大，最大约 10cm×8cm。既往有恶性淋巴瘤病史。刻下症见：颈部、颌下、锁骨上窝淋巴结肿大，皮肤微红，扪之稍温，平素易怒，纳眠可，大便偏结。舌暗红、苔薄黄，脉弦滑。

辨证：风毒内蕴，痰瘀互结。

治法：疏风解毒，化痰散结。

主方：四妙勇安汤加减

金银花 45g，玄参 45g，当归 45g，甘草 10g，马勃 13g，救必应 30g，蒲公英 30g，败酱草 30g，板蓝根 20g，白花蛇舌草 30g，牡丹皮 15g，白芷 30g，白芍 15g，猫爪草 15g，夏枯草 30g，青皮 10g，浙贝母 15g，牡蛎 30g，姜黄 30g。

7 剂，水煎服。

患者服用此方 14 剂后，淋巴结明显缩小，不红不痛，最大者约 3cm×5cm。继续守方用药 3 个月后，淋巴结无肿大。

按语

西医认为，淋巴结是免疫器官，充满淋巴细胞、浆细胞和巨噬细胞，发挥着体液和细胞免疫应答功能。淋巴结肿大可分为良性、恶性、介于良恶性之间三类，良性的可由各种感染、免疫反应所致。此案患者有恶性淋巴瘤，西医治疗以放化疗及对症支持治疗为主。中医认为，外感风热邪气，伏于人体，滞留于经脉，扰及气血，经久不除而酿湿成毒，痰浊瘀滞即成积聚，即淋巴结肿大。治疗上以四妙勇安汤加减，疏散风毒，养血透热。金银花、败酱草、板蓝根、白花蛇舌草疏散外邪，清解毒热；当归、白芍、玄参、牡丹皮养阴透热，凉血解毒；马勃、救必应清热解毒消痈；白芷、浙贝母宣肺化痰；青皮、姜黄破气活血；牡蛎软坚散结；猫爪草为散结能手，具有解毒消肿之功，现代医学证明其有抗癌、抗结核、抗菌消炎、解毒等功效。全方以化痰散结、通利气血、解毒消肿为主，兼以扶正养阴，毒清痰结散，邪去正自安，处方斟良，疗效确切。

（整理：李志强　指导：马春成）

喑哑案

刘某香，女，61岁，湖南武冈人，门诊病例。

∗ 初诊（2022 – 10 – 08）

患者4天前突然出现声音嘶哑，呈进行性加重，伴乏力神疲，思睡，纳眠尚可，气短，动则为甚。舌淡、苔薄白腻，脉沉细。既往有右肺肺癌病史，2个月前再次出现心衰急性加重。

辨证：脾肺气虚。

治法：补肺健脾开音。

主方：开音汤＋补肺汤＋苦酒汤

桔梗20g，炙甘草10g，僵蚕10g，浙贝母20g，木蝴蝶10g，黄芪30g，熟地20g，当归10g，紫菀20g，陈皮10g，五味子10g，党参20g，蜈蚣1条。

3剂，水煎服。

∗ 二诊（2022 – 10 – 12）

声音嘶哑明显好转。舌红、苔薄黄，脉沉细。

效不更方，守原方3剂。

按语

喑哑之证，临证需辨"金实不鸣"与"金破不鸣"。此案患者有肺癌病史，癌肿长期虚耗肺气，不能运之于唇齿喉舌，致发声不能，故予补肺汤补其虚耗，同时，"肾为声音之根"，"少阴病，咽中伤，生疮，不能言语，声不出者，苦酒汤主之"，再加喉科要药开音汤共主之。

（整理：刘文金　指导：詹前兴）

医论医话篇

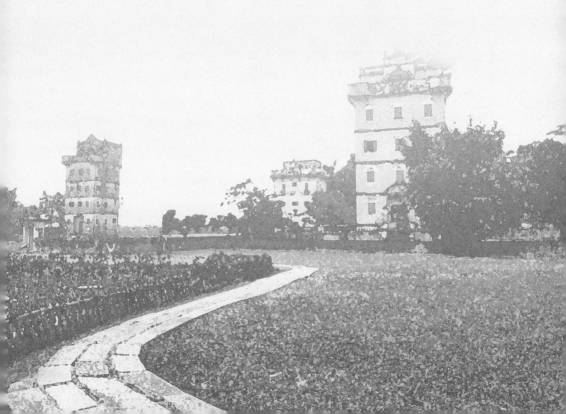

医道若水

——浅析中医治水之法

中医文化是我们中华民族上下五千年的文明瑰宝，诚然，我们中医理论的种子也深深根植于中华文化这一块肥沃土壤，其蕴含的"水之道"，前继孔孟老庄先贤之学，后启杏林悬壶济世之观，中承岐黄张仲景各家学术之说，值得每一位中医同道寻思索味。

一、中华文化蕴含的水哲学

古代先哲立足于天地间万物之本性，"仰则观象于天，俯则观法于地"，思想窥奇，智慧超群，赋予人们熟知的物质对象某种内在义理，升华感知，体现真理，其中自然界中的水，作为生命之源、人体不可或缺的物质，其蕴意尤为丰繁。《论语·雍也》云："知者乐水，仁者乐山。"孔子将智者隐喻为水，以表示智者的内在德性像水一样机敏、豁达；面对奔流不息的河水，孔子叹道："逝者如斯夫！不舍昼夜"，用水来比喻时光的转瞬即逝。孟子亦云："人性之善也，犹水之就下也。人无有不善，水无有不下。"水有向下流的方向定性，而人性的善良就如同水向下流一般，是本性使然；荀子在《劝学》中说道："冰，水为之，而寒于水……不积小流，无以成江海"，以水和冰的物理质态关系以及水到渊的质变，来说明学习在于积累和超越；《道德经·第八章》云："上善若水，水善利万物而不争，处众人之所恶"，水具有处下不争、无私无我的高尚品德，以及"善地、善渊、善仁、善信、善治、善能、善时"，老子赞其为七善而无尤，实则借水而言为人处事之道也。所以，水具有极其丰富的文化意涵。

医道若水，行医者当若水般仁厚，怀有大慈恻隐之心；若水般善纯，誓欲普救含灵之苦；若水般施德，不分贵贱善恶皆以济之；若水般柔韧，纵遇千曲百折依然坚持不懈、勇往向前。

二、中医眼中的"水"

中医认为，"水"有两个概念：一者，指生理之津液，即人体一切正常水液的总称[1]，具有营养周身肌肤、滋养脏腑骨节经脉等功能，此为"水能载舟"。《灵枢·决气》云："腠理发泄，汗出溱溱，是谓津……谷入气满，淖泽注于骨，骨属屈伸，泄泽，补益脑髓，皮肤润泽，是谓液。"二者，指病理之痰饮水湿，即体内水液代谢出现障碍，使正常之水液郁积于皮下、停滞于体腔而产生的病理之水，一般来说，稠浊者为痰湿，清稀者为水饮，此为"水能覆舟"也。《素问·阴阳应象大论》云："水火者，阴阳之征兆也。"若按阴阳属性分，水属阴，火属阳，水与火是典型的阴阳征象，以此延伸出属安静的、寒凉的、封藏的、趋下的事物及其属性，此皆属于水或者阴的特征。

水之病，按阴阳分，有阴水、阳水之属；按病名来分，有风水、皮水、正水、石水、黄汗之类，有痰饮、悬饮、溢饮、支饮之别，还有水肿、消渴、小便不利、淋病等，都可归属于水病范畴。现代医学认为，水肿是多种原因导致的体内水液潴留、泛溢肌肤引起的以眼睑、头面、肌肤、腹背甚至全身浮肿为主要临床特征的一类疾病。其原因有肾源性、心源性、肝源性、炎性、营养不良性、内分泌代谢类等。

三、水与五脏六腑的关系及治水之法

《素问·经脉别论》云："饮入于胃，游溢精气，上输于脾，脾气散精，上归于肺，通调水道，下输膀胱，水精四布，五经并行，合于四时，五脏阴阳揆度以为常也。"此段文字生动地把水谷津液在人体的生成代谢过程描绘出来了，水液、食物在进入消化道后，经过胃的受盛腐熟、脾的转输运化，使得水谷代谢为营养人体的精微物质，再通过肺的宣发肃降、治理调节水道的作用而使得津液布达全身。膀胱为水之腑，气化而使津液从小便出。《景岳全书·水肿》云："盖水为至阴，故其本在肾；水化于气，故其标在肺；水惟畏土，故其制在脾。"[2]所以，水的生成代谢与肺脾肾、三焦、膀胱的关系是密切的。

在治法上，《素问·汤液醪醴论》提出"平治于权衡""去宛陈莝""开鬼门""洁净府""温衣"等治疗法则，张仲景也提出"腰以下肿，当利其小便；腰以上肿，当发汗""病痰饮者，当以温药和之"等治法，为后世医家所遵循。笔者试从水肿与脏腑气血关系的角度浅析治水之法。

（一）水从肺治——"提壶揭盖法"

肺为水之上源，主行水。肺为华盖，居人体之高位，主人体呼吸及一身之气，其在体合皮毛，主表，朝于百脉；具有宣降水气之功能，从而治理调节水液之代谢。若肺之宣肃失利，水气不行，可见咳嗽、咳清稀白痰、渴不欲饮、浮肿、小便不利、脉浮等表现，多见于风水、皮水、溢饮、支饮，或见于太阳病外寒内饮证、蓄水证，或风热温病等。治法上遵循"其在皮者，汗而发之""腰以上肿，当发汗"，故因于风寒者，多用汗法，宣其肺气，开其鬼门，散其表邪，使得寒水之邪从汗而解，治疗经方有防己黄芪汤、越婢汤、防己茯苓汤、麻黄汤、小青龙汤、大青龙汤等；因于风温者，当疏散风热，辛凉解表，代表方为桑菊饮、银翘散、麻杏甘石汤等。从这些经方的特点来看，以风药居多，反映了风能胜水的特点。这一特点追根溯源还是取象于生活，例如冬季寒风凛冽，在没有太阳的情况下，淋湿的衣物晾在通风的地方，相较于封闭的场所，其晾干的速度明显更快，这是古人早已观察到的"风干"现象；生活中，我们洗完澡用吹风机吹头发的时候，风速调节得越大，头发也随之干得越快，实则也是风来散水的过程。

（二）水从脾胃治——培土制水法

脾胃为水之中州、水谷之海。《素问·至真要大论》云："诸湿肿满，皆属于脾。"脾胃者，土也，能生万物而成其类焉，脾胃同属中焦，为仓廪之本，纳化相依、燥湿相济、升降相因，为气机升降之枢、气血生化之源，脾气布津以灌溉四旁，胃气纳熟以和降中州。若脾胃运化失常，升降失司，致使津液不布，水湿痰饮内停，可见腹胀肠鸣、肌肤肿胀、纳少便溏、身困脉沉等表现，多见于痰饮病、太阴脾虚水泛证。治在健脾和胃、化湿利水，此为培土制水之法，代表方为苓桂术甘汤、茯苓甘草汤、甘姜苓术汤、枳术汤等。其实古人从实践中早已发现，江河湖泊涨水或者发生水灾时，可通过堆砌土堤、筑高大坝以防止洪水淹没水田或者村庄，这就是以土来制约水的思想体现。另外，脾胃为气血生化之源、后天之本，人体之津液与气血同为后天所化生，气血的变化亦会影响水液的布散，所谓气行则津布，血和则水柔，气血水同处脉道，相互滋养、相互协调，若气血调和则水津四布，气血不和则水犯三焦，此皆脾虚不运、气血失调故也。

（三）水从肾治——温阳利水法

肾为水之宅，主蒸腾气化。肾寓元阴元阳，主一身之阳气，能把体内的水液通过肾阳的蒸腾气化作用代谢为精微物质，以充养五脏六腑甚至全身，或者代谢为水浊，通过膀胱排出体外。《素问·水热穴论》云："肾者，牝脏也，地气上者属于肾，而生水液也"，又云："肾者，至阴也，至阴者，盛水也……故其本在肾，其末在肺，皆积水也"。而且肾为胃之关，"关门不利，故聚水而从其类也。上下溢于皮肤，故为胕肿"。再者，"勇而劳甚则肾汗出，肾汗出逢于风，内不得入于脏腑，外不得越于皮肤，客于玄府，行于皮里，传为胕肿，本之于肾"，风水的产生亦离不开肾的本质作用。总之，相对于肺胃及其他主水的脏腑而言，肾起到了根本性作用，是水液代谢最为关键的一个环节。若肾虚阳气衰竭，则气化功能失常，导致水不化津，水湿内停，可见下肢水肿、凹陷难起、畏寒肢冷、心悸身瞤、尿频等症状，多见于正水、少阴病阳虚水犯证等，常用经方为真武汤、肾气丸、麻黄附子汤、麻黄细辛附子汤等，旨在补少阴之肾火，温阳以利水。这一治法其实就好比是通过晒太阳的方式让淋湿的衣物蒸干，水受热会蒸发甚至沸腾，就像烧水会把锅烧干一样，这显然是物理变化。古人常常取象比类，把人体之脏腑功能、治病之法则等与自然万物之义理相联系，悟出医理，验证于临床，此乃大智慧也。

（四）水从三焦治——决渎水道法

三焦为水之通路，是人体最大的一个腑，分为上、中、下三部分。它的形态犹如解剖学中的脂膜、网膜，附着于其他脏腑之外，沟通联系脏腑组织器官，是"孤之腑"。《说文解字》云"焦，火伤也"；《六书》云"焦，燔之近炭也"。可见，"焦"可以理解为物质变化和能量代谢的一个过程。所以，三焦其实就是人体内物质代谢、能量交换的场所，是水火气机之通道，主司人体气化，为"原气之别使"。《素问·灵兰秘典论》"三焦者，决渎之官，水道出焉"，明确指出三焦有疏通水道、运行水液的作用。人体之水液代谢，是由肺脾肾、膀胱等脏腑协同完成的，但必须以三焦为通道，津液代谢才能正常运行。所以，三焦功能失常，气道壅塞，可见腹胀痞满；气化不利，水液运行受阻，浊液外排出现障碍，可见肌肤水肿、小便不利、汗出异常等症状。

三焦属手少阳之经，少阳病的致病特点其实就包括三焦，所以少阳病不仅易气郁化火，还易生痰、生饮、生水，这在《伤寒论》第147条柴胡桂枝干姜汤中有所体现。第230条亦言"阳明病，胁下硬满，不大便而呕，舌上白胎者，可与小柴胡汤。上焦得通，津液得下，胃气因和，身濈然汗出而解"，指出运用小柴胡汤后，三焦气机通畅，表里上下、内外通达，水液输布恢复正常。因此，在治疗方面，可用小柴胡汤、柴胡桂枝汤、柴胡桂枝干姜汤等柴胡类方纾解少阳、通调三焦，也可酌加疏肝理气之品（如香附、木香、旋覆花等），使气行则津布，气化则津成，三焦也得以通利。

（五）水从膀胱治——化气行水法

膀胱主水之气化，从小便而出。《素问·灵兰秘典论》云："膀胱者，州都之官，津液藏焉，气化则能出矣。"膀胱为人体贮藏津液以及排泄尿浊的脏腑，属足太阳之脉，具有"诸阳主气"之能，上可通于肃降之肺水，下可得肾阳之温煦。应于毫毛出于腠理则为汗，主司气化出于尿道则为溺溲。古人以天下之官职比喻人体脏腑之功能，所谓"州都之官"，是品才任能、上传下达之职位，与膀胱腑职司津液管理之能相类比，故名之。充分体现"州都之官"交通上下之职能者非五苓散证莫属，张仲景在太阳腑病蓄水证中记载颇详：伤寒表证不解，循经入腑，膀胱受邪，气化不利则见小便频而少，水停津伤则渴不欲饮，表邪不解故脉浮有热。证属表里同病，膀胱气化不利。治宜通阳化气利水，兼以解表，方用五苓散。方中桂枝入膀胱、心、肺经，有发汗解表之能，亦为通阳化气之品，与诸药合用旨在恢复膀胱化气行水之功，使蓄积过多的水液通过气化作用，一者由表从汗而出，二者向下从小便而出，三者化为津液，向上布散周身而解烦渴。另外，泽泻、茯苓、猪苓此类淡渗利水之药有直接引水从小便出之功效，犹如开渠挖壑使得稻田里的水从沟壑分消而去，这是最简单、直接、实用的排水方法，同样来源于古代农耕文明的智慧。

（六）血水同治——活血利水法

张仲景在《金匮要略·水气病脉证并治》第20条指出妇人病水有血分和水分的区别："经水前断，后病水"为血分，病属难治；"先病水，后经水断"属于水分,此病易治,利水则经血自下。《金匮要略·妇人妊娠病脉证并治》用桂枝茯苓丸治疗瘀阻水滞之癥病,桃仁配茯苓活血通经利水,用当归芍药散治疗肝脾不和、血水互结之腹中疠痛,方中归、芎、芍养血活血柔肝,苓、术、泽健脾利水祛湿,可谓是开血水同治思想之先河,更是血水同治之典范。当然,《金匮要略·妇人产后病脉证治》亦提到"水与血并结在血室"之大黄甘遂汤,以活血之大黄配伍逐水之甘遂,还有治"妇人经水不利下"之抵当汤,都运用到活血利水、血水同治之法,可知张仲景已深悟其道、熟谙此法。后世医家唐容川在《血证论》中也谈道:"瘀血化水,亦发水肿,是血病而兼水也""血积既久,亦能化为痰水"。所以,临证中在治水的时候,应当考虑到"血不利则为水",除了妇科病,还有一些顽固性水肿或者其他疑难水肿,我们都可以从治血的角度去治水,往往会达到意想不到的效果。

(七)峻下而治——逐水蠲饮法

无形之邪热与有形之痰饮水湿互结于胸膈胃脘,一般见于结胸病,其典型表现是"脉沉而紧、心下痛,按之石硬"。病位偏上者,用大陷胸丸逐水破结,峻药缓攻。病在胸腹,"从心下至少腹硬满,而痛不可近者",用大陷胸汤泻热逐水,方中甘遂为君,善行经隧之水,大黄、芒硝清泻邪热,使之从大便而去。水饮停于胁下而成悬饮者,咳唾引痛,脉沉而弦,用十枣汤峻下逐水,此方可谓是峻下逐水之代表方,方中甘遂、京大戟分别逐经隧、脏腑之水饮,芫花善消胸胁伏饮,大枣缓中补虚,顾护胃气,使邪去不伤正[3],并可佐制诸药毒性,临床常用治胸腔积液属饮停胸胁者、悬饮重症等。此法相当于炸山凿水,是不得已而为之的下下之策,因为"杀敌一千,自损八百"。《素问·五常政大论》云:"大毒治病,十去其六;常毒治病,十去其七;小毒治病,十去其八;无毒治病,十去其九。"治病要衡量正邪力量之悬殊,知己知彼,才能百战不殆。若水邪之势危量过大而通过发汗、利小便、温阳等方法已经不足以使之改善,例如肝硬化腹水的病人大腹便便,腹胀如鼓,查体都闻及水波荡漾,已经达到穿刺抽取腹水的标准,此时非峻药不能下、非猛剂不能攻,应斟酌损益,当机立断。

综上,笔者试从脏腑气血的角度归纳出治水法则七条:从肺而治,宣肺发汗,"提壶揭盖"法;从脾胃而治,培土制水法;从肾而治,温阳利水法;

从三焦而治，调气行水，决渎水道法；从膀胱而治，化气行水法；从血水同治，活血利水法；从峻下而治，逐水蠲饮法。然而，临证中病情复杂，病证错综，治水之法，就像战场上御兵遣将一样，有常法、有奇法，何为出奇制胜，何为知常达变，何时按兵不动，何时追乘千里，在乎医者谋略之度量、术学之高低。

四、医案举隅

🔍 经典医案一

侯某，女，21 岁。

＊初诊（2000 - 05 - 07）

患者咽痛发热 10 天，颜面、下肢水肿 3 天。刻下症见：咳嗽少痰，身重酸痛，无腹泻恶呕，小便次数减少，纳减。舌红、苔薄黄，脉浮小数。查体：体温 37.8℃。眼睑、面部及下肢轻度凹陷性水肿，咽充血，扁桃体 Ⅰ 度肿大。心肺听诊：－。

辅助检查：尿常规：PRO＋＋，ERY＋＋。

辨证：风水之外感风热、肺卫失宣。

治法：清热宣肺。

主方：银翘散加减

荆芥 13g，**连翘** 10g，**金银花** 10g，**薄荷**（后下）5g，**桔梗** 10g，**牛蒡子** 30g，**芦根** 15g，**甘草** 6g，**黄芩** 15g，**青蒿** 15g，**车前草** 15g。

3 剂，水煎服。

＊二诊（2000 - 05 - 11）

发热退，水肿略减轻，小便略增，身重酸痛减轻。

效不更方，前方加茯苓皮 30g 以渗湿利水，进 3 剂。

＊三诊（2000 - 05 - 15）

诸症明显减轻，水肿消退。尿常规：PRO －，ERY －。

续守前方，再进 3 剂。

一个月后来诊：诸症已消失。尿常规：－。

按语

此案患者系感受风温之邪，犯及肺卫，邪正相争而见发热，肺气失宣而见咳嗽咳痰。咽喉为肺之门户，肺受邪则门户不利而致咽喉疼痛，经气郁滞而身重酸痛，肺主治节功能失常，水失管制故发水肿，影响膀胱气化，故小便短少。症状纷繁，然皆归于肺受风温之邪，法当除去风邪，宣其肺气，方选《温病条辨》银翘散加减，辛散风温，清宣肺热，开水之上源，稍加黄芩、青蒿加重清利湿热之功，车前草、茯苓皮皆为祛湿利水之品，引邪气从小便而去。诸药合用，上下分消，腑脏同调，风温散去，肺源疏通，咽痛可愈，水肿得消，是为治本也。

🔍 **经典医案二**

范某，女，25 岁。

✳ 初诊（2010 - 06 - 09）

患者发热 1 周，伴颜面浮肿、咳嗽 3 天。既往有 IgA 肾病病史 3 年。刻下症见：眼睑、面部及肢体多处浮肿，纳差，尿少，身重酸楚。舌红、苔腻，脉浮而濡。查体：体温 37.5℃。眼睑、面部及胫前轻度凹陷性水肿，咽部无充血，扁桃体无肿大。心肺听诊：－。

辅助检查：尿常规：PRO +，ERY + + +。

辨证：风水病。

治法：祛风宣肺。

主方：荆防败毒散

荆芥 15g，**防风** 15g，**甘草** 6g，**茯苓** 15g，**川芎** 6g，**羌活** 13g，**独活** 13g，**柴胡** 15g，**前胡** 15g，**枳壳** 10g，**桔梗** 10g。

3 剂，水煎服。

* **二诊**（2010 - 06 - 12）

发热已退，水肿减轻，诸症好转。

效不更方，守原方再进 5 剂。

* **三诊**（2010 - 06 - 18）

症状基本消失，复查小便潜血弱阳性，水肿亦消退。

按语

风水病的临床特点是先头面浮肿继而肿遍全身，亦可伴有发热、恶寒等症状，这在急性肾小球肾炎病程中较为常见。由于风邪侵袭，肺气失于宣降，不能通调水道，水湿潴留体内而发为水肿。张仲景言"腰以下肿，当利其小便；腰以上肿，当发汗乃愈"，所以在治疗风水病时常用越婢汤、麻杏甘石汤、越婢加术汤等发汗祛邪。然临证中知其法而不应泥于其方，是为变通也。此案患者素有 IgA 肾病，因感受风邪而出现发热浮肿，是为肺气不利，水道失调，理当以风药祛邪从表而出，然患者身重、酸困、苔腻、脉濡，是为湿邪内壅，治宜予荆防败毒散疏风解表兼以化湿行气，令风湿散去，水气通行，诸症自解。

值得思考的是，此患者因感受风邪引发蛋白尿、血尿，经纯中医治疗后，不仅症状消失，尿检竟也几乎正常，不禁想起《素问·水热穴论》"勇而劳甚则肾汗出，肾汗出逢于风，内不得入于脏腑，外不得越于皮肤，客于玄府，行于皮里，传为胕肿，本之于肾"之言，论及风水由来本于肾之理，现今验证于临床，变化于微理，慨然惊叹古人智慧之伟奇！

🔍 经典医案三

施某，女，38 岁，广东台山人。

* **初诊**（2021 - 05 - 13）

患者反复水肿 5 年。其从 2016 年起每年 5 月至 9 月会出现颜面、肢体水肿，入秋后水肿减轻。刻下症见：倦怠乏力，食少纳呆，夜寐不佳，时有头晕心悸，二便如常。舌淡、苔白少腻，脉沉细。月经前后不定期，经行时有淋沥不止之象。查体：颜面、眼睑、下肢均可见凹陷性水肿，面色萎黄。

辅助检查：尿常规：－。

辨证：水肿之气血不调、心脾两虚。

治法：调和气血、补益心脾。

主方：归脾汤加减

人参 15g，**白术** 15g，**茯苓** 15g，**黄芪** 15g，**当归** 8g，**远志** 6g，**龙眼肉** 15g，**木香** 6g，**甘草** 5g，**酸枣仁** 15g，**白芍** 15g。

7 剂，水煎服。

＊**二诊**（2021－05－21）

精神好转，水肿渐退。

效不更方，守原方再进 10 剂。

＊**三诊**（2021－06－02）

水肿基本消退，睡眠好转，精神转佳。

嘱患者继服归脾丸 1~2 个月巩固疗效。

按语

《灵枢·营卫生会》云："人受气于谷，谷入于胃，以传于肺，五脏六腑，皆以受气。其清者为营，浊者为卫。"[4]人身之气血与人身之津液均为后天之脾胃化生而来，可谓是同出于一源，故有"津血同源"之说。张景岳在《景岳全书·肿胀》中更明确指出："凡病水者，水即身中之血气，但其为邪为正，总在化与不化。"这说明水液亦是身之气血，水之气化正常则水液为正常的营养物质，水之气化失常则水液可酿生痰湿之邪而留着肌肤之中，遂成水肿之症。清代吴鞠通在《温病条辨·治血论》中云："盖治水者，不治水而治气。"所谓"治气"包括益气和调气。气为阳，血水为阴，欲达阴平阳秘、气水调和之目的，必须健脾调气与养血和血并举。

此案患者系不明原因水肿，即功能性水肿，常年规律发病，经西医利尿治疗虽有所好转，但仍反复发作，是为伐其木而不拔其根也。其水肿特征明显，表现为一派气血两亏之象，如神疲乏力、纳少气短、心悸失眠、月经不调、舌淡脉沉等，故以归脾汤补益心脾，调养气血，俾气血行则水津布，气血和则水液代谢如常，不利水而水肿自消。临证中，此类患者常伴有月经不调、腹中虚痛等冲任失养的表现，是为辨治之眼目。当然，当归芍药散、桂枝茯苓丸等和血行水之方亦可斟用，宗其法而不泥其方，此变通之道也。

🔍 经典医案四

冼某，女，35 岁。

＊初诊（2014 - 05 - 17）

患者反复双下肢水肿半年余。既往确诊为"膜性肾病Ⅱ期"，经激素、来氟米特、甲氨蝶呤治疗效果不明显。刻下症见：面色萎黄，双下肢水肿，乏力倦怠，小便短少，有泡沫尿。舌淡、苔薄白，脉沉细。

辅助检查：尿常规：PRO＋＋，ERY＋。

辨证：水肿之气血亏虚。

治法：调和气血，健脾养血。

主方：当归补血汤加减

黄芪 30g，**当归** 10g，**山萸肉** 20g，**黄精** 15g，**白术** 10g，**茯苓** 30g，**石韦** 20g，**龙葵** 30g，**五指毛桃** 30g。

30 剂，水煎服。

＊二诊（2014 - 06 - 19）

精神好转，水肿消退。尿常规：PRO＋－，ERY－。

守原方再进 30 剂。

＊三诊（2014 - 07 - 22）

诸症基本消失，无水肿。尿常规：－。

按语

此案患者虽然属于肾性水肿，其临床表现却是一派气血两虚之象，所谓气不行则津液停，血不利则为水，气血不和是导致水肿的重要因素。《素问·生气通天论》"因于气，为肿，四维相代，阳气乃竭"指出了气之于肿的病因病机，所以治水当调气，气调则血顺，血和则水柔。治以当归补血汤补气生血。方中黄芪为补气之圣药，兼补通之能也，气行则津血行；茯苓、白术健脾利水，黄精、山萸肉补肾填精，补先天而滋养后天；龙葵、石韦通膀胱，利水道，《得配本草》载其"甘、苦、微寒，入足太阳，兼入手太阴经。通膀胱，清肺火"；五指毛桃加强补气化湿行水之效。全方配伍精巧，组方灵动，气血水同调，先后天兼治，调气而不限于补气，健脾而不止于补脾，病水而不泥于治水，充分体现了中医整体观念、治病求本的治疗思想。

🔍 经典医案五

周某，男，56岁。

* **初诊**（2014 - 08 - 07）

患者头晕头胀，伴水肿两月余。其三个月前因脑出血在他院住院治疗，两个月前病情稳定出院，出院时疑有脑积水。刻下症见：头晕头胀，目下有卧蚕，双下肢凹陷性水肿，下肢乏力，步态不稳，走路向右侧倾斜，小便量少，大便稍溏。舌暗红、苔润滑，脉弦细。需服降压药、利尿药（呋塞米、安体舒通）。查体：颜面及下肢水肿。指鼻试验：＋。

辨证：中风后遗症之气虚血瘀、水湿内停。

治法：补气通络，活血利水。

主方：补阳还五汤合五苓散加减

黄芪60g，当归12g，川芎9g，白芍20g，地龙15g，桃仁15g，红花10g，茯苓18g，泽泻30g，猪苓18g，白术18g，桂枝12g。

15剂，水煎服。

* **二诊**（2014 - 09 - 02）

诸症大减，水肿消退，头晕头胀明显好转，行走有力。

效不更方，守原方再进30剂。

* **三诊**（2014 - 10 - 05）

诸症完全消失，可正常工作。

按语

此案患者有中风后遗症，经治疗症状改善，来诊时可见少神倦怠、面色黧黑、下肢乏力，是为虚劳羸瘦之象，而目下卧蚕、下肢浮肿、小便不利，是为水气内蕴、津行不畅之故，头晕头胀为饮邪上犯、清阳被扰，舌暗、苔滑、脉弦细，是为血瘀水停之候。综合来看，无疑是气血虚损、瘀滞水停之证，故予《医林改错》补阳还五汤补气活血通络，合以五苓散化气行水。方中黄芪为君，统帅诸多血药，以建通脉行血之功，此补气圣药兼补通之能也，气行则血行，气通则津畅；泽泻、猪苓、茯苓洁净腑而化水浊，白术健脾以利水湿，桂枝温阳化气，水遇阳则化，饮得温则通。全方寓补于通，肝脾同调，气血水兼治，药简力著，疗效明显，是为活用经方解临证疑难之典范。

🔍 经典医案六

林某，男，56 岁。

*初诊（2020 - 06 - 21）

患者既往被确诊为糖尿病肾病、肾功能不全，血肌酐 $200 \sim 300\,\mu mol/L$。刻下症见：全身多处浮肿，以胫前、踝部为甚，腹胀而满，渴不欲饮，小便量少。舌淡胖、苔白腻，脉滑。

辨证：水肿之气虚水停。

治法：补气通阳，化气行水。

主方：五苓散加减

黄芪 100g，**桂枝** 15g，**白术** 15g，**茯苓** 45g，**猪苓** 30g，**泽泻** 10g，**苍术** 15g，**泽兰** 30g，**大黄** 10g，**大腹皮** 15g，**山萸肉** 30g，**丹参** 30g。

30 剂，水煎服。

*二诊（2020 - 07 - 25）

水肿基本消退，尿量增多，血肌酐逐步下降至 $130 \sim 180\,\mu mol/L$。

按语

五苓散为千古治水第一方,是张仲景为太阳膀胱蓄水证而设,其使用指征有口渴、渴不欲饮、小便频少、脉浮或浮数等;亦用治"渴欲饮水,水入则吐""脐下有悸,吐涎沫而癫眩"之下焦水逆证。此案患者周身浮肿、口渴、小便不利,是为水液不化、津不上承之象,水湿停滞于中焦,则见腹胀而满,舌淡胖、苔腻、脉滑皆为水气不化之候。治以五苓散加减,重在化气利水,通膀胱而泻水浊。方中重用黄芪补气行水;泽兰、丹参活血利水;大黄通腑,使水从二便分消;大腹皮行气利水消胀;山萸肉补肝肾、益精血,以顾护先天之本。诸药配伍,集开肺源、健脾土、补肾气于一方,气血水同调,二便分消,水道得以通利,水肿自退。

(整理:李志强　指导:马春成)

参考文献

[1] 彭珣,廖丽,刘琴,等. 李定祥基于"血不利则为水"论治宫颈癌术后双下肢水肿经验 [J]. 湖南中医杂志,2019,35 (4):34 – 35.

[2] 王艳霞,张艳. 谈心力衰竭津液代谢障碍的中医思辨 [J]. 湖北中医药大学学报,2020,22 (1):48 – 51.

[3] 吴璐蔚,闫军堂,孙彤彤,等. 国医大师张志远治疗水肿病经验 [J]. 中医学报,2022,37 (6):1209 – 1213.

[4] 庞异凡,刘芳. 桂枝汤"和法"治疗儿科疾病验案举隅 [J]. 中国处方药,2023,21 (4):125 – 127.

基于"得强则生"浅谈腰痛治则

腰痛是临床常见病，随着时代的不断发展与进步，人们学习、工作、创业等压力倍增，越来越多人出现腰痛，而且呈现出年轻化的趋势。据文献，青壮年腰痛发病率高达85%。[1]中医药对腰痛的治疗可谓效果卓著，独具特色，尤其是流淌在古籍里的智慧，至今仍然能有效指导临床辨治的思路。笔者勤读经典，躬耕临床，认为在腰痛的辨治中，当重视"得强则生"理论，肾府"得强"是腰痛得愈的关键。

一、肾将惫者，"得强则生"

（一）腰为肾之府，腰痛责之于肾

《素问·脉要精微论》云："腰者，肾之府，转摇不能，肾将惫矣。"这里明确指出了腰与肾的关系。人体之所以能腰身正常旋转摇摆、弯腰仰立，是因为肾府之精气充足、功能正常也。肾藏精，主骨生髓，肾之精气盈盛，精能生髓，髓可充骨，腰骨得充自然挺拔有力，功能强健；若肾虚精髓不充，经脉筋骨失于荣养，不荣则痛，腰身椎体舒展不利，甚则拘挛。《灵枢·五癃津液别》有云"阴阳不和，则使液溢而下流于阴，髓液皆减而下，下过度则虚，虚故腰背痛而胫酸"，表明了腰痛腿酸责之于肾髓亏虚也；《景岳全书》亦指出"腰痛之虚证十居八九"；《杂病源流犀烛·腰脐病源流》有云"腰痛，精气虚而邪客病也"；王肯堂在《证治准绳·腰痛》中言"有风，有湿，有寒，有热，有挫闪，有瘀血，有滞气，有痰积，皆标也；肾虚，其本也"。此皆说明历代医家对"腰痛本于肾虚"这一观点的高度认可。

（二）肾为作强之官，得强则生

《素问·灵兰秘典论》云："肾者，作强之官，伎巧出焉。"《说文解字·人部》曰"作，起也"，表起始、造就之义；《广韵》曰"强，健也"，有茁壮、矫健之涵。以字义解之，"作强"指肾为生命起始之官，主生殖，并能使人体五脏六腑之功能强健，正如王冰所言："强于作用，故曰作强。""伎巧出焉"，其一为"百工技巧"；其二表狭义之技巧，指肢体善于各种动作，肾总率筋骨肌肉之强为物质基础，肾能"作强"，四肢得养，"伎巧"方出，因而肾为"动作"之工，主肢体灵活之技。[2] 所以，腰身俯仰不能，关节转摇不利，而出现腰痛，是肾虚不能"作强"也，当使之"得强"，方能生"伎巧"。正如《灵枢·本藏》所云："肾坚，则不病腰背痛；肾脆，则善病消瘅，易伤。"古人智慧地以天下之官职比喻人体腑脏之功能，肾能"作强"，则能"得强"，国祚方熙，才能强盛无疆。[3]

二、"得强"之法，补肾无疑

张仲景在《金匮要略·血痹虚劳病脉证并治》中早已提出"虚劳腰痛"，其在当今社会也十分常见，例如妇女绝经后，老年人骨质疏松，军人、医护、农民等职业需要长期坚持某一姿势动作使腰部过度劳损而出现的职业病，电子产品普及下的"弯腰低头族"等，总之，久立、久行、强力抬重物、长期弯腰工作等都会导致腰部肌肉筋骨劳损而出现腰痛；以酒为浆、以妄为常、房劳过甚等不良生活方式亦会导致肾精亏损，肾阳暗耗，"作强"失能而出现虚劳腰痛。

张仲景首先从肾立法，以补肾助阳之八味肾气丸治疗虚劳腰痛，为后世医家所推崇，并广泛应用于临床治疗肾阳亏虚之腰痛，症见腰痛隐隐、酸软乏力、畏寒肢冷、夜尿频多、阳痿早泄、尺脉沉微等。徐庆田教授运用金匮肾气丸加减治疗腰痛，观察其作用及对症状积分的影响，结果表明金匮肾气丸极大缓解症状，改善腰椎功能，疗效显著。[4] 三江伤寒学术流派刘方柏教授所创"坚骨定痛方"对腰痛非常有效，治疗骨质疏松、压缩性骨折等引起的腰痛可以说是立竿见影。此方以补肾为重，全方十四味药就有十二味补肾药，以《景岳全书》左归丸为底方合五加皮散加减，阴阳并补，沟通任督，强筋健骨，是治腰痛之良方效方也。虽然腰痛亦有不荣、不通之分，有标本虚实之别，但治则治法中往往不离补肾之宗旨。正如《证治汇补·腰痛》所云："治唯补肾为先，而后随邪之所见者以施治，标急则治标，本急则治本。"

由上所述，笔者认为，历代医家临证之时更多讲究治病求之于本，必先查其病因病机，辨证分析，方可寻到病源，从本论治。腰府为肾之居处，乃肾之精气所藏之要地，亦为生长之根蒂。[5]腰痛其本在肾，以补肾之法治疗腰痛，恢复肾的"作强"之功用，充分展现其"得强"之奥妙。

三、风寒湿聚，温肾除痹

风寒湿邪三气杂至，常因肾虚而乘袭，痹阻经脉，发生腰痛，亦称"痹证""骨痹"。《素问·痹论》云："骨痹不已，复感于邪，内舍于肾。"骨痹日久，未能速祛，复感外邪，伤及肾府，致使肾虚。临床中肾虚和感邪两者往往互为因果，虚实夹杂，内外合邪，所以不能把二者截然分开，尤其应将肾脏功能放在重要位置。治疗也应表里内外同调，在温补肾阳的同时祛风除痹。

张仲景在治疗风寒湿聚之腰痛时，善用桂枝、白术、附子，表里同治，邪正兼顾，尤为注重温补少阴肾阳。[6]这在三附子汤中体现得最为明显，若风湿痹阻于肌表，症见"身体疼烦，不能自转侧，脉浮虚而涩"，用桂枝附子汤祛风解表，温肾通痹；若痹阻于肌肉，大便坚、小便利、湿重者，用白术附子汤逐皮肉之水湿行痹；若痹阻于骨节，见"骨节疼烦，掣痛不能屈伸，近之则痛剧，汗出短气"者，用甘草附子汤缓发其汗，温阳蠲痹。皆用大辛大温之附子，一者太阳、少阴互为表里，温补少阴之肾气，以助太阳解表祛邪，二者能通行十二条经脉，"破癥坚、积聚血瘕；寒湿"（《神农本草经》），三者能"开脏腑阴滞，定腰腹之疼痛"（《长沙药解》），从而解痹阻腰痛之急。另外，张仲景治疗腰痛还有发汗解表之麻黄汤、燠土制水之甘姜苓术汤等，其治腰痛机理在此不再赘述。

后世医家深得张仲景组方之宗旨，认为痹阻腰痛当责之于虚实两端，治宜补肾通痹兼而取之。其中以独活寄生汤在临床中应用较为广泛，此方出自唐代孙思邈《备急千金要方》，以独活、桑寄生为君祛风除湿、温补肝肾、强筋健骨，桂枝、细辛辛散风寒，秦艽、防风祛风湿蠲痹，牛膝、杜仲补肾壮腰，参、苓、草、地、归、芎、芍补气养血。全方共奏祛风湿、补肝肾、强腰膝、益气血之功，治疗风湿顽痹、正虚邪实之腰痛尤为见效。李宇卫教授治疗椎间盘源性腰痛时自拟吴门腰痛方，就是以独活寄生汤为底方加减而来，疗效稳定可靠。[7]现代实验研究证实，独活寄生汤具有抗炎、镇痛、改善微循环、调节免疫功能的作用，能有效缓解骨性关节炎、椎间盘突出、骨

质疏松等临床各种腰痛症状。[8、9]

四、肾热骨痿，勿忘清利

腰痛骨痹日久，气血渐亏，精髓日减，肾之"作强""伎巧"功能也随之退废失用，发为痿病。《素问·痿论》言：远行劳倦或者房劳所伤等导致阳气内伐，热舍于肾，肾为水之脏，"水不胜火，则骨枯而髓虚"，故腰脊不举，足不任身，而致骨痿。《下经》曰："骨痿者，生于大热也。"所以治当除其热补其虚，利腰而止痛，临证选以《成方便读》之四妙丸加减，往往取效巧妙而显著，此方标本兼顾，既清利下注之湿热使枢机运转，又能补肝肾之不足而强健筋骨；也可参以《景岳全书》之苍术汤加减，由苍术、柴胡、黄柏、防风四味组成，主治"湿热腰腿疼痛"。此二方皆以二妙丸为基础方，徐大椿在《医略六书》中云："湿热运行则经气清利，而腰府无留滞之患，枢机有转运之权，何患腰中疼重不痊哉？此清热燥湿之剂，为湿热腰痛之专方。"

《素问·痿论》认为五脏皆有痿病，五脏痿皆与热有关，虽然腰痛责之于骨痿，但腰痛若兼有他脏来犯，应当在治肾的同时也考虑治疗他脏之邪，根据脏腑关系、五行生克规律，整体把握辨证论治，才能事半功倍，治病求本。如肝属木，藏血，乙癸同源，肝热发为筋痿，热盛煎灼津血，血虚不能生精，肝枯不能固水，致使肾亏不能任骨也，所以补肾阴当平肝之热，治以一贯煎或杞菊地黄丸加减；脾为先天之本、气血生化之源，喜燥而恶湿，脾热发为肉痿，"有渐于湿，以水为事"，湿热伤脾，脾伤则土虚，土虚而水无所制，肾水泛滥，则致水气诸症，治以健脾利水，清利湿热；心为君主之官，主血脉，通神明，"心气热，则下脉厥而上，上则下脉虚，虚则生脉痿"，心火旺盛，不能下交于肾，使肾水亏而难以上奉，治以滋阴降火，交通心肾；"肺者，脏之长也，为心之盖也……五脏因肺热叶焦，发为痿躄"，金为水之母，金水互生，肺受邪累及于肾，治当肺肾同调，祛邪安正。

五、肾络不通，兼调气血水

（一）调气行血

《灵枢·本藏》曰："经脉者，所以行血气而营阴阳，濡筋骨，利关节者也。"经脉主一身气血运行，若气血郁滞于肾络经脉，腰府不通则发为腰痛。气为血之帅，血为气之母。气行则津血行，气旺则津血生。《丹溪心法》曰："气血冲和，百病不生；一有怫郁，诸病生焉。"气机郁滞所致腰痛，症见腰背部胀痛不舒，攻冲作痛，胸胁胀闷，每因情志因素而加重，脉弦或紧等，多见于情志不遂、久坐不动之人。[10]《医林改错》云："元气既虚，必不达于血管，血管无气，必停留而瘀。"但临证中往往气虚气郁者必兼有瘀堵，表现为时而刺痛有定处，时而绵绵无定处，莫可名状，常喜揉按，瘀滞暂通而痛缓。所以，腰痛因于气虚、气郁、络阻者，气血当兼而调之，然欲调血者，必先调其气。

张仲景在治疗"外证身体不仁，如风痹状"之血痹时，用黄芪桂枝五物汤之黄芪补气通痹，黄芪为补气之圣药，兼补通之能也，《名医别录》云"逐五脏间恶血，补丈夫虚损，五劳羸瘦"；王清任在补阳还五汤中重用黄芪四两补气以行血；当归补血汤中以五倍于当归之黄芪为帅用补气以生血。这些经典名方充分诠释了调气的重要性。

临床中，马师常以沉香降气汤加减治疗气滞型腰痛，方中沉香入肾与命门，散郁结止痛，调中焦纳肾气，乌药辛温助阳，香附行气调血，砂仁醒脾胃通结滞，引诸药归宿丹田。此方有肝脾肾兼治、气血同调之妙。《女科百问》言其"顺气道，通血脉"，主治"腹中瘕癖，上下无定，游走攻刺，及忧思传脾之腰痛"。当然，要酌加益肾活血之品，使肾络腰脊"得强则生"，如青娥丸、牛膝、土鳖虫、续断等；若无湿热邪气，可在此基础上重用黄芪、仙鹤草、鸡血藤等补气活血之品，扶正以祛邪；若痛甚瘀滞明显，加活络效灵丹、止痉散活血通络止痛；若食少纳差或嗳腐吞酸、苔厚腻，加鸡内金或焦三仙健脾消食行滞。

（二）活血利水

《金匮要略·水气病脉证并治》首次提出"血不利则为水"的因瘀致肿理论，到《血证论》将"瘀血化水"理论进一步具化，体现了瘀水互结时治瘀兼治水、血水同治的重要性。[10]《血证论》中指出"瘀血化水，亦发水肿，是血病而兼水也""血积既久，亦能化为痰水"。此多见于跌扑闪挫局部有瘀肿疼痛患者，亦可见于腰椎间盘突出、强直性脊柱炎患者。气伤痛，形伤肿，取象比类，腰部、脊柱关节肌肉组织充血肿胀或者留有积液，这些病理产物其实就相当于中医所说的水湿之邪，因此从"象思维"的角度来讲，我们也应该血水同治。李宇卫教授治疗椎间盘源性腰痛时自拟吴门腰痛方，方中泽泻、泽兰药对活血利水，消肿止痛，疗效甚佳。[7]杨骏教授也认为，腰部久痛患者血瘀日久，津行不畅，瘀水互结，甚则痰瘀互结，故在补肾活血的基础上应酌加渗湿利水之品，以促进血行津布，此即"寓补于通"之意耳。[11]临床中可用身痛逐瘀汤合桂枝茯苓丸加减，往往取效显著。另外，桂枝茯苓丸为治妇人癥病血水不利之经典方，日本汉方医学亦将其视为活血化瘀第一方。

综上所述，本文从经典理论"得强则生"着手，以张仲景学术经验为根、各家学说为本，结合笔者跟师所悟所感，深入探讨腰痛治法治则，并提出肾府"得强"方能腰痛得愈之新理念，强调以补肾固本为根本之法，以祛风寒湿热之邪、调气血水湿之征为变化之法，知常达变，随证治之，从而更好地指导临床实践。此外，中医针灸、推拿、中药熨敷、火龙灸等是传统的中医特色疗法，辅之有虎背添翼、龙上点睛之功。当然，还需注意从生活习惯中防患于未然，以及通过太极、八段锦、五禽戏等运动导引调摄。所谓"得强则生"，也体现在治未病以及日常保健的生活理念之中。

（整理：李志强、陈晓森　指导：马春成）

参考文献

[1] 张建新，梁卓文，乔林，等. 不同性别腰椎间盘突出症患者脊柱—骨盆矢状位参数差异研究 [J]. 现代生物医学进展，2017，17（15）：2857 - 2861.

[2] 李洪涛，柯庆铭，陈朝俊. "肾者，作强之官，伎巧出焉"功能及意象之管见 [J]. 中医学报，2023，38（7）：1406 - 1409.

[3] 张卫国，赵丽. "肾者，作强之官，伎巧出焉"新解 [J]. 中医杂志，2011，22（21）：1878 - 1880.

[4] 徐庆田. 金匮肾气丸加减治疗腰痛的作用及对症状积分的影响研究 [J]. 系统医学，2021，6（18）：23 - 26.

[5] 金丽霞，竭晨，姜德友. 姜德友教授治疗腰痛经验 [J/OL]. 辽宁中医杂志 [2023 - 10 - 21].

[6] 陶鹏飞，王海东，石魁，等. 张仲景三附子汤治疗痹证探析 [J].

国医论坛，2023，38（3）：7-9.

［7］戚智健，沈晓峰. 李宇卫教授辨治椎间盘源性腰痛经验介绍［J］. 中国中医骨伤科杂志，2020，28（3）：82-84.

［8］周桦，卢建华. 独活寄生汤对椎间盘内紊乱兔模型髓核组织中IL-1β及PGE2的影响［J］. 中华中医药杂志，2016，31（2）：665-667.

［9］王礼宁，郑苏阳，马勇，等. 独活寄生汤应用于骨伤科疾病治疗的研究进展［J］. 中国中医骨伤科杂志，2017，25（7）：80-82.

［10］王桂彬，荆琳，潘丽，等. 中医治疗腰痛经验［J］. 中医学报，2021，36（10）：2059-2062.

［11］黄春裕，袁爱红，杨骏. 杨骏针灸治疗腰痛经验撷要［C］//新时代 新思维 新跨越 新发展：2019中国针灸学会年会暨40周年回顾. 北京：中国针灸学会，2019：1506-1508.

从"蛋壳"理论浅谈不寐治则

失眠一症为很多人之困扰，或因工作需长期加班熬夜，生活节奏被打乱而夜不能寐；或因应酬饮觞作乐、饱餐夜宵而欲睡不能；或因遇事悲伤、骂訾哭吵，思绪久久不能解、怒气迟迟不能发而辗转反侧，起卧难安，以致不寐。

临证每有失眠所扰者，伍师常用"鸡蛋不入蛋壳"之比喻向患者交代病情，叹之愈人之奇数也。观师处方遣药之中，透露出正邪出入之机、营卫调和之理、阴阳平衡之道，乃悟知一二。

一、"蛋难入壳"，乃阳盛不入也

《灵枢·卫气行》云："阳主昼，阴主夜。故卫气之行，一日一夜五十周于身，昼日行于阳二十五周，夜行于阴二十五周，周于五脏。"阳主动，阴主静也，卫气日间行于阳则寤，当卫气夜行于阴，阳得阴潜则寐。而阳过盛极者，责之于五脏六腑之火也，心火扰及神明，胃火仓廪不和，肝火魂散不收，肺火魄无所归，肾火精志妄动，大肠之火非魄门不去也。人之情志郁怒而化火，饮食不节食积而化火，行事风火躁急之人乃性志化火。火为阳邪也，常与痰湿瘀毒狼狈为奸，扰及心神，乱其营卫，亢其正气而心烦悗怨，躁动难安，不能入眠，或多梦易醒，梦魇神奇。

纵观张仲景之方，有治"虚烦不得眠"之栀子豉汤，可降胸膈间之火也；有治"心烦腹满，卧起不安"之栀子厚朴汤，可降气散火也；有治"心中烦，不得卧"之黄连阿胶汤，可降心火交通心肾也；有治"咳而呕渴，心烦不得眠"之猪苓汤，可利水育阴化火也；有治"默默欲眠，目不得闭，卧起不安"之甘草泻心汤，可伏太阴脾胃之火也；有治"产后腹痛，烦满不得卧"之枳实芍药散，可行气血郁闭之火也；更有治"寒热不食，食即头眩，心胸不安，久久发黄"之茵陈蒿汤，可清阳明大肠湿热之火也。举之有余，用之不尽，临证谙然也。

二、"壳不裹蛋",乃水潜不藏也

《灵枢·营卫生会》云:"黄帝曰:老人之不夜瞑者,何气使然?少壮之人不昼瞑者,何气使然?岐伯答曰:壮者之气血盛,其肌肉滑,气道通,营卫之行不失其常,故昼精而夜瞑。老者之气血衰,其肌肉枯,气道涩,五脏之气相搏,其营气衰少而卫气内伐,故昼不精,夜不瞑。"可见,气血亏虚、精气内伐、五脏之气衰竭为白天萎靡不振、夜里寝而难安之根源所在也。就像阳气不足,寒水不能封藏也,阳虽入于阴,却不能潜而收之,固而守之。故患者往往肢厥不温,面白无色,尿频清长,眠而不深,睡而早醒,醒后难以再睡。

张仲景在《伤寒论》中首次提出阳虚不寐,即用温阳潜水之法治之甚效。如"伤寒脉浮,医以火迫劫之,亡阳,必惊狂,卧起不安者,桂枝去芍药加蜀漆牡蛎龙骨救逆汤主之""下之后,复发汗,昼日烦躁不得眠,夜而安静,不呕不渴,无表证,脉沉微,身无大热者,干姜附子汤主之"[1];还有治疗转胞"烦热不得卧,而反倚息者"的肾气丸。清代郑钦安对此有所发挥,他在《医法圆通》中言:"素秉阳衰,有因肾阳衰而不能启真水上升以交于心,心气即不得下降,故不卧。"

据《景岳全书·不寐》,阳虚不寐非不寐直接原因,此必气血两虚,血亏而神不守。此言宗于仲师之方也,如"虚劳虚烦不得眠"之酸枣仁汤,治肝血不足、虚热内扰之证;如"妇人脏躁,喜悲伤欲哭,象如神灵所作,数欠伸"之甘麦大枣汤,治心脾阴虚之证;如"常默默,欲卧不能卧,欲行不能行,饮食或有美时,或有不用闻食臭时,如寒无寒,如热无热"之百合地黄汤,治心肺阴虚之证。

三、"蛋入于壳",乃阳入于阴也

《灵枢·邪客》云:"今厥气客于五脏六腑,则卫气独卫其外,行于阳,不得入于阴。行于阳则阳气盛,阳气盛则阳跷陷;不得入于阴,阴虚,故目不瞑。黄帝曰:善。治之奈何?伯高曰:补其不足,泻其有余,调其虚实,以通其道而去其邪,饮以半夏汤一剂,阴阳已通,其卧立至。"

读于此,临证便知,"蛋入于壳"乃阳入于阴也,若阳不能入阴,则不寐矣。其治则在于补不足而损其余，通其道而去其邪，伍师善用《黄帝内经》之半夏汤（后世言半夏秫米汤）化裁治疗，方中秫米用薏苡仁代替（南方难得），并加用百合、合欢花、煅磁石。其中半夏 40～50g，薏苡仁 40～50g，百合 30g，合欢花 30g，煅磁石 30g。再随症加减。此方以辛温之半夏为君，化痰和胃，决渎中焦治其壅塞；薏苡仁甘淡利湿，通调水道之闭塞；合欢花、百合甘平解郁，悦心安神，有朝开夜阖之性，合乎天地自然之理；磁石气寒，味辛，禀天冬寒水之气，入足少阴肾经，得地西方之金味，入手太阴肺经，能助半夏降浊，又能补阴之不足，加强引阳入阴之效。此乃扶正祛邪、顺应自然、调和阴阳之大道也。

🔍 经典医案一

黄某，女，61 岁。

✱ 初诊 （2017 - 03 - 18）

患者失眠多梦伴头晕 1 年余。患者 1 年多前出现失眠多梦，伴头晕不适，经多方诊治（具体情况不详）未见明显好转。既往有右侧基底节腔隙性脑梗死病史 1 年余。刻下症见：失眠多梦，难以入睡，头晕头痛，乏力困倦。舌红、苔薄白，脉弦。辨证属阴阳盛衰、升降出入失调。阴阳不和，经络不通，失眠乃成。而头晕头痛、困倦乏力由睡眠不足导致，故通调阴阳，引阳入阴。

治法：调和脾胃，交通阴阳。

主方：

法半夏 50g，**薏苡仁** 50g，**百合** 30g，**合欢花** 30g，**钩藤** 15g，**煅磁石** 30g。

7 剂，水煎服。

✱ 二诊 （2017 - 03 - 25）

失眠多梦明显好转，头晕头痛亦有减轻。舌红、苔薄白，脉弦。

守上方续服 7 剂而愈。

经典医案二

何某，男，49 岁。

∗ 初诊（2023 – 08 – 21）

患者反复失眠 10 年余，加重 1 周。其 10 年前无明显诱因出现失眠多梦，伴有心烦心悸，曾服用中药治疗有所改善，但仍有反复，近 1 周辗转反侧，不能安卧，深为其所扰，影响正常工作。既往有慢性乙肝病史。刻下症见：心烦不得眠，夜寐梦扰，多从怪梦中惊醒，醒来时心中悸动不安，口干口苦，小便黄，大便正常。舌淡红、苔薄黄，寸关脉弦滑、尺脉沉。

辨证：不寐之阴阳不交、痰火内扰。

治法：交通阴阳、化痰祛邪。

主方：半夏秫米汤合三黄安眠汤加减

姜半夏 30g，**麸炒薏苡仁** 50g，**生地黄** 30g，**天竺黄** 12g，**姜黄** 20g，**茯苓** 30g，**茯神** 30g，**蜜远志** 10g，**首乌藤** 30g，**酸枣仁** 15g，**僵蚕** 10g，**五味子** 10g。

7 剂，水煎服。

∗ 二诊（2023 – 08 – 31）

口干口苦减轻，夜间梦少，近两日可安睡。

效不更方，继进 7 剂。

∗ 三诊（2023 – 09 – 21）

夜间渐能安睡，近半月睡眠良好，余症皆除。

再进 7 剂巩固疗效。

（整理：李志强　指导：马春成）

参考文献

[1] 郭建生，李绵绵，林国清. 不寐病机"阳不入阴"探析 [J]. 中医学报，2023，38（7）：1423 – 1427.

论"风"与"肾"

伍师在治疗慢性肾病患者时常常谈到治肾先治风，治肾不止于肾，引导我们在《黄帝内经》《伤寒论》等经典中去体悟这些理论，在后世医家经验中去实践验证。他认为，医者当格物致知，以不断求索的精神把我们的中医瑰宝传承下去，发扬光大。下文将结合伍师临证之验，浅议"风"与"肾"在临证中的意义与应用。

一、"风"与"肾"之理

"天有四时五行，以生长收藏，以生寒暑燥湿风"，风乃大自然之物，是天之六气之一，为东方厥阴肝木之所主；《素问·风论》有偏风、脑风、漏风、内风、首风、泄风之论述，亦有肺风、心风、肝风、脾风、胃风、肾风五脏之风的论述。肾与风的关系也应源于此。

"以冬壬癸中于邪者为肾风"，冬季和壬癸日患病就叫作肾风，这是《黄帝内经》首次提出并阐释肾风。"肾风之状，多汗恶风，面㿠然浮肿，脊痛不能正立，其色炲，隐曲不利，诊在肌上，其色黑"，肾风的症状，是多汗恶风，颜面高度浮肿，腰脊疼痛而不能直立，面色发黑，小便不利。诊察时要注意患者皮肤，往往可发现显黑。古人把肾风的临床表现已经说得非常清楚，即水肿、腰痛、恶风汗出、小便不利、面色黧黑等，如今看来，慢性肾病患者也常有这些症状，故后世很多医家都从"肾风"理论论治慢性肾病是有理有据的。

风为阳邪，其性开泄，易于乘袭阳位，例如头面部及四肢肌表容易感受风邪而出现头痛、面目浮肿等症状；风为百病之长，可入五脏六腑而致病，常常是致病之先驱，兼夹他邪而共同侵犯人体，例如风寒、风热、风湿、风温、风燥等合而致病；风性主动，风邪致病往往有身眴动、不自主跳动、颤动、摇动等特点；最后，"风气藏于皮肤之间，内不得通，外不得泄，风者，善行而数变"，腠理一开则恶寒，腠理闭塞则燔热，其病位游走不定，临证可见病情变化快。这些都是风的致病特征。

二、张仲景遣方之悟

张仲景在《伤寒论》中有诸多经方都是从祛风宣肺解表的角度去治疗少阴病，如风水、皮水、溢饮等水液病，然肾乃少阴之所主，慢性肾病常表现出水肿、小便不利的症状，这就给我们提供了从风论治肾病的思路。

（一）善用麻黄、桂枝、防己等风药治水肿

《素问·水热穴论》云："勇而劳甚则肾汗出，肾汗出逢于风，内不得入于脏腑，外不得越于皮肤，客于玄府，行于皮里，传为胕肿，本之于肾，名曰风水。"可见，风水为病，乃肾气先虚，复感风邪而致也。张仲景治风水用防己黄芪汤、越婢汤，治皮水用防己茯苓汤，治里水用越婢加术汤、甘草麻黄汤，治黄汗用黄芪芍药桂枝酒汤、桂枝加黄芪汤，治溢饮用大、小青龙汤等。纵观这些治水之方，无一不用风药解表，其中桂枝、麻黄、防己使用频率相对较高。这些药除本身就可治水之外，还有解表药的特点，也就是治太阳病。太阳为人体之藩篱，主一身之表，足太阳膀胱腑为州都之腑，藏津液，主气化，水液可与风邪一同从表以汗解，或走膀胱气化从经而解。

（二）治少阴病用麻黄、附子相伍

少阴为心肾之经腑，足少阴肾为人体先天之本，主蛰藏精，主水纳气，为元阴元阳之所寄，水火之宅也。少阴为病，多从寒化，以虚证为主，即以心肾阳虚、阳虚水泛、阴盛格阳、阴盛戴阳证多见，治以四逆类方温阳通阳回阳者多，如四逆汤、白通汤、通脉四逆汤、真武汤、附子汤等。

少阴病亦可从太阳、少阴两经同解，例如少阴篇第一个方就是太少两解的麻黄附子细辛汤，原文第 301 条："少阴病，始得之，反发热，脉沉者，麻黄附子细辛汤主之。"在《金匮要略·水气病脉证并治》中也有论述："水之为病，其脉沉小，属少阴；浮者为风，无水虚胀者为气。水，发其汗即已。脉沉者，宜麻黄附子汤。"麻黄辛温，发散之力强，走肺与膀胱经，为发汗之峻药、平喘之主药，在此有发表而泻水之功，与附子相伍补肾暖土，使肾水不寒，水胀得温，从汗、由经而解，浮肿窈然自去。从这一配伍可以思考，少阴肾的问题不仅要从肾本身去论治，还要多维度考虑，从六经病传变的角度或者从太阳少阴、从本从标，或者肺为肾母、金水相生，或者从肝、从心、从脾等去思

考，临证中才能思维开阔、得心应手，疗效也必有提高。

三、后世经验之谈

随着现代医学的发展，当今很多医家都把慢性肾病的一些西医症状用中医理论去解读，例如蛋白尿、血尿等。王建康教授等认为蛋白尿、血尿的发生发展与肾虚风邪扰动密切相关。[1]"肾者主蛰，封藏之本，精之处也。"伍师也认为，蛋白是贮藏于肾中的精微物质，当守不当走，当固不当泄，风邪扰动而致肾失封藏，精微外泄于肾而从小便出，肉眼望诊常可察见泡沫尿，生理检验望诊可看到尿蛋白。其实，但凡有泡沫之物产生，都离不开风邪致病。就如大自然中的江河湖海，清静无风时水面光滑如镜，若水液浑浊又逢起风天气，浊水涌动则多泡沫[1]；又如风寒之邪袭肺，肺失宣降，可见咳吐泡沫痰；再如内风夹痰中于脑窍者可发为痫病，四肢抽搐时口多吐泡沫涎液等。

这也是中医的一种发展和进步，西为中用不仅体现在药物的处方权上，还体现在检查手段上和理论创新方面。例如，现代医学的生理病理检验、彩超、DR、CT、MRI 等都可以作为中医望诊的延伸，古人没有这些机器和手段只能司外揣内，而今可以借助现代科技手段看到更细微的生理病理等，把它们纳入中医辨证的范围何尝不是锦上添花、与时俱进。

在治疗上，诸多医家喜欢在辨证的基础上加一些现代药理实验研究证明可抑制免疫、抗炎、保护肾脏的中药。例如，焦安钦教授等认为，慢性肾病起病之初可用蝉蜕配益母草祛风利水，正虚邪实时可用青风藤伍丹参活血祛风，治蛋白尿、血尿时可用徐长卿配乌梅辛宣酸涩，在辨证的基础上灵活选用此类风药配伍治疗往往能收获佳效。[2]此法可谓是中药新用，但前提是要讲求辨证，不能只看药理，"皮之不存，毛将焉附"。中药药理研究方面，有研究表明，青风藤中有一种青藤碱，其与多种免疫应答因子有关，可调节巨噬细胞、诱导肥大细胞凋亡、抑制淋巴细胞活化增殖等，从而抑制免疫反应[3]；还有研究发现，徐长卿可降低炎症因子的水平，抑制炎症反应[4]。风药还可通过抑制氧化应激反应达到抗炎效果，β-谷甾醇是青风藤中延缓 CKD 进展的有效活性成分，可激活 NRF-2 的抗氧化酶调节活性，清除肾毒性小鼠的内毒素，从而降低小鼠血肌酐、尿酸、尿素水平。[5]

四、伍师临证之论

伍师临床治疗慢性肾病，从症状、证型、用方、遣药特点来分析归纳，大致可分为以下治风三法：

（一）从外风治

若有感受风寒、风热、风湿之邪等，继而出现肾虚，或者素体肾虚复感外邪者，邪犯肺卫，宣降失常，故见咳嗽气喘、鼻塞咳痰等一系列表证之象；邪气入里传于肾，肾之气化不利，封藏失司，可见小便不利、泡沫尿、蛋白尿、血尿等表现；肺主行水，肾主气化，肺肾同病，津液失于输布代谢而发水肿，初期以面目、眼睑浮肿者多，后期以下肢、脚踝水肿者多。如IgA肾病患者，病情初期或者加重因素往往有风邪致病而见上症。若表里皆寒，外风宜散，里虚宜温，此时适用麻黄附子细辛汤加减，或者桂枝去芍药加麻黄附子细辛汤；若表里皆热，可予六味地黄汤合银翘散加减；若湿邪较重兼风湿，此时当以治风湿为重，可予防己黄芪汤或甘草附子汤加减，临证常加土茯苓、羌活、秦艽、防风、萆薢等加强祛风利湿之效。

（二）从内风治

若有肝肾阴虚，风阳上亢，症见头晕目眩、面红目赤、小便短赤、腰膝酸软、头重脚轻、苔少、脉细数者，可伴肾性高血压，亦可见于糖尿病肾病患者。然内生风邪亦具开泄之性，破坏肾之封藏功能，进一步导致蛋白漏出，加重肾脏损伤。故可从补肾潜阳法治之，予六味地黄汤合天麻钩藤饮加减，加蝉蜕、珍珠母、僵蚕、蜈蚣之品熄风止痉、镇肝潜阳；若没有明显的表证，甚至无证可辨，可从内外风兼治，加蝉蜕、益母草、青风藤、徐长卿等。

（三）从血风治

慢性肾病病程较长，病情复杂，往往久病致瘀入络。症见面色黧黑、肌肤甲错、口干舌燥和舌淡暗、苔多瘀斑、脉沉细涩，辨为肾虚血瘀证，治宜补肾活血祛风，可予济川煎合桃红四物汤加减。此时可加大剂量黄芪配伍水蛭、地龙、蜈蚣等，加强活血祛风通络之效。

经典医案

范某，女，25 岁。

*初诊（2010 - 06 - 09）

患者发热 1 周，伴颜面浮肿、咳嗽 3 天。既往有 IgA 肾病病史 3 年。刻下症见：眼睑、面部及肢体多处浮肿，纳差，尿少，身重酸楚。舌红、苔腻，脉浮而濡。查体：体温 37.5°C。眼睑、面部及胫前轻度凹陷性水肿，咽部无充血，扁桃体无肿大。心肺听诊：-。

辅助检查：尿常规：PRO +，ERY + + +。

辨证：风水病。

治法：祛风宣肺。

主方：荆防败毒散

荆芥 15g，**防风** 15g，**甘草** 6g，**茯苓** 15g，**川芎** 6g，**羌活** 13g，**独活** 13g，**柴胡** 15g，**前胡** 15g，**枳壳** 10g，**桔梗** 10g。

3 剂，水煎服。

*二诊（2010 - 06 - 12）

发热已退，水肿减轻，诸症好转。

效不更方，守原方再进 5 剂。

*三诊（2010 - 06 - 18）

症状基本消失，复查小便潜血弱阳性，水肿亦消退。

按语

风水病的临床特点是先头面浮肿继而肿遍全身，亦可伴有发热、恶寒等症状，这在急性肾小球肾炎病程中较为常见。由于风邪侵袭，肺气失于宣降，不能通调水道，水湿潴留体内而发为水肿。张仲景言"腰以下肿，当利其小便；腰以上肿，当发汗乃愈"，所以在治疗风水病时常用越婢汤、麻杏甘石汤、越婢加术汤等发汗祛邪。然临证中知其法而不应泥于其方，是为变通也。此案患者素有 IgA 肾病，因感受风邪而出现发热浮肿，是为肺气不利，水道失调，理当以风药祛邪从表而出，然患者身重、酸困、苔腻、脉濡，是为湿邪内壅，治宜予荆防败毒散疏风解表兼以化湿行气，令风湿散去，水气通行，诸症自解。

（整理：李志强　指导：马春成）

参考文献

［1］冯慧，王建康，蒋雪定. 基于《内经》肾风理论探讨慢性肾脏病从风论治［J］. 浙江中医杂志，2022，57（4）：245－246.

［2］王冬秀，焦安钦. 焦安钦教授风药药治疗慢性肾小球肾炎经验［J］. 中国中医药现代远程教育，2023，21（14）：142－145.

［3］黄红，胡明月，徐丽，等. 青藤碱免疫抑制作用机制的研究进展［J］. 中草药，2022，53（1）：261－269.

［4］WEI P Y, ZHANG T, DONG H, et al. Anti-inflammatory and antiviral activities of Cynanversicoside A and Cynanversicoside C isolated from Cynanchun Paniculatum in Influenza A virus-infected mice pulmonary microvascular endothelial cells ［J］. Phytomedicine, 2017 (36)：18－25.

［5］郑华，苏志恒. 当归四逆汤的药理作用和临床应用研究进展［J］. 中国民族民间医药，2016，25（1）：40－41，43.

治痿之道
——从"治痿独取阳明"谈起

《素问·痿论》提出"治痿独取阳明"的治疗原则，历代医家对此理解不一，"仁者见仁，智者见智"。本文结合古今医家的论述以及伍师治痿之法，试从以下三方面分析探讨：①针对"治痿独取阳明"的误解有哪些，我们澄本清源，辨明《黄帝内经》治痿之理；②"治痿独取阳明"对古今医家的临证指导意义在哪里，追寻治痿之用；③根据伍师临证经验，浅议其治痿之法。

一、辨明《黄帝内经》治痿之理

（一）痿病定义

痿者，萎也，即枯萎之义，指人体躯干、肢节、肌肉、筋脉、皮肤等像自然界中的花草树木枯落凋零一样，出现萎缩、无力甚至瘫痪等症状。凡手足或其他部位的肌肉痿弱无力，弛缓不收者，均属痿病范畴。因多发生在下肢，故又有"痿躄"之称。例如，西医学的感染性多发性神经炎、运动神经元病、重症肌无力、多发性肌炎、肌营养不良等病。

《素问·痿论》记载了五体痿，如筋痿、脉痿、肉痿、骨痿等；《伤寒论》首次提出肺痿，也属于痿病。

（二）"治痿独取阳明"

《素问·痿论》云："阳明者，五脏六腑之海，主润宗筋，宗筋主束骨而利机关也。冲脉者，经脉之海也，主渗灌溪谷，与阳明合于宗筋。阴阳总宗筋之会，会于气街，而阳明为之长，皆属于带脉而络于督脉。故阳明虚则宗筋纵，带脉不引，故足痿不用也。"此段回答了黄帝"论言治痿独取阳明何也"之问，阐述了阳明治痿之机理，认为之所以会发展为痿证（痿躄），根本原因在于"阳明虚"，阳明又为"五脏六腑之海"，可以"主润宗筋"，而宗筋可以"主束骨而利机关",即阳明充盛可使宗筋濡润,宗筋濡润则骨骼和关节屈伸、运动功能正常,这是主要方面;另一方面,也涉及冲脉、带脉的问题,冲脉为十二经之海、血海、五脏六腑之海,也可以渗灌溪谷、濡养关节,冲脉与阳明经脉交会于宗筋,皆属于带脉,所以,阳明气血不足,冲脉也会空虚,致使"宗筋纵,带脉不引"而见"足痿不用"。

阳明为多气多血之经,《灵枢·五音五味》《素问·血气形志》都有所阐述:"阳明常多气多血……此天之常数也。"足阳明胃为仓廪之腑,能受纳并腐熟水谷,是气血生化的来源;手阳明大肠是受盛之腑,可承受来自中焦的水谷精微并变化为糟粕而排出。两者均有消化吸收营养的功能,这一功能正常便能滋生气血,气血旺盛便能营养肌肉、濡润宗筋,痿废的肌肉功能便能得以恢复。

《灵枢·根结》还提及:"太阳为开,阳明为阖,少阳为枢……阖折则气无所止息而痿疾起矣,故痿疾者取之阳明。"阳明在三阳中为"阖","阖"的功能失常,气机自然不能正常收纳或固守。就像机器没有停止键一样,让发动机一直运转,接下来就是发热、发烫、电机损坏等一系列问题出现,从而导致其寿命缩短、弃废不用。人体气机也是一样,"出入废则神机化灭,升降息则气立孤危",升降出入,开阖枢,任何一个环节都至关重要。

以上三个角度,都是从《黄帝内经》中悟知其理,所以治疗痿病首先选择从阳明经去论治,是有充足的理论依据的。针对其具体的治法,其实《素问·痿论》也有所阐述:"各补其荥而通其俞,调其虚实,和其逆顺,筋脉骨肉,各以其时受月,则病已矣。"此段指出了在针灸治疗上应以"补荥通俞、调补虚实、和降逆顺"为原则,并结合四时当旺的月份立法选穴,采用不同的手法。

(三)"治痿非独取阳明"

所谓"独取",乃主取、重点取的意思,非只取、单取也。明代李中梓在《医宗必读·卷之十·痿》中就提出"不独取阳明而何取哉"的观点,后世很多医家也都持此观点。笔者认为,我们需要辩证地看待,不可囿于"只取、单取"的观点。

第一,《素问·痿论》关于"五脏使人痿"的记载明确指出五脏有热而生五痿,例如"肺热叶焦""生痿躄"、心气热"生脉痿"、肝气热"发为筋痿"等。所以,五脏皆可致痿病,非独阳明胃也。

第二，明代马莳注曰"今曰独取阳明，又必兼取所受病之经，假如治筋痿者，合胃与肝而治之，补阳明之荥穴内庭，肝之荥穴行间，胃之俞穴陷谷，肝之俞穴太冲"，这其实就是参以脏腑辨证从肝和胃两方面来取穴治疗之明证；晋代皇甫谧在《针灸甲乙经·热在五脏发痿第四》中云"痿厥寒，足腕不收，躄，坐不能起，髀枢脚痛，丘墟主之"，治痿躄选以足少阳胆经上的丘墟穴为主穴，可见非独取阳明也。

第三，清代叶天士治疗痿证也没有局限于"独取"二字，其在《临证指南医案·痿论》中云："先生治痿，无一定之法，用方无独执之见……立法精详，真可垂诸不朽矣。"所以，"独取阳明"是大法，而不是唯一之法；是强调阳明治痿病的重要性，而不是以一概全，否定其他治法。

二、追寻治痿之用

前文已经从针灸角度叙述了治痿之法，其实就是以阳明经的穴位为主穴，辅以其他经穴，荥穴宜补法、腧穴宜泻法，从而虚实调、逆顺治，痿病得愈。例如，针对肝所发之筋痿，我们可以在针刺足阳明胃经的荥穴内庭穴和腧穴陷谷穴的基础上，针刺足厥阴肝经的荥穴行间穴和腧穴太冲穴，还可根据时令来治疗相应脏腑。另外，推拿作为中医一大特色疗法，备受百姓欢迎和推崇，在痿病的康复治疗上有独特优势。例如，杨美芝等以取阳明经为主，按照特定的流程进行推拿治疗，此疗法具有疏通经络、滑利关节、调节脏腑等多种功能，在治疗痿证中取得了良好的疗效。[1]

就辨证论治而言，痿病的发生是有其基本病因病机的，例如从《黄帝内经》中提炼出来的"肺热叶焦""因于湿，首如裹，湿热不攘""太阳司天之政，民病寒湿，发肌肉萎，足萎不收"等。由此可知，五脏热、湿热、寒湿、劳倦内伤脾胃或恐惧伤肾等，都是致痿之因。治当"谨守病机，各司其属"，热者清之、寒者温之，虚者补之、实者泻之。

随着现代医学的发展，中西医结合治疗痿病颇受推崇，其治疗思想也相互启迪，临证应用上亦有契合巧妙之处。例如治疗中医之肺痿，虚寒者治以甘草干姜汤温中散寒，虚热者治以麦冬汤或养阴清肺汤养阴清肺；郑建等认为西医之肺纤维化与肺痿之病机存在相似之处，因此大胆设想"独取阳明"在肺纤维化的治疗中也有重要作用[2]。又如，现代医学的重症肌无力属于"肉痿"，胃火伤阴者可以益胃汤清热养阴，脾胃气虚者可以补中益气汤或升陷汤补脾益气生肌；国医大师邓铁涛认为此病病机以脾胃气虚为主，因肌肉属脾所主，脾虚肌肉失于荣养，导致肌肉无力，是由虚致损的虚损病，故立"重补脾胃，益气升陷，兼治五脏"为治疗大法[3]。再如，对于脑卒中后遗症患者，以肢体偏枯、半身不遂为主要表现的，临床多以气虚血瘀立论，以补阳还五汤为代表方。从微观结构改变来看，萎缩性胃炎依旧属于肌肉腺体萎缩、功能退化一类疾病[4]，故也属于"肉痿"。有研究者在用参芪方治疗慢性萎缩性胃炎伴肠上皮化生临床研究中发现，用参芪补气剂治疗后的患者临床症状好转，胃黏膜萎缩、肠上皮化生改善显著。[5]所以，微观上的组织形态改变和分泌功能失调，在一定程度上和中医宏观上认识的病理改变具有内在的一致性。[4]坚持中西互补互通，可以为痿病的治疗带来更多的思路和启迪。

三、浅析伍师治痿之法

伍师认为，痿病的发生与人们劳累过度消耗损伤肝肾精血、饮食不节害于脾胃等密切相关，当然也有先天因素以及情志、外伤致病。病性有寒热之分、虚实之别，病位主要在阳明、脾肝肾。临证推崇治痿三法，即"调脾胃气血、补先天肾精、通经络瘀邪"。辨证选方主要有十全大补汤、地黄饮子、虎潜丸、四妙丸等。

（一）调脾胃气血

十全大补汤以四君子汤、四物汤合方加黄芪、肉桂二味组成，全方以大补脾胃气血为主，正合痿病阳明气血亏虚之机，阳明气血充足则冲脉血旺，四肢百骸、肌肉脏腑等有生化之根、营养之源，故痿病可渐至康复也。《辨证录》记载："一剂而口能言，二剂而心惊肉跳者止，三剂而鼾声息，十剂而手能动足能行矣。又二十剂而气血重旺，一如无病之人。"这充分说明了此方治痿的神奇疗效。其中黄芪一味入阳明经，性味甘、微温，兼具补通之性，"为补药之长也"（《本草纲目》）。在治疗各种痿弱不用和功能衰退性疾病中，黄芪是最常用的。例如李东垣所创补中益气汤以及张锡纯所创升陷汤，皆以大剂量黄芪补气升提，从而治疗各种痿弱下垂、功能衰退的疾病；王清任所创补阳还五汤同样以大剂量黄芪配伍少量活血化瘀药，用于治疗脑梗、脑卒中初期所表现出的肢体偏瘫效果显著；国医大师邓铁涛自创"强肌健力饮"治疗重症肌无力屡获良效，其黄芪用量一般为 160~180g，最高可达 240g，充分体现了大剂量黄芪对治疗重症肌无力的肌肉萎缩症的关键作用。[6]

（二）补先天肾精

肾乃先天之本，房劳、惊恐、过食咸甘厚味都易伤肾，肾之藏精功能失常，"作强"不能，"伎巧"不用，因而致痿。临证常常表现为肝肾同亏或者脾肾同病等相兼为患，肝肾阴亏者可用虎潜丸滋补肝肾壮筋健骨，阴阳两亏者可用地黄饮子补肾阳、益肾阴、调肝脾、祛痰浊。其中地黄饮子为伍师所推崇，其为金元四大家之一刘河间所创之方，出自《黄帝素问宣明论方》。此方具有补肾助阳、滋阴养肾、化痰蠲浊、开窍醒神之功。方中熟地黄、巴戟天、山茱萸、肉苁蓉四味补肾精养肾阴，充养先天之本；桂枝、炮附子辛温补肾，引火助阳，益下元之虚固本；石斛、麦冬养胃生津补益阳明，远志、五味子入肺肾敛气，茯苓健脾利水湿，石菖蒲入心肝，醒神开窍，化痰蠲浊，"开心孔，补五脏，通九窍，明耳目，出声音"（《神农本草经》）；少许薄荷取其清轻上行之性，疏肝郁且散风邪；姜、枣和胃安中以助药力。此方具有温补下元、调和脾胃、顾护阴阳之特征，温而不燥，补而不滞，是治"喑痱痿躄"之妙方。症见舌强不能言，足废不能用，口干不欲饮，足冷面赤，脉沉细弱者，皆可用之。三江伤寒流派刘方柏教授在临床治疗痿证，也多以此方为首选，且一用即灵，屡克沉疴，故将之尊为治痿神剂。

（三）通经络瘀邪

凡痿之证，必然虚之七八、实之二三，治当兼顾虚实，补其虚而益其气，去其邪而通其道。在致病过程中，往往有风痰、寒湿、湿热、瘀血等病理因素的出现，临证可四诊合参，辨证选方，灵活化裁。例如，关于火热致痿，张景岳在《附质疑录》中指出："阳明之虚，非阳明之本虚，而火邪伏于胃中……故治痿独取阳明者，非补阳明也。治阳明之火邪，毋使干于气血之中，则湿热清而筋骨强，筋骨强而足痿以起"；湿热下注、肝肾不足致痿者，《成方便读》四妙丸可作为首选；寒湿内凝、痰浊内盛、阴阳两虚者，首推地黄饮子；痹证日久，气血虚荣，津液干枯，筋骨肌肉失于濡养，脏腑功能衰落，也可导致痿病，所以治痹之方如黄芪桂枝五物汤、补阳还五汤也可用于治痿，当然其病机以气虚血瘀为主。

经典医案

莫某，女，39岁，广东江门人。

∗ 初诊（2022 – 09 – 16）

患者下肢痿弱无力1年余，行走困难，力难从心。他院确诊为多发性肌炎，经治疗未见明显好转，特求治伍师。刻下症见：下肢痿弱无力，行走困难，犹如婴儿学步，力不从心，上楼梯明显费力，腰酸膝软，偶感头晕心悸，失眠易醒，纳可。舌淡红、苔薄腻，脉沉弦细。

诊之为阳明气血不充，投以十全大补汤加减。

患者间断服药数月，失眠、心悸等症状改善，下肢乏力也较前好转，可行走数里地，但仍觉下肢肌肉乏力，后因故未能坚持复诊。

∗ 复诊（2023 – 08 – 29）

下肢乏力仍存，口干，喉中自觉有痰，肢冷。舌淡红、苔薄，尺脉沉细、关脉弦。

主方：地黄饮子加减

熟地黄 20g，**巴戟天** 10g，**山茱萸** 20g，**肉苁蓉** 10g，**五味子** 10g，**茯苓** 20g，**远志** 10g，**石斛** 10g，**石菖蒲** 20g，**肉桂** 6g，**淡附片**（先煎）20g，**黄芪** 30g，**太子参** 15g，**鸡血藤** 20g。

7剂，水煎服。

嘱患者配合导引、站桩、慢走等锻炼。

患者坚持复诊月余，明显感觉下肢逐渐有力，可行走几千步而不怠，上一二楼下肢不痿，精神渐佳，很是满意。

按语

多发性肌炎为免疫系统疾病，主要表现为对称性四肢肌肉进行性无力，早期可见下蹲困难、跑跳、上楼梯费力等症状。此案患者发于早期，辨其脉症，初诊时主要是阳明不足，以气血亏虚为主，故投以十全大补汤而见效；2023 年 8 月复诊时见其下肢痿弱仍存，参其外候，知其有脾肾不足、阴阳两虚之象，遂投地黄饮子补肾温养下元，益气活血蠲痰浊，补泻并进，气血同调，顾护先后天两本，以达阴平阳秘之机，肌肉脏腑坚强，痿病渐自愈。

（整理：李志强　指导：马春成、李叶枚）

参考文献

［1］杨美芝，李爱华，曾红文. 治痿独取阳明新探 ［J］. 按摩与导引，2003，19（2）：9－10.

［2］郑建，朱雪，王丽芹，等. 从"治痿独取阳明"论治肺纤维化 ［J］. 新中医，2014，46（1）：9－10.

［3］黄子天，刘小斌. 国医大师邓铁涛强肌腱力饮治疗重症肌无力的临床应用及学术传承 ［J］. 广州中医药大学学报，2018，35（1）：182－185.

［4］熊为锋，贺娟. "治痿独取阳明"含义解析及临床应用 ［J］. 现代中医临床，2021，28（6）：72－76.

［5］张敏芬. 参芪方治疗慢性萎缩性胃炎伴肠上皮化生的临床研究 ［D］. 南京：南京中医药大学，2014.

［6］全世建，肖会泉. 邓铁涛治疗重症肌无力经验 ［J］. 山东中医杂志，2004，23（10）：626－627.

从"五经"论治口渴

口渴一症，临床见之甚多，然诸医家皆以兼症待之，鲜有单独谈而论之者。余常习读经典，每读之都会有不同索思，前贤岳美中先生于无字句中读之，境界颇深。余阅口渴有字句处，薄浅论之，以飨同道。

《伤寒论》共398条，见"渴"字者有38条；《金匮要略》有36条，其中包含24首经方。作为主症论述的有白虎加人参汤、五苓散、瓜蒌①瞿麦丸、百合洗方等，余皆以兼症、或然症出现。余从六经中归纳治渴症之经方，发现六经唯有太阴无渴症，故从"五经"论治，就此稍作梳理，以便临证论清诊明之用。

一、从太阳论治

五苓散

《伤寒论》第71条："太阳病，发汗后，大汗出，胃中干，烦躁不得眠，欲得饮水者，少少与饮之，令胃气和则愈。若脉浮，小便不利，微热，消渴者，五苓散主之。"

《伤寒论》第72条："发汗已，脉浮数，烦渴者，五苓散主之。"

《伤寒论》第73条："伤寒，汗出而渴者，五苓散主之；不渴者，茯苓甘草汤主之。"

《伤寒论》第74条："中风发热，六七日不解而烦，有表里证，渴欲饮水，水入则吐者，名曰水逆，五苓散主之。"

《伤寒论》第156条："本以下之，故心下痞，与泻心汤；痞不解，其人渴而口燥烦，小便不利者，五苓散主之。"

太阳是寒水之经，三阳中阳气最盛，为人体之藩篱，主表主开；足太阳膀胱腑为蓄水之腑，"膀胱者，州都之官，津液藏焉，气化则能出矣"，在肾

---

① 瓜蒌又称栝蒌、栝楼。

阳的温煦下，膀胱气化化生阳气，以水津为载体，经膀胱经和三焦向体表输布，"三焦膀胱者，腠理毫毛其应"，故有"卫出于下焦"之说。

太阳表邪不解，循经入腑，使膀胱气化不利；太阳表证期间，膀胱气化功能低下，饮水过多而致水饮内停，故见太阳蓄水证，即五苓散证。此证有口渴、消渴、烦渴、渴欲饮水、小便不利、身微热、心下痞、脉浮或浮数等症，口渴为主症，而且口渴较重，饮水后不能缓解甚至水入即吐，此乃膀胱气化失司，津液不能输布上承所致。五苓散为治水之专剂，其外可疏散、内能化利。用桂枝半两使表邪从汗而解，更能温阳化气，以助行水。泽泻、猪苓、茯苓甘淡渗利，利水行津，使水饮从小便而去，白术健脾益气。苓、桂配，温阳化气利水之效彰；苓、术伍，健脾运脾化湿之功著。此方以白饮和服、暖水温胃，汗出邪去饮除，膀胱气化自复，津液输布正常，口渴得愈。

此方治口渴当与胃津不足之渴相鉴别，如第 71 条"大汗出，胃中干，烦躁不得眠"，此为汗出多损伤胃中津液，津液亏虚不能上奉于口，故见口渴，当"少少与饮之，令胃气和则愈"。

小青龙汤

《伤寒论》第 40 条："伤寒表不解，心下有水气，干呕发热而咳，或渴，或利，或噎，或小便不利、少腹满，或喘者，小青龙汤主之……若渴者，去半夏，加栝蒌根三两。"

《伤寒论》第 41 条："伤寒，心下有水气，咳而微喘，发热不渴；服汤已渴者，此寒去欲解也，小青龙汤主之。"

此为外寒内饮之证，小青龙汤外散风寒，内蠲水饮，表里双解。水饮之邪变动不居，随三焦气机升降出入，可见众多或然症，口渴便是其一，为水饮不化、津液不滋所致，口虽渴但不欲饮。第 41 条"服汤已渴"之渴是饮去津液复之象，是常人之渴。《长沙药解》云："小青龙汤，方在麻黄。治太阳伤寒，内有水气，渴者，去半夏，加栝蒌根三两。小柴胡汤，方在柴胡。治少阳伤寒。渴者，去半夏，加人参、栝蒌根，以其凉肃润泽，清金止渴，轻清而不败脾气也。"

大陷胸汤

《伤寒论》第 137 条："太阳病，重发汗而复下之，不大便五六日，舌上燥而渴，日晡所小有潮热。从心下至少腹硬满而痛，不可近者，大陷胸汤主之。"

从"病发于阳而反下之，热入因作结胸""重发汗而复下之"可见太阳病误下后，表邪入里，化热伤津而见"舌上燥而渴"。治以大陷胸汤泻热逐水而渴自愈。大陷胸汤证当与阳明腑实证相鉴别，两者都可出现口渴、便秘、潮热、腹痛，但前者脉象沉紧有力，心下痛、按之硬满，疼痛的面积可以是"从心下至少腹"之大，疼痛程度更重；阳明的潮热是壮热，热与燥结，太阳是小有潮热，热与水结。

文蛤散

《伤寒论》第 141 条："病在阳，应以汗解之，反以冷水潠之，若灌之，其热被劫不得去，弥更益烦，肉上粟起，意欲饮水，反不渴者，服文蛤散；若不瘥者，与五苓散。"

太阳病本当以辛温药汗解之，反以冷水喷灌于头身，潠者喷也，发热不解反而感寒更重，故见"肉上粟起"；"意欲饮水，反不渴者"提示热被水劫，水热在表不在里，但有入里之势。与五苓散证之渴不欲饮相比，此症较轻。文蛤散既可清阳郁之热，又可行皮下之水。若病重药轻，当予五苓散。文蛤即头有指纹的海蛤，《神农本草经》载："海蛤：味苦、咸、平，无毒。主治咳逆上气，喘息烦满，胸痛，寒热，治阴痿。"

《金匮要略·消渴小便不利淋病脉证并治》："趺阳脉浮而数，浮即为气，数即为消谷而大坚。气盛则溲数，溲数即坚，坚数相搏，即为消渴。……渴欲饮水不止者，文蛤散主之。"

小半夏加茯苓汤、茯苓泽泻汤、己椒苈黄丸

《金匮要略·痰饮咳嗽病脉证并治》："先渴后呕，为水停心下，此属饮家，小半夏加茯苓汤主之。"

《金匮要略·呕吐哕下利病脉证并治》："胃反，吐而渴，欲饮水者，茯苓泽泻汤主之。"

《金匮要略·痰饮咳嗽病脉证并治》："腹满，口舌干燥，此肠间有水气，己椒苈黄丸主之。"

小半夏加茯苓汤为化痰散饮、降逆止呕之方。"呕家本渴，渴者为欲解"，是因呕而津伤故自作渴；是证先见渴后见呕，水饮停于心下，即胃脘处，阳气郁阻故见渴，饮水不化停积于内，胃失和降故致呕。当治饮而不治渴，饮去呕自止，津通渴自愈。

茯苓泽泻汤为五苓散方去猪苓加生姜、甘草，并重用茯苓半斤，泽泻、生姜各四两而成。此方治疗胃中有停饮之胃反证，饮停心下，胃气失和致吐，津不上奉故见渴。与五苓散证相比，此渴在后，呕吐在前，可伴有心悸；而五苓散证口渴在前，水入即吐，不饮则不吐。

己椒苈黄丸治"水走肠间，沥沥有声"之痰饮，三焦水道不通，气机壅滞故腹部胀满，气不化水故口舌干燥。防己、椒目行水祛湿，葶苈、大黄泻肺通腑，共奏化痰逐水、除湿泻热之功。口舌干燥甚者可见口渴，"渴者，加芒硝四两"。芒硝咸寒，泻火除热，润燥软坚。此方通行二便，使水热尽去，渴症自除。

芪芍桂酒汤、桂枝汤

《金匮要略·水气病脉证并治》："问曰：黄汗之为病，身体肿，发热，汗出而渴，状如风水，汗沾衣，色正黄如柏汁，脉自沉，何从得之？师曰：以汗出入水中浴，水从汗孔入得之。宜芪芍桂酒汤主之。"

《金匮要略·妇人妊娠病脉证并治》："妇人得平脉，阴脉小弱，其人渴，不能食，无寒热，名妊娠，桂枝汤主之。"

芪芍桂酒汤为治黄汗之专方，症见身体肿、发热而渴、汗出沾衣、色黄如柏汁、脉自沉等，汗出后腠理开泄，水浴而感邪，湿滞肌肤，卫郁营热，津伤不承而见口渴。当从和调营卫、泻热化湿而治，营卫和、湿热去而渴自解。

桂枝汤可治妊娠营卫不和而见阴脉弱、渴、不能食者。

二、从阳明论治

白虎加人参汤

《伤寒论》第26条："服桂枝汤，大汗出后，大烦渴不解，脉洪大者，白虎加人参汤主之。"

《伤寒论》第 168 条："伤寒，若吐、若下后，七八日不解，热结在里，表里俱热，时时恶风，大渴，舌上干燥而烦，欲饮水数升者，白虎加人参汤主之。"

《伤寒论》第 169 条："伤寒无大热，口燥渴，心烦，背微恶寒者，白虎加人参汤主之。"

《伤寒论》第 170 条："伤寒，脉浮，发热无汗，其表不解，不可与白虎汤；渴欲饮水，无表证者，白虎加人参汤主之。"

《伤寒论》第 222 条："若渴欲饮水，口干舌燥者，白虎加人参汤主之。"

阳明乃多气多血之经，为二阳、盛阳，主里主阖，足阳明胃腑主受纳腐熟水谷，其气以降为顺，大肠为"传道之官，变化出焉"，以通为用。故阳明致病多实、多热、多壅，治以清、下二法从阳明而解。阳明经热证可用"清宣郁热""辛寒折热""清利水热"三法，因势利导，使邪气分别从上、中、下分消之。

阳明热邪炽盛，伤津耗气，或伤寒服桂枝汤汗不得法，大量汗出，气随津脱，或伤寒吐下后，热结津亏而见口渴。此渴多伴见壮热烦渴，多喜冷饮，汗出淋漓，多见于素体阳盛之人。治以白虎加人参汤清热除烦，益气生津，此为"辛寒折热"之法。方中知母配石膏，清阳明之热，生津止渴；粳米、甘草培土和中，养胃气生津液；人参益气生津治烦渴。此方亦可治太阳中暍病，《金匮要略·痉湿暍病脉证治》云："太阳中热者，暍是也。汗出恶寒，身热而渴，白虎加人参汤主之。"叶天士所谓"夏暑发自阳明"，是宗此证也。

白虎汤证条文虽然未提及"渴"字，反而见"口不仁"，但从方证可推知其病有口渴；三承气汤证条文也未涉及"口渴"一症，三者同治阳明腑实之证，有轻下、缓下、峻下之别，其病机不过热盛伤津，津伤化燥，因燥成实，虽以大便难、大便硬、有燥屎为主症，但亦可兼见渴症，临证不必拘泥，应从无字句中读之。

猪苓汤

《伤寒论》第 223 条："若脉浮，发热，渴欲饮水，小便不利者，猪苓汤主之。"

《伤寒论》第 224 条："阳明病，汗出多而渴者，不可与猪苓汤。以汗多胃中燥，猪苓汤复利其小便故也。"

阳明之热不解，影响下焦，水热互结，灼伤阴液，故见小便不利、口渴。猪苓汤清热利水育阴，水热去，阴津复则口渴除、小便自利。若汗出多而渴，小便利者属白虎加人参汤证，是水热在中焦也；小便不利则为猪苓汤证，是水热在下焦也，须别之。

茵陈蒿汤

《伤寒论》第 236 条："阳明病，发热汗出者，此为热越，不能发黄也；但头汗出，身无汗，剂颈而还，小便不利，渴引水浆者，此为瘀热在里，身必发黄，茵陈蒿汤主之。"

茵陈蒿汤所治口渴的基本病机为阳明热盛，湿热熏蒸，津不上承。里热无法透达，与体内水湿相结合，则出现口渴、皮肤发黄之象。湿热相结，如油入面，难解难分，湿受热邪牵制而不得下泄，故见小便少而不利，热因受湿邪影响欲外越而不得越，且头为诸阳之会，故见头汗出。治以茵陈蒿清利肝胆湿热，栀子清三焦湿热使邪从小便而去，大黄泻热通腑使邪从大便而解。是证湿热去则口渴自除。

三、从少阳论治

小柴胡汤

《伤寒论》第 96 条："伤寒五六日中风，往来寒热，胸胁苦满，默默不欲饮食，心烦喜呕，或胸中烦而不呕，或渴，或腹中痛，或胁下痞硬，或心下悸、小便不利，或不渴、身有微热，或咳者，小柴胡汤主之……若渴，去半夏，加人参，合前成四两半，栝蒌根四两。"

《伤寒论》第 97 条："血弱气尽，腠理开，邪气因入，与正气相搏，结于胁下。正邪分争，往来寒热，休作有时，默默不欲饮食。脏腑相连，其痛必下，邪高痛下，故使呕也，小柴胡汤主之。服柴胡汤已，渴者，属阳明也，以法治之。"

《伤寒论》第 99 条："伤寒四五日，身热恶风，颈项强，胁下满，手足温而渴者，小柴胡汤主之。"

少阳为小阳、稚阳，不亢不烈，如日初升，蒸蒸日上。足少阳胆经行头身两侧，络肝属胆，经别入季胁，布胸腔，过心脏；胆腑藏精汁，性疏泄，主决断，寄相火；手少阳三焦腑，为"元气之别使"，"决渎之官，水道出焉"。

少阳病见枢机不利，易气郁化火。少阳胆经有火，循经上炎，故见"口苦、咽干、目眩"；胆火横逆，乘脾犯胃，故见"默默不欲饮食""喜呕"。火邪灼伤津液，故或然症中见"若渴"之症，去温辛之半夏，加人参合前四两半益气生津，瓜蒌根生津止渴。《神农本草经》云："栝楼根，味苦，寒。主消渴，身热，烦满，大热。补虚安中，续绝伤。"

第 97 条为少阳病，服用小柴胡汤后，少阳病不解，转属阳明病，阳明有热伤津，故见口渴，此渴为阳明经热之渴，治可予白虎加人参汤。

第 99 条为三阳合病，治从少阳。"身热恶风，颈项强"为太阳经表受邪，经输不利，"手足温而渴"为阳明有热，"胁下满"为少阳经邪气郁滞。若从太阳表解，"少阳三禁要详明，汗谵吐下悸而惊"，汗解不能纾解少阳，反而徒伤津液；若从下出，表邪易于闭而内陷致使病情更加复杂。治从少阳，枢机一转，表邪散去，里热尽除，则诸症自愈。此时有渴者可参以或然症，去半夏加人参和瓜蒌根。

柴胡桂枝干姜汤

《伤寒论》第 147 条："伤寒五六日，已发汗而复下之，胸胁满微结，小便不利，渴而不呕，但头汗出，往来寒热，心烦者，此为未解也，柴胡桂枝干姜汤主之。"

此证为伤寒误治后邪传少阳，气化失常，津液不布所致。少阳之邪不解，枢机不利，故见胸满气结、往来寒热、心烦。三焦气化不利、津液亏虚，故见小便不利、口渴。此渴乃津液亏虚之症，而非胃中停饮，所以"渴而不呕"。津液亏虚汗出乏源，不能越热以外出，故"头汗出"。张仲景以柴胡、黄芩和解少阳，桂枝、干姜助阳化气，瓜蒌根生津止渴，牡蛎咸寒软坚、散结消痞。《金匮要略·百合狐惑阴阳毒病脉证治》云："百合病一月不解，变成渴者，百合洗方主之……渴不瘥者，栝楼牡蛎散主之。"可见瓜蒌、牡蛎相伍亦可治百合病之渴。

此方既养津液又助阳气，同时和解少阳，临证用之甚广。刘渡舟先生临证用柴胡桂枝干姜汤化裁治疗慢性肝炎继发的糖尿病，参以口渴、心烦及少阳证病机，疗效显著。

另外，此方用干姜、甘草通达阳气，温化脾气，干姜为理中汤之君药，寓有半个理中汤之意，以温暖脾家之寒。故少阳兼有太阴之证者亦可用之，但这并不能说明太阴就可见渴症，此渴非太阴之渴也。

茵陈蒿汤证亦见头汗出、小便不利、口渴之症，但病机不尽相同，当辨证治之。

四、从少阴论治

《伤寒论》第 277 条："自利不渴者，属太阴，以其脏有寒故也。当温之，宜服四逆辈。"

《伤寒论》第 282 条："少阴病，欲吐不吐，心烦但欲寐，五六日自利而渴者，属少阴也。虚故引水自救，若小便色白者，少阴病形悉具。小便白者，以下焦虚有寒，不能制水，故令色白也。"

从以上两条可明确看出，太阴、少阴都有下利之症，鉴别点就在于渴与不渴。太阴病乃三阴之始，是阴证的初期阶段。太阴脾家虚寒多见、实热少见，若脾寒不化，清阳不升故见下利，太阴寒湿弥漫故口不渴饮；少阴肾经乃水火之宅、元阴元阳之所寄，主水藏精，其证寒化者多、热化者少。少阴肾阳虚衰，气化津液功能失常，气不化津故见口渴，火不暖土故见下利。总而言之，太阴下利的特点就是越下利脾气越虚、肚子越胀，但是口不渴，可用理中汤温之；少阴下利则伴有口渴、小便色白、心烦欲寐、肢冷脉微细等表现，下利清谷者多，可予四逆汤之类方。后世有"太阴无渴症"之说，此言其常也。

若太阴腹泻日久，其津液泄于外，耗竭于内，必然会见口渴。《伤寒论》第 386 条云："霍乱，头痛发热，身疼痛，热多欲饮水者，五苓散主之；寒多不用水者，理中丸主之……下多者，还用术；悸者，加茯苓二两；渴欲得水者，加术，足前成四两半。"由此可推，太阴虚寒证，下利日久，张仲景重用白术四两补气升脾、化湿止泻；然渴欲饮水者，则用白术四两半，用量更重。《长沙药解》载："白术，味甘、微苦，入足阳明胃、足太阴脾经。补中燥湿，止渴生津，最益脾精，大养胃气，降浊阴而进饮食，善止呕吐，升清阳而消水谷，能医泄利。"可见白术之功不仅在止泻利，还可益脾生津。

所以，太阴下利日久内伤津液亦可出现渴症，这是仲师之变法，临证应知其常能达其变，方为明理也。

猪苓汤

《伤寒论》第 319 条："少阴病，下利六七日，咳而呕渴，心烦不得眠者，猪苓汤主之。"

少阴下利见有心烦、呕渴热化之象，此为阴虚水热相结故也。水饮之邪随三焦通道而上下致病，水逆于上，肺失宣降而咳；水停中脘，胃气失和则呕；水在下焦，气化不利故见小便不利；水热互结，蒸灼津液故见口渴。肾主水在下，心主火在上，心火下温于肾使水不寒，肾水上奉于心使火不热，此谓心肾相交、水火既济；然肾水亏于下不能上奉于心，虚火扰及神明故见心烦，心肾不交则不得眠。猪苓汤育阴清热，利水化湿，水去、热除、阴复而渴症自消、小便自利。《金匮要略》云："夫诸病在藏，欲攻之，当随其所得而攻之，如渴者，与猪苓汤，余皆仿此。"邪热与痰水互结，可予陷胸汤；邪热与血互结，可予桃核承气汤或抵当汤；邪热与燥屎互结，可予承气汤。

少阴病篇、阳明病篇之猪苓汤虽病因不同但证机一致，临证治疗尿路感染、尿路结石用之多验。

肾气丸

《金匮要略·消渴小便不利淋病脉证并治》："男子消渴，小便反多，以饮一斗，小便一斗，肾气丸主之。"

消渴，为渴欲饮水渴难消，饮不解渴也；男子房劳过度伤肾，肾气亏损而阳浮于上，故见口干舌燥，消渴不已；肾阳虚不能蒸化水液，水饮停聚于内，膀胱气化失司，故见小便频多，饮一溲一。治以桂枝、附子温助肾阳，化气利水，引火归元；六味地黄丸滋肾阴以培补肾阳生化之源。熟地、山药滋补脾肾之阴而生津，桂枝、附子温肾阳化气而生津，茯苓、泽泻利水去饮而津复。

瓜蒌瞿麦丸

《金匮要略·消渴小便不利淋病脉证并治》："小便不利者，有水气，其人若渴，栝萎瞿麦丸主之。"

此为肾阳不化、上燥下寒之证。少阴肾阳不足，三焦失其决渎之功，水道不通，故见小便不利、有水气。阳虚水液不化，津不上承，故见苦渴。此渴为主症矣，伴有畏寒肢冷、腹中肠鸣、苔滑脉沉之象。方用瓜蒌瞿麦丸温肾助阳行水，健脾生津润燥。

清代尤在泾注曰："此下焦阳弱气冷，而水气不行之证，故以附子益阳气，茯苓、瞿麦行水气。观方后云'腹中温为知'可以推矣。其人苦渴，则是水寒偏结于下，而燥火独聚于上，故更以薯蓣、栝楼根除热生津液也。夫上浮之焰，非滋不熄；下积之阴，非暖不消。"[1]

此方治渴症，一则以瓜蒌根、薯蓣健脾生津止渴，治其标；一则以炮附子温肾阳化气生津，调其本。

五、从厥阴论治

《伤寒论》第 326 条："厥阴之为病，消渴，气上撞心，心中疼热，饥而不欲食，食则吐蛔。下之，利不止。"

厥阴为三阴交尽之经，厥者，尽也。厥阴风木，主生升之气。"阴阳气不相顺接，便为厥，厥者，手足逆冷者是也"，故厥阴多寒证、虚证、寒热错杂证。

厥阴风木之脏，内寄相火，肝经或心包有热故见"气上撞心，心中疼热"，热伤津液故见消渴引饮，肝火犯胃，胃得热而饥，然脾寒而水谷不化，故见不欲食、食则吐蛔。此证代表方为治蛔厥证主久利的乌梅丸。乌梅为君，敛风木杀蛔，生津止咳，下气止呕；黄连、黄柏苦寒清热，热除津复；椒、姜、参、附温中下焦之寒，使龙雷之火得以潜藏，通阳化气而使饮入之水得以生津。

《伤寒论》第 373 条："下利，欲饮水者，以有热故也，白头翁汤主之。"

厥阴下利有热化者，可予白头翁汤，治疗热痢之疾。热邪伤津自当有口渴，而主症当是里急后重、下利赤白、便脓血，治以清热利湿，凉血解毒止痢而收功。

张仲景在《伤寒论》第 360 条指出："下利，有微热而渴，脉弱者，今自愈。"即一般的下利口渴，基本不需要治疗，适当补充水分，即可自行缓解。但也有饮水不解的，如第 367 条"下利，脉数而渴者，今自愈。设不瘥，必清脓血，以有热故也"，湿热蕴结肠道，导致下利不止，湿热不去则下利不休，口渴亦不能止。白头翁汤所用俱是清热燥湿之品，湿热得去，则下利自止，口渴自除矣。

（整理：李志强　指导：马春成、李叶枚）

参考文献

[1] 董慧，徐丽君. 经方瓜蒌瞿麦丸临床应用进展及验案举隅 [J]. 中西医结合研究，2023，15（1）：69 - 72.

医论医话篇

从《伤寒论》《温病条辨》辨治血行播散型肺结核长期发热

一、医案举隅

张某，女，30 岁。

* 初诊（2023 - 08 - 21）

患者反复发热、头痛、咳嗽 5 月余。其 5 个多月前无明显诱因出现发热，体温最高超过 40℃，伴有头痛，曾有呕吐，咳嗽以间咳、干咳为主，咳少量黄白色黏痰，曾在他院住院诊治，诊断为血行播散型肺结核、脊柱结核、系统性红斑狼疮等，经 HRZE + Lx 抗结核治疗，效果不佳，后出现抽搐，考虑合并结核性脑膜炎，加用利奈唑胺、糖皮质激素治疗，效果仍不佳。今再次出现发热、头痛、咳嗽，伴呕吐 3 天，收入某结防所进一步治疗，诊断为：①结核性脑膜炎；②急性血行播散型肺结核；③系统性红斑狼疮；④狼疮性肾炎；⑤脊柱结核；⑥泌尿系统结核；⑦继发性癫痫；⑧电解质代谢紊乱。入院后予抗结核、抗狼疮、抗炎、降低颅内压等治疗。住院期间因反复发热，以中低热为主，每日规律晨起发热，伴有头痛，特邀马师会诊。刻下症见：咳嗽，以干咳为主，咳剧时气促，面色潮红，口干欲饮，乏力神疲，偶有肢体抽搐，二便调。舌淡暗、有齿痕，苔薄黄，脉沉弦。

辅助检查：血常规：WBC 7.77（10^9/L），GRA% 71.8（%），LYMPH# 10.65（10^9/L）；超敏 CRP 63（mg/L）；血清淀粉样蛋白 145.3（mg/L）；PCT 0.055（ng/mL）；白细胞介素 - 6：45.61（pg/mL）；ESR 81（mm/h）；BNP 16.87（pg/mL）；离子：K^+ 3.09（mmol/L），Na^+ 135.5（mmol/L），Cl^- 94.3（mmol/L）；血脂：TG 1.26（mmol/L），TCH 7.06（mmol/L）；血 CEA、AFP、肝肾功能、心肌酶、凝血四项、动脉血气分析、感染三项等未见明显异常。胸部 CT 检查见双肺散在粟粒影，部分融合，左下肺大片致密

影，局部支气管充气征；头颅 CT 考虑多发脑梗。

诊断：肺痨发热。

辨证：邪入阴分。

治法：养阴透热。

主方：青蒿鳖甲汤加减

青蒿 30g，醋鳖甲 30g，知母 20g，牡丹皮 15g，白薇 30g，黄芪 30g，淡附片（先煎）20g，败酱草 20g，百部 20g，茯苓 20g。

3 剂，水煎服。

* 二诊（2023 - 08 - 24）

仍有发热，伴有恶寒、肢冷，咳嗽、头痛稍好转。舌淡暗、有齿痕，苔薄黄，脉沉细。

续守前方，合以麻黄细辛附子汤加减。其中：麻黄 10g，细辛 10g，北柴胡 40g，黄芩 30g，淡附片（先煎）30g，败酱草 30g。

3 剂，水煎服。

* 三诊（2023 - 08 - 26）

仍发热，昨日最高体温 38.4℃，咳嗽，咳剧时有痰咯出，呈黄白色，伴有口干苦，大便 2 ~ 3 日未解。舌淡暗、有齿痕，苔薄黄，脉弦略滑。

辨证：邪在三阳，兼有瘀热。

主方：柴胡加龙骨牡蛎汤合桃核承气汤加减

北柴胡 30g，黄芩 30g，人参 15g，法半夏 30g，生姜 15g，大枣 15g，炙甘草 30g，龙骨 30g，牡蛎 30g，桂枝 15g，枳实 15g，白芍 30g，大黄（后下）15g，芒硝（溶服）10g，桃仁 30g，广藿香 30g，淡附片 15g。

2 剂，水煎 1.5 小时温服。

服药后啜热稀粥 1 碗余。

* 四诊（2023 - 08 - 28）

未见发热，精神好转，咳嗽也明显改善。

续方 5 剂巩固疗效。

* **五诊**（2023 - 09 - 06）

近10余日无发热，头痛明显，以甘露醇脱水治疗后稍减轻，但仍有痛感，以颠顶部为主，时有恶呕。舌淡红、苔薄腻。

辨证：厥阴有寒，浊阴上犯。

主方：吴茱萸汤加减

吴茱萸 15g，**人参** 20g，**生姜** 30g，**大枣** 30g，**陈皮** 10g，**姜竹茹** 15g，**姜半夏** 15g，**茯苓** 10g。

2剂，水煎服。

* **六诊**（2023 - 09 - 11）

头痛明显减轻，精神渐佳，稍有颈项不舒、左手颤动。舌淡红、苔薄白。

续守前方，加葛根30g达项背而通滞，炒白芍30g养肝阴而缓急。

服3剂后诸症见愈。

二、医案解析

发热是指机体在致热原作用下或其他原因造成体温调节中枢功能紊乱引发超出正常范围的体温升高。热程超过2周且2周内体温多次超过37.2℃称为长期发热。[1]引起长期发热的病因比较复杂，可分为感染性和非感染性。此案患者被明确诊断为结核性脑膜炎、急性血行播散型肺结核、系统性红斑狼疮等，且反复发热近半年之久，经多家医院抗结核、抗狼疮、抗炎等对症治疗仍发热不退，是为疑难发热一例。

（一）发热病因病机

从西医角度，患者主要为结核病所致发热。患者体内的结核分枝杆菌及其菌体物质导致的机体变态免疫反应，可引起白细胞介素-2的释放和增多，作为内源性致热原，白细胞介素-2作用于神经中枢的体温中枢而引起发热。[2]

而中医认为，外感六淫之邪、时邪疫毒或者内伤气血、脏腑功能虚弱等，皆能导致发热。初诊时，患者低热、口干、面红、苔薄黄等，为邪入阴分，阴虚生内热所致；二诊时，邪出阴分，发热，伴有恶寒、肢冷、脉沉细，责之于太阳少阴合病；三诊时，热势相对较高，咳剧咯黄白痰、口干苦、便结，舌淡暗、苔薄黄、脉弦略滑，考虑邪在三阳，兼以瘀热为患。

（二）青蒿鳖甲汤

青蒿鳖甲汤最先出自清代叶天士的《临证指南医案》第二十九案，但没有被正式命名。清代著名温病学家吴鞠通肯定了此方疗效，并以更加精炼的方式将其记载于《温病条辨》中。[3] 该方主要用治温病后期的邪热未尽，伏于阴分证。方中鳖甲、青蒿为君药，鳖甲咸寒入阴分，滋阴潜阳，青蒿芳香逐秽，清解阳分虚热，两药相配，有"先入后出"之妙，内清外透，使阴分伏热有外达之机；伍以甘寒之生地滋阴凉血，知母苦寒，清泄肺胃之火，滋阴润燥；佐以牡丹皮，清热凉血，活血行瘀。五味药相互协同配合，共奏养阴透热之效。

患者初诊时辨为邪热伏于阴分之证，遂投以青蒿鳖甲汤养阴透热，使久伏阴分之邪气清透于外；配伍苦平之白薇，既清气分之实热，又清虚热，是治邪入营分、身热久不愈之专药；百部苦平，有润肺止咳、杀虫抗痨之功；败酱草清热解毒消痈，茯苓健脾利水祛湿，黄芪益气扶正，炮附子温补少阴，使本气回复，病势外趋。

另外，现代医学研究证明，用青蒿鳖甲汤加减治疗耐药肺结核发热患者，有效率高于对照组，退热虽起效慢，但持续时间长、退热幅度大、不易复发，且胃肠道反应及肝功能损害等毒副作用更少。[4、5]

（三）柴胡类方

《伤寒论》第96条："伤寒五六日，中风，往来寒热，胸胁苦满，默默不欲饮食，心烦喜呕，或胸中烦而不呕……或咳者，小柴胡汤主之。"小柴胡汤是少阳病代表方，以柴胡为君，伍以黄芩，二者为对药。柴胡类方皆有此对药，具有外疏内清、和解少阳、调畅三焦之功。

此案二诊至四诊皆用了柴胡类方，原因是：一者，患者病程日久，反复发热，热势缠绵、有规律，正如少阳之枢，正邪相争，互为进退，符合少阳病发热之特征；二者，患者发热兼有呕吐，正是小柴胡汤的应用方证，《伤寒论》第149、379条明言"呕而发热者"以小柴胡汤主之；三者，从欲解时来看，《伤寒论》第272条有"少阳病，欲解时，从寅至辰上"，而患者每于清晨卯时左右开始发热，是为少阳病发病或病势加重之时，亦为少阳病病机欲解之候，此时予以小柴胡汤为代表的柴胡类方，有借助天之少阳如日初升之气而达扶正祛邪之功。

（四）吴茱萸汤

《伤寒论》第378条："干呕，吐涎沫，头痛者，吴茱萸汤主之。"此案患者除长期反复发热外，头痛也反复不愈，直到五诊时头痛明显加重，而且以颠顶部疼痛为主，可知为厥阴头痛；再观其舌象，参其呕症，辨之为厥阴有寒、浊阴上犯证。断投以吴茱萸汤温经散寒、调和肝胃，伍以橘皮竹茹汤行郁滞、化痰浊。服药2剂而收效，5剂而见愈。方古而功著，药简而力专。

综上，马师根据患者发热各时期的不同病机，灵活运用《伤寒论》《温病条辨》经典方剂，辨证、因势施治而收效。初诊时，患者发热且表现出一派邪伏阴分、内热津亏之象，故予青蒿鳖甲汤透邪外达而出阴分。二诊时，患者恶寒、肢冷、脉沉细，辨为太阳少阴合病，故合以麻黄细辛附子汤加减。三诊时，发现患者并非单纯的太少两感证，原因是：其一，每日规律清晨卯时发热，口干苦、时呕，必有少阳枢机不利；其二，热势偏高、咯黄白痰、大便秘结，必有阳明燥结；其三，太阳病久，易蓄血水于膀胱腑，久病必瘀，参其舌脉，当有瘀热实邪内留。故从三阳同治，兼顾虚实之邪，以柴胡加龙骨牡蛎汤合桃核承气汤加减。下之2剂，患者便热退不发，徒留头痛而以吴茱萸汤收功。

临证用方如用将、用药如用兵，都需要医者有勇有谋、成竹在胸，更需要有如履薄冰、步步为营的功夫。面对此案病情复杂、多重病机，马师运筹帷幄，化繁为简，辨证精准，顺势而治，攻破疑难，由此一斑可窥其临证治疗疑难之全貌也。

（整理：刘文金、李志强　指导：马春成、李叶枚）

参考文献

［1］贾祥文. 长程发热病因与中医证候分布特点临床研究［D］. 济南：山东中医药大学，2015.

［2］陈澍. 发热待查病因变迁和诊断探索［N］. 中国医学论坛报，2014－02－20（A6）.

［3］李燕，李笑，刘妍君，等. 青蒿鳖甲汤治疗肺部疾病的研究进展［J］. 中国实验方剂学杂志，2024，30（3）：258－269.

［4］张志杰. 青蒿鳖甲汤应用于耐药肺结核发热治疗中的临床疗效分析［J］. 黑龙江中医药，2018，47（1）：38－39.

［5］刘红，王霞. 青蒿鳖甲汤治疗耐药肺结核发热的临床疗效观察［J］. 内蒙古中医药，2018，37（5）：30－31.

甘草泻心汤治疗白塞病

一、医案举隅

经典医案一

李某某，男，39岁，广东江门人。

* 初诊（2023 - 09 - 16）

患者全身散在皮疹1周，加重1天。其因牙痛服用人工牛黄甲硝唑胶囊后出现皮疹瘙痒，服用抗过敏药物治疗后症状加重，1周前双手掌背、双足底、左腘窝、胸背部、阴囊处开始出现红色皮疹，伴有散在水疱，于当地医院就诊，予抗过敏治疗（具体用药不详），皮疹较前稍有好转。昨日上午开始出现舌体肿胀、溃烂，口腔内黏膜疼痛，症状进行性加重，伴有头痛明显，今日来我院住院治疗。刻下症见：神清，低热，昏沉乏力，舌体肿胀、溃烂，疼痛明显，伴有头痛、咽痛，吞咽困难，恶寒，胸闷气促，腹痛腹泻，尿频尿急，纳眠较差，二便尚调。舌淡红、苔白腻，脉弦滑。查体：体温37.5℃，BP 144/102（mmHg）。背部、双手、双足底、左腘窝见暗红色陈旧性皮疹，阴囊处见一小溃疡面。口腔黏膜充血、肿胀，上颚可见溃疡，舌体肿胀、溃烂，咽部黏膜充血，双侧扁桃体Ⅱ度肿大（见附图12）。心肺腹检查未见明显异常。

辅助检查：IgE 1 267（IU/mL），r - 谷氨酰转氨酶105（U/L），降钙素原0.058（ng/mL），糖化9.6（%），白细胞总数14.42（10^9/L），粒细胞总数8.9（10^9/L），纤维蛋白原6.77（g/L）。血糖波动在8.2 ~ 16.6（mmol/L）。

西医诊断：白塞综合征（贝赫切特综合征）。

西医治疗：甲泼尼龙、硫唑嘌呤、沙利度胺、氯雷他定等对症支持治疗。

中医诊断：狐惑病。

辨证：湿热浊毒内蚀。

治法：清热调中，解毒敛疮。

主方：甘草泻心汤加减

甘草片 30g，黄连 6g，黄芩 10g，炮姜 9g，党参 10g，赤芍 15g，牡丹皮 10g，当归尾 10g，桔梗 10g，蜂房 10g，五倍子 10g，金银花 20g。

4 剂，水煎服。

2023 年 9 月 21 日查房：

舌体、口腔溃疡明显好转（见附图 13），精神佳，言语清晰，饮食正常，阴囊溃疡缩小，长出白色肉芽增生组织。

续守上方巩固疗效。

1 周后门诊复诊已痊愈。

按语

此案患者是典型的狐惑病。首先，上可见口腔舌体溃疡红白点点，咽喉红肿，吞咽、进食困难，言语不利，是湿热蕴结，浊毒侵蚀咽喉、口腔故也；下可察阴囊根部红溃成片，似痒非痒，是湿毒犯及下焦，蚀肌蕴肤而致。其次，发热、不欲饮食、卧起不安，是邪困中焦、斡旋失司、郁热扰神之候。故以甘草泻心汤调和中焦、解毒清热。甘草为君，重用 30g，取其清热解毒之效，又有健脾和中之功；芩、连清利湿热、泻火解毒；炮姜温阳散寒，党参益气补中，扶正以助祛邪之力；赤芍、牡丹皮凉血滋阴、活血化瘀，当归尾补血更活血，此三味入血分化瘀毒；金银花疏散风邪，桔梗解毒利咽喉；五倍子有解毒收湿、敛疮生肌之功，促进溃疡快速愈合，"治一切肿毒痔瘘、疥癞金疮之类"（《玉楸药解》）；蜂房亦能攻毒杀虫，"治外疡毒根于脏"（《得配本草》）。全方共奏清热解毒、化湿和中之功，扶正祛邪，托毒外出，药达病所，诸症悉除。

🔍 经典医案二

黄某某，女，32岁，广东江门人，门诊病例。

＊初诊（2023-10-12）

患者外阴及口腔反复溃疡1年余。曾在妇科经药物治疗但未见好转。刻下症见：外阴及口腔多处溃疡，伴咀嚼困难、咬字不清，神疲乏力，夜寐易醒，心烦口干，二便正常。舌淡红、苔薄白，脉沉弦。

辨证：狐惑病之热毒侵蚀。

治法：清热和中，凉血解毒。

主方：甘草泻心汤加减

甘草片20g，姜半夏10g，黄芩10g，黄连10g，炮姜10g，太子参10g，大枣20g，紫草10g，板蓝根20g，蜂房10g，金银花15g，当归10g，砂仁10g，黄柏10g。

7剂，水煎服。

＊二诊（2023-10-19）

自诉服药次日便觉明显好转，服之二三剂，溃疡逐渐愈合，精神转佳，言语也变利索，夜寐安。

继进7剂巩固疗效。

二、医案解析

（一）白塞病

白塞综合征又名贝赫切特综合征，是一种慢性的全身血管炎症性疾病，具体发病机制目前尚不清楚，HLA-B51等易感基因、T细胞平衡失调和多种炎症因子对白塞病发病起着重要作用。[1]临床以复发性口腔溃疡、生殖器溃疡、眼炎及皮肤损害为主要特征，亦可累及各系统。该病发病部位广泛，病情复杂，变化多样，难以治愈。西医主要使用激素及免疫抑制剂治疗，短期内病情尚能控制，长疗程服用所产生的不良反应会对患者产生极大影响。[1]中医药是中华民族的瑰宝，中医学丰富的方药知识是治疗许多疑难杂症的"武器库"，甘草泻心汤便是对付狐惑病的其中一器。

（二）狐惑病

从中医来讲，白塞病属于狐惑病范畴，病因病机一般是感受温热之邪，停积日久而腐蒸气血成为瘀浊，腐蚀人身幽阴晦暗之处，蚀于咽喉则为惑病，蚀于二阴则为狐病。也有医家认为此病为湿热停积，风化为腐，虫蚀幽阴而致，可作参考。

《金匮要略·百合狐惑阴阳毒病脉证治》云："狐惑之为病，状如伤寒，默默欲眠，目不得闭，卧起不安，蚀于喉为惑，蚀于阴为狐。不欲饮食，恶闻食臭，其面目乍赤、乍黑、乍白，蚀于上部则声喝，甘草泻心汤主之；蚀于下部则咽干，苦参汤洗之；蚀于肛者，雄黄熏之。"其主要表现有"默默欲眠，目不得闭，卧起不安"与心神相关的症状[2]，是毒热之邪扰及神明，伐其魂魄，致使睡卧烦起、精神恍惚；还可见"不欲饮食，恶闻食臭"与消化相关的症状，实乃湿热伤及脾胃，或者情志不畅、肝木乘脾、运化失司而致不欲饮食、厌食觉恶；亦可见"状如伤寒"之发热恶寒等表证，往往起病之初可遇见；"其面目乍赤、乍黑、乍白"可理解为情绪极不稳定，时而怒，时而悲，时而思恐，怒则面赤，悲则面白，思恐则面黑，是为精神恍惚之象，有些百合病的影子。

如果病在上部，湿热虫毒侵蚀咽喉，伴见声音嘶哑，言语不利，可用甘草泻心汤平调寒热、解毒和中；若邪毒蚀于二阴，可分别外用苦参汤洗之、雄黄熏之，从而清解热毒、杀虫祛邪。

有医家认为，狐惑病初期可见百合病，晚期可见阴阳毒，三者之间存在着一定的内在联系，其实不无道理。从张仲景著书排序来看，百合、狐惑、阴阳毒放在同一篇章，必然有一定的共性存在；从病机来看，三者都有阴津受损、伏邪致病；从临床表现来看，前两者有情志症状，后两者有毒热症状。可见三者确有异同。

伤寒大汗后热邪熏灼肺阴，肺朝百脉，肺阴受灼则百脉津伤，心主血脉，致使心肺两虚，神明被扰，故见"欲食不食、欲卧不卧、常默默、如寒无寒、如热无热"等精神恍惚、神志不定之症，而"口苦、小便数、脉微数"为阴虚燥热之象，治宜予百合地黄汤养心肺之阴，清热而除邪。随着疾病的演变，百合本病从实热出表，出现狂躁、烦惊、焦虑等表现，可以柴胡类方随证治之；若正气不足，邪气入里，郁闭不出，营卫不畅，或病后余热未尽，毒气内蕴，煎灼津液为湿为痰，湿热困阻，焦灼中焦，循经侵犯胃肠、口腔、二阴，则为狐惑病。[3] 热邪侵入血分，肝藏血，开窍于目，血中之热循经上注则见"目赤如鸠眼"；热毒熏蒸，血腐化脓而见"眦黑、脓成"，此为脓成之狐惑病，治以赤小豆当归散利湿排脓、养血解毒。若邪毒深入，侵犯气血，直达阴阳两经，可见"面赤斑斑如锦纹，咽喉痛，唾脓血"之阳毒或"面目青，身痛如被杖，咽喉痛"之阴毒，前者用升麻鳖甲汤清热解毒、散瘀化斑，后者去雄黄、蜀椒辛热燥烈之品，免伤其阴，现多应用于治疗紫癜及红斑狼疮患者。

（三）甘草泻心汤

《伤寒论》第158条："伤寒中风，医反下之，其人下利日数十行，谷不化，腹中雷鸣，心下痞硬而满，干呕，心烦不得安。医见心下痞，谓病不尽，复下之，其痞益甚。此非结热，但以胃中虚，客气上逆，故使硬也，甘草泻心汤主之。"

甘草泻心汤出自《伤寒杂病论》，张仲景用于治疗寒热错杂之脾虚痞证或狐惑病。此方由半夏泻心汤加甘草一两而成，也可由和解少阳之小柴胡汤去柴胡、生姜加黄连、甘草各一两、干姜三两化裁而来。方名冠以甘草，可知甘草为君，健脾和胃，补益中州。干姜、半夏化痰和胃、降逆止呕，黄连、黄芩清热燥湿和中，此四者同为臣，辛开而不燥，苦清而不寒。人参、大枣补益气血、养脾培中。诸药配伍，辛苦并进，寒热同调，攻补兼施，共奏健脾益气、和胃消痞之功。此方可治疗"下利日数十行，谷不化，腹中雷鸣，心下痞硬而满"之脾虚痞利证，旨在恢复中州脾胃之升降功能而达到消痞止利之目的。治疗"蚀于上部则声喝"之狐惑病，其实重在清热解毒、化湿和中。用生甘草清解毒热，芩、连苦寒燥湿解毒，姜、夏辛温和胃，参、枣健脾补中。苦辛合化，补泻兼用，若有狐惑兼症者，往往会合用苦参汤、雄黄或者赤小豆当归散；若邪入营分明显，可加紫草、茜草或者犀角地黄汤凉血和营；若热毒明显，可加金银花、连翘、板蓝根或四妙勇安汤清热解毒；若溃疡久不敛，常加蜂房、砂仁、黄柏等收湿敛疮。临证辨证化裁不必拘泥。

药理研究发现，甘草具有类似肾上腺皮质激素样作用，可抗溃疡、抗炎及抗过敏。[4] 有研究发现，甘草泻心汤对单核细胞分泌炎性细胞因子有明显抑制作用，尤其对 Th1 类细胞因子 TNFQ 及 IL－1 等有明显抑制作用，推测其可抑制白塞病活动期亢奋的免疫功能，改善临床症状，促进恢复。[5]

甘草泻心汤组方精妙，配伍严谨，当代医家在辨证施治的基础上，根据方剂的特点，方证结合，融会贯通，将其应用范围从痞证、狐惑病扩展到治疗失眠、溃疡性结肠炎、功能性消化不良、便秘、复发性口腔溃疡、肿瘤化疗后的恶心呕吐等疾病中，加减运用均收获较好效果，可谓是经典方剂里的一块瑰宝！

（整理：李志强　指导：马春成）

参考文献

［1］张单单，吴雪华，谢丽萍，等. 虫类药在慢性肾脏病应用进展［J］. 光明中医，2023，38（16）：3252－3256.

［2］江望，田生望. 王辉武教授论"湿邪"［J］. 中医临床研究，2022，14（19）：75－77.

［3］张鹏起，李忱，王秋月，等.《金匮要略》百合狐惑阴阳毒病机探讨［J］. 成都中医药大学学报，2022，45（3）：28－31.

［4］刘凯琳，张令悦. 中医治疗白塞病研究进展［J］. 光明中医，2023，38（16）：3256－3259.

［5］KIM M-S，CHUNG H-S，LEE J-G，et al. Inhibition of cytokine production by the traditional oriental medicine，"Gamcho-Sasim-Tang" in mitogen-stimulated peripheral blood mononuclear cells from Adamantiades-Behçets patients［J］. Journal of ethnopharmacology，2002，83（1－2）：123－128.

镇衄汤治疗鼻衄

鼻出血，中医称之为鼻衄。中医认为此症多由火热之邪引起，如风热、肝火、肺火、胃火等。《诸病源候论·卷之二十九》云："脏腑有热，热乘血气，血性得热即流溢妄行，发于鼻者，为鼻衄。"西医诊断的急慢性鼻炎、鼻窦炎、鼻黏膜糜烂、上呼吸道感染、血小板减少症等，均可出现流鼻血症状。

伍师临证治衄往往重视阴分的不足，若有火热之邪，可诊见洪大滑数之脉，然今之患者或沉弦，或细数，或芤革，或滑而无力，属虚证居多，实证难寻。因此常以镇衄汤滋阴降火、清热凉血为法，见证则施，屡试不爽。

镇衄汤出自《高齐民先生经方临床经验集》，主要由生地30g、桑白皮30g、白茅根30g、党参10g四味药组成，取《周易》"损刚益阴"之易理。方以生地为君，凉血泻火，又善滋阴，张子和谓之"治血莫如生地黄"。桑白皮能泻肺火，降肺气，善疗肺热吐衄；白茅根甘寒，凉血止血，清肺胃伏热，使邪从小便出，同为臣。佐以党参之甘温，补气摄血。此方上下并治、气血同调、虚实兼顾，为治阴虚诸衄之妙方也。

🔍 经典医案

林某，男，57岁，广东江门人。

✳ 初诊（2021-04-08）

患者鼻衄2天。其近两天经常鼻衄，量多、色鲜红，常无意识地自动流出鼻血，自行用纸巾堵住鼻孔方可止血。既往有高血压、冠心病病史。刻下症见：暂无鼻衄，时有胸闷、心慌，心中悸动不安，纳眠一般，二便调。舌淡红，苔薄白，脉弦细。在我院心病科行PCI术示：LDA完全闭塞，已行支架植入术。

辨证：鼻衄之阴虚火旺。

治法：滋阴清热，凉血止血。

主方：镇衄汤

地黄 30g，**桑白皮** 30g，**白茅根** 30g，**党参** 20g。

3 剂，水煎服。

患者服 2 剂后来电告知已无鼻衄。

另外，《伤寒论》中太阳表实证有衄汗作解，此为给邪以出路，疾病转愈之象，临证当辨之，不可见血止血，拘泥一端。临床应用上还应注意加减法：热盛，加牡丹皮、大青叶；便秘，加大黄、苦参；气血上冲，加怀牛膝、代赭石；热退身寒，加云苓、泽泻。

（整理：莫小燕、李志强　指导：马春成）

治膝痹如神之四神煎

膝关节疾患在当今老龄化时代越来越多见，尤其是肾病、风湿病患者，因久病服药骨质疏松、关节损害者居多。主要表现为膝关节肿胀疼痛，行走困难，下蹲负重加重。中医称之为膝痹，有关节肿大如仙鹤之状者名为"鹤膝风"。清代鲍相璈《验方新编》云："病在筋则伸不能屈，在骨则移动维艰，久则日肿日粗。大腿日细，痛而无脓，颜色不变，成败症矣。……又方四神煎……不论久近皆效。"[1]

近代名医岳美中在《岳美中论医集》中提及：膝关节红肿疼痛，步履维艰，投以《验方新编》四神煎恒效。药用生黄芪240g，川牛膝90g，远志肉90g，石斛120g，先煎四味，用水10碗，煎至2碗，再加入金银花30g煎至1碗，顿服。历年来其与同人用此方治此病，每随治随效，难以枚举。[2]

伍师认为，此证为气血先虚，外邪乘入，虚实间杂，痰瘀阻滞膝骨而成。四神煎治疗膝关节肿痛、膝关节滑囊炎、损伤性关节炎、风湿性关节炎等之所以备受推崇，乃真有奇效也。

此方重用黄芪半斤为君，甘温补虚，以达补气通痹之效，祛邪外出；张仲景在黄芪建中汤、黄芪桂枝五物汤中皆以黄芪率全方而治血痹、虚劳之证，《本草思辨录》言"补虚通痹，即芪之专司"。"膝者，筋之府，屈伸不能，行则偻附，筋将惫矣"，故治膝不离牛膝，补肝肾而强筋壮骨，"得强则生"；石斛养胃生津，更有除痹下气、补五脏虚劳之功；远志补益心肾，亦为疡科良药，能化痰消痈；金银花一两后下清热解毒，可以忍冬藤代之，因其通经络之力更强，且方便一同入药煎煮。全方补而不滞、清而不寒、大汗而不虚，组方严谨，药简量大，功专效宏，堪称妙方也。

🔍 经典医案

曹某，男，47岁，广东江门人。

* 初诊（2021－05－06）

患者双膝关节肿胀疼痛1周。既往有痛风病史。刻下症见：双膝关节肿胀疼痛,按其关节周围有波动感,行走俯仰,屈伸不利。舌淡、苔白,脉沉。

辅助检查:生化:CREA 89(μmol/L),UA 384(μmol/L)。

辨证:痹病之气血不足、痰瘀痹阻。

治法:益气除痹,化瘀通络。

主方:四神煎加减

黄芪 100g,**川牛膝** 50g,**蜜远志** 10g,**石斛** 10g,**金银花** 10g。

7 剂,水煎服。

* **二诊**(2021 - 05 - 13)

上症明显好转,双膝关节周围波动感消失,关节肿痛明显改善,双膝感觉轻松。

续守上方巩固疗效。

（整理:莫小燕、李志强　指导:马春成）

参考文献

[1] 钟贤兴,安镇南,高丰禾,等. 应用网络药理学结合分子对接技术探讨四神煎对膝骨关节炎和类风湿性关节炎的"异病同治"机制 [J]. 广州中医药大学学报,2022,39(12):2904 - 2913.

[2] 石杰. 艾灸疗法对抑郁症患者神经功能及认知功能的影响 [J]. 中国中医药科技,2020,27(1):130 - 132.

"治盗汗之圣药"当归六黄汤

盗汗，在《黄帝内经》中名曰"寝汗"，是指由于阴阳失调、腠理不固而致汗出失常，以入睡后汗出异常、醒后汗泄即止为特征的一种病证。"盗"有偷盗之意，比喻入睡时汗液像盗贼一样偷偷地泻出来。正如《明医指掌·自汗盗汗心汗证》所言："盗汗者，睡而出，觉而收，如寇盗然，故以名之。"[1]

《素问·阴阳别论》言"阳加于阴谓之汗"，可见汗出需要津液作为基础物质，阳气充盛则蒸腾津液外出，是阳化气、阴成形的过程。此证多见于阴虚者，阳虚者亦可见。《景岳全书·汗证》云："盖火盛而汗出者，以火烁阴，阴虚可知也；无火而汗出者，以表气不固，阳虚可知也"，可见以阴阳为纲论治盗汗切中病机，正所谓阳守阴藏，阴平阳秘，盗汗乃平。伍师常用当归六黄汤治之，尤其是更年期女性、甲亢患者盗汗不止者，此方屡试屡效。

当归六黄汤，取当归、生地、熟地、黄芩、黄连、黄柏各等分，黄芪加一倍，专为阴虚火旺者立法，得阴血安定，则盗汗能止，故李东垣在《兰室秘藏》中称其为"治盗汗之圣药"。方中当归补血生津以助汗源；生地、熟地合用滋阴生津，益肾填髓，乃天一所生之源。黄芩、黄连、黄柏清泄上中下三焦之邪火，以存肾水而坚阴。倍加黄芪甘温补中，一以水火交济，必赖脾土上下之斡旋，一以益气实卫，以固已虚之表、安未定之阴。邪热外驱，营阴内守，肌表固密，则内热、外汗皆可相应而痊。

大凡临证盗汗，以口干唇燥、舌红瘦、面赤心烦、大便干结、小便黄赤、脉细数等为主要表现者，可用本方化裁使用。若阴虚而内火不旺，去黄连、黄柏，加知母、玄参以清热泻火而不伤阴；若盗汗盛，加乌梅、浮小麦、煅牡蛎以敛营止汗；若阴虚阳亢而潮热颊红，加白芍、龟板以滋阴潜阳。但见脾胃虚弱之食少便溏者，则不宜使用此方。

🔍 经典医案

冯某，男，61 岁。

∗ 初诊 （2018 - 06 - 09）

患者反复夜间汗出伴失眠 9 个月。其 9 个月前由于不明原因出现寐则腰背部汗出，虚烦少眠，就诊于多家医院，经中西医治疗未见好转。既往有颈椎病、腰椎间盘突出病史多年，拒绝手术治疗。刻下症见：寐则腰背部汗出，虚烦少眠，骨蒸潮热，五心烦热，面色不华，乏力神疲，口干，多梦。舌红、少苔，脉细数。

辨证：盗汗之阴虚火旺。

治法：滋阴降火，固表止汗。

主方：当归六黄汤加减

当归 20g，生地 10g，熟地 15g，黄芩 10g，黄柏 10g，黄芪 30g，黄连 10g，延胡索 30g，浮小麦 30g，酸枣仁 30g，合欢皮 15g，龙骨 30g，牡蛎 30g。

7 剂，水煎服。

∗ 二诊 （2018 - 06 - 16）

寐则腰背部汗出症状明显好转，失眠亦有好转。

再进 7 剂，诸症皆愈。

（整理：莫小燕、李志强　指导：马春成）

参考文献

[1] 余燕琴，周愚. 针药并举治疗阴虚火旺型盗汗的临床研究 [J]. 现代中西医结合杂志，2020，29（36）：4024 - 4028.

指迷茯苓丸治肩凝

　　肩凝症，又称漏肩风，属于痹证，主要表现为肩关节疼痛或者活动受限，以中老年女性多见。现代医学称之为肩周炎，认为其病因可能与人体组织退变有关，病理变化主要是关节囊的慢性炎症，使关节囊的皱襞相互黏着而发病。

　　伍师认为，老年患者气血本虚，过劳致损为发病之源；睡卧漏肩，汗出当风，寒湿邪气得以入侵，痰凝血瘀、筋屈不伸为致病之因。临证中，责之于寒凝，用乌头汤加减；责之于血瘀，用身痛逐瘀汤化裁；责之于风湿热痹，用白虎加桂枝汤合宣痹汤进退。若有经年疼痛不减，不但疼痛，更有顽麻或重着者，常用指迷茯苓丸加减，收效颇多。

　　指迷茯苓丸源自明代王肯堂《证治准绳·类方》，方中以小半夏加茯苓汤健脾化痰消饮，以除生痰之源；加枳壳、风化朴硝行气润燥，软坚化痰，气顺使痰消，腑通则坚下。《景岳全书》云："治人有臂痛，手足不能举，或时左右转移。此伏痰在内，中脘停滞，脾气不能流行，上与气搏，脾属四肢而气不下，故上行攻臂，其脉沉细者是也。"可见，痰饮停聚于中脘，流注四肢而使肩臂不遂，屈伸不用者，投此方可收捷效。伍师用此方时常加一味姜黄：一则可作使药，能引诸药达于肩部；二则姜黄温通之力甚强，兼能止痛活血。

🔍 经典医案

梁某，男，40岁，广东江门人。

＊初诊（2020 - 12 - 22）

患者右侧肩关节疼痛1周。既往有类风湿性关节炎病史。刻下症见：右侧肩关节疼痛，转摇加剧，不能举手抬肘至肩，偶有双手指关节疼痛，晨僵，腰背肌肉酸痛，口干口苦。舌红、苔白滑，脉弦。

辨证：肩凝症之痰浊闭阻。

治法：燥湿和中，化痰通络。

主方：指迷茯苓丸加减

茯苓 20g，**炒苍术** 10g，**姜半夏** 10g，**制天南星** 10g，**桑枝** 20g，**桂枝** 10g，**白芍** 15g，**细辛** 6g，**姜黄** 10g，**海桐皮** 20g，**淡附片** 20g，**甘草** 6g。

10 剂，中药颗粒冲服。

* **二诊**（2021 - 01 - 28）

右肩关节疼痛明显缓解，腰背肌肉酸痛好转。

效不更方，原方再进 10 剂巩固疗效。

（整理：莫小燕、李志强　指导：马春成）

"绝奇方" 鸡鸣散治水肿

水肿一症，在慢性肾病患者中常见，虽辨证简单，但收效者往往鲜少。《素问·至真要大论》云："诸病胕肿，疼酸惊骇，皆属于火；诸转反戾，水液浑浊，皆属于热；诸病水液，澄澈清冷，皆属于寒。"《素问》指出，可从火、热、寒三条病机来辨证。《金匮要略》在治水方面有所发展，除了治水之方，还有治法治则，为后世遵循并延用至今。例如，"诸病水者，腰以下肿，当利其小便；腰以上肿，当发汗乃愈""病痰饮者，当以温药和之"。所以治水之道，不外乎辨其阴阳寒热虚实新久，病位责之于肺脾肾、三焦、膀胱，治水之法亦无非温阳利水、健脾利水、发汗行水、清热育阴利水等。经方中诸如五苓散、苓桂术甘汤、真武汤、猪苓汤、防己黄芪汤、十枣汤等组方严谨、配伍精当，临证疗效甚验，为当今医家广为应用于临床并深入研究其药理机制等，可知价值非凡。当然，张仲景把水气病又分为风水、皮水、正水、石水、黄汗，把痰饮病又分为痰饮、悬饮、溢饮、支饮，临证可见其证而用其方，不必拘泥病名，只要方证相应，就可灵活化裁运用。

伍师治疗水肿鲜有失效者，其在辨证的基础上喜用经方时方之合方，例如王肯堂《证治准绳》有一个"绝奇方"——鸡鸣散，临证用之甚验，尤其是用治慢性肾衰继发水肿的患者，屡试不爽。当然，不论是单纯的水肿还是特发性水肿、象皮肿等，凡辨证为寒湿在里、水气不化者，投以鸡鸣散加减，往往功效显著。

🔍 经典医案

关某，女，65岁，广东江门人。

＊初诊（2023-03-09）

患者反复双足浮肿1月余，经治疗未愈，前医投以真武汤、实脾饮之类乏效。刻下症见：双下肢胫前、脚踝水肿，按之凹陷可起，恶寒肢冷，行走乏力，口干渴，小便频少，大便溏软。舌淡红、苔白滑，关脉沉细、右寸脉弦。

辨证：阳虚寒湿气滞。

治法：行气导滞，温阳利水。

主方：鸡鸣散合五苓散加减

槟榔 10g，陈皮 10g，木瓜 20g，吴茱萸 3g，桔梗 15g，生姜 10g，紫苏叶 10g，党参 20g，茯苓 30g，猪苓 20g，泽泻 30g，麸炒白术 15g，桂枝 10g，车前子 20g。

7 剂，水煎服。

＊二诊（2023 - 03 - 23）
水肿已消八九，口干减。
效不更方。

＊三诊（2023 - 03 - 30）
已痊愈，行走轻快，精神良好。

追之鸡鸣散的根源，虽载于《证治准绳》，但源自南宋朱佐的《类编朱氏集验医方》。后世许多医家在此方基础上加减治疗脚气肿痛，收效甚佳。此方由槟榔、陈皮、木瓜、吴茱萸、桔梗、生姜、紫苏七味药组成：以紫苏、桔梗宣肺上气，开水之上源；吴茱萸温肝和胃，下气降逆，配以生姜温中；木瓜、陈皮健脾祛湿、行气和中；槟榔一味直达下焦，既利小便，又泻大便。全方上中下三焦兼治，水气同调，有"疏肺金而制肝木"之妙。临证见有下肢肿胀无力、麻木冷痛或挛急，足痛不可忍受者，皆可随证应用。

（整理：李志强　指导：马春成）

"如有物在皮中状"，遂投桂枝加黄芪汤

一女性患者甘某，甲子年岁，广东江门人，因颈椎问题求诊伍师。当时患者行甲状腺术不久，想通过中医调理，再者平素颈部强硬不舒，上肢麻木，夜卧不安，口干口苦，诊见舌淡、苔薄、脉弦细，辨为太阳经气不利之项痹，予葛根汤 7 剂。患者服 3 剂后已愈之七八，然不到半月又来就诊。此女子言语快利爽直，伍师未问其疾，她便告知所求：一者颈椎舒之八九，夜寐安然；二者此来双下肢如有物在皮中走，似蚁行之痒、虫游之触，不明其状，不解其苦。诊脉后问患者是否有汗症，其言平素有汗，今无汗出。余思而不得解，心下空空然，伍师遂念道："如有物在皮中状者，何方主之？"我们面面相觑，摇头道否，伍师笑言之："无证可辨、一筹莫展时'条文'就是你的救命稻草，抓住症状用经方，往往能绝处逢生，柳暗花明。"遂出方：

桂枝 10g，**白芍** 20g，**生姜** 10g，**大枣** 10g，**炙甘草** 10g，**黄芪** 30g，**威灵仙** 20g，**葛根** 30g，**干石斛** 10g，**天花粉** 30g，**土鳖虫** 10g。

余马上想到黄芪桂枝五物汤，一师弟言其为黄芪建中汤，还有言桂枝加葛根汤者。伍师见状摇头不语，嘱患者若有好转前来复诊。他在患者走后又笑言之："如有物在皮中状者，可投此方。"二诊时患者已转愈，予原方 7 剂巩固疗效，随访经年未再发。

余叹此方之奇也，深思伍师之言，细查张仲景之书，"如有物在皮中状者"类似条文有以下几处：

《伤寒论》第 196 条："阳明病，法多汗，反无汗，其身如虫行皮中状者，此以久虚故也。"

《金匮要略·痉湿暍病脉证治》："风湿，脉浮，身重，汗出，恶风者，防己黄芪汤主之……服后当如虫行皮中，从腰下如冰，后坐被上。"

《金匮要略·腹满寒疝宿食病脉证治》："心胸中大寒痛，呕不能饮食，腹中寒，上冲皮起，出见有头足，上下痛而不可触近，大建中汤主之。"

《金匮要略·水气病脉证并治》："若身重，汗出已辄轻者，久久必身𥆧，𥆧即胸中痛，又从腰以上必汗出，下无汗，腰髋弛痛，如有物在皮中状，剧

者不能食，身疼重，烦躁，小便不利，此为黄汗，桂枝加黄芪汤主之。"

纵观以上条文，皆有物（虫）行皮中之症：阳明病者，本多汗反无汗出，知其里虚，津液内竭，皮肤失养，而见此症；风湿、风水病者，服用防己黄芪汤后卫表之阳复振而尚未通，风湿之邪欲解未解，而见此症；大建中汤所主的"上冲皮起，出见有头足"，似乎被蛔虫所扰，为脾虚寒湿内盛，寒气攻冲于大腹，故见是症。而伍师所言即最后一条，黄汗为水湿之病证，身重、汗出减轻为湿邪重浊之特征，汗后津伤故见瞤动，湿邪侵犯胸阳故见胸痛；阳气耗于上而不能下达，故半身汗出，腰髋痛得像脱离了身体一样。李今庸先生认为"如有物在皮中状"即《伤寒论》中的如虫行皮中状。湿邪郁滞热不得去，故身体疼痛烦躁；湿遏三焦，决渎失职，故小便不利；水热互结，汗出色黄，即黄汗之诸症。

显然，此患者不是黄汗之症，只是伍师念起条文"如有物在皮中状者"便用此方。方中桂枝汤和调营卫，发汗达表；黄芪益气扶正，逐湿于外而使汗不伤正、补不留邪，是其妙也；威灵仙通行十二条经络，可祛风湿止痹痛，瓜蒌根、葛根生津止渴，且能通络除痹，加此三味是虑其有项痹之痼疾也。

（整理：李志强　指导：马春成）

真武汤治肢颤

《伤寒论》第 82 条："太阳病发汗，汗出不解，其人仍发热，心下悸，头眩，身瞤动，振振欲擗地者，真武汤主之。"

《伤寒论》第 316 条："少阴病，二三日不已，至四五日，腹痛，小便不利，四肢沉重疼痛，自下利者，此为有水气。其人或咳，或小便利，或下利，或呕者，真武汤主之。"

🔍 经典医案

甘某，男，61 岁，广东江门人。

* **初诊**（2023 - 01 - 28）

患者反复咳嗽咳痰半年余，加重 3 天。刻下症见：咳嗽咳痰，痰色黄、量少，晨起明显，纳差身困。舌淡胖大、苔白滑，脉细。

辨证：太阳病之痰湿阻肺。

主方：小半夏加茯苓汤加减

姜半夏 20g，茯苓 30g，陈皮 10g，炙甘草 10g，麸炒苍术 20g，白术 20g，干姜 15g，细辛 6g，紫菀 20g，枇杷叶 15g，款冬花 15g，前胡 15g，蜈蚣 1 条，车前草 20g。

7 剂，水煎服。

* **二诊**（2023 - 02 - 13）

咳嗽咳痰明显好转，出现四肢不自主抖动 4 天。四肢震颤，咽中有痰，时有心悸，乏力，二便调。舌淡胖大、有齿痕，苔白滑，脉细滑。

主方：真武汤加减

淡附片（先煎）20g，麸炒白术 15g，炒白芍 30g，茯苓 20g，生姜 10g，黄芪 30g，红景天 20g，木瓜 30g，蚕沙 10g，炙甘草 10g。

3 剂，水煎服。

三诊（2023 - 02 - 16）

肢体震颤不明显，已愈七八。痰多，色白少黄，咽不痒。舌淡、有齿痕，苔白腻，脉沉弦。

前方加半夏20g，继进3剂。

四诊（2023 - 03 - 09）

肢体震颤已愈，咳嗽痰多，色白。舌淡胖、有齿痕，苔薄白，脉弦。

前方去黄芪、红景天、蚕沙、生姜，加干姜10g、细辛6g、五味子10g、麻黄10g、桂枝10g、陈皮10g，再进7剂。

按语

此案患者初诊时发为太阳病，素体湿邪重而复感寒邪，壅塞于肺，水道不利，宣降失常，故见咳嗽咳痰，予小半夏加茯苓汤加紫菀、细辛化饮平喘之类，蜈蚣解痉平喘。二诊时外感已除，但发肢体震颤4天，咽中仍有痰，舌胖大、苔白滑，可谓一派痰湿留滞之象，其人心下悸亦为饮上凌心所致。已投以小半夏加茯苓汤化痰去饮，为何仍有一派痰饮内停之象呢？伍师认为，一诊时患者中脘不舒，痰多吐涎不欲食，重在化中焦痰湿，兼顾上焦之饮，然下焦之水不去也；于是二诊虽咳嗽已愈之八九，但其本已伤矣，其人阳虚少阴不化，饮动于下焦，主水无权，故见心下悸等症。

肾主水，肾气虚，肾阳不足，主水功能失常，水邪就会随三焦泛滥周身，水寒犯上则头眩，水寒犯肺则咳，水停中脘则呕，津不上承则渴，水停心下则悸，水留下焦则小便不利、自下利，水浸皮肤可出现周身水肿。《素问·至真要大论》曰："诸风掉眩，皆属于肝。"然水可生木也，水旺则木盛，水少则木枯，水淫则木浸。故水邪浸渍肝木，经脉转输不利可见四肢震颤，振振擗地也。

抓住其脉证，遂投以真武汤加减温补少阴、化气行饮。炮附子为君，温肾补阳、化气行水；伍生姜散脾家阴寒化水气，茯苓配白术健脾以制水，茯苓配芍药可利小便[1]，且芍药养阴可防其燥烈之性。加黄芪益气升脾，脾气健则痰湿除；红景天补气平喘，兼有活血通络之功；蚕沙为治风湿痹痛、肢体不遂之要药，故不可缺；木瓜一味酸温，能"逐湿舒筋"，治"转筋不止"，故予重用。纵观全方，以温阳、化饮、利湿为主，兼以益气活络通痹，攻补兼施，寓通于补。伍师在辨证准确的基础上往往喜欢再加一两味病机相关之药或者特效药以统筹全局，治病救人犹如行军打仗一样，千军万马排兵布阵，要想确保万无一失，就得处处设防，如履薄冰。

另外，四诊时出现真武汤之或然症，同样需要予以足够重视。条文主要言其常法，由或然症可知其变法，临证中病证往往变化莫测、不可捉摸，懂得知常达变方能从容自如地遣方应对，如果一直守方不知加减，就如调兵遣将不知布兵换防，一旦敌人突破进来便措手不及、一败涂地。

（整理：李志强　指导：马春成）

参考文献

[1] 郑晓丹，盛炜，高想. 张仲景论治水气病经验浅析及临床体会 [J]. 云南中医学院学报，2020，43（1）：57-61.

糖尿病足之验方

糖尿病足，归属中医"脱疽""脉痹""血痹""筋疽"范畴。医家多认为其继发于消渴病，以肝肾阴虚、气阴两伤、燥热偏盛为病因病机。"脱疽"一病早在《灵枢·痈疽》就有记载："发于足趾，名曰脱痈。其状赤黑，死不治；不赤黑，不死。不衰，急斩之，不则死矣。"这不仅表明了本病病位，还指出了本病分型及治疗。《素问·痹论》指出，痹"在于脉则血凝而不流"，"脉痹"病名即源于此。《金匮要略》等中医典籍也有类似的记载，如《金匮要略·血痹虚劳病脉证并治》有言："血痹，脉阴阳俱微，寸口关上微，尺中小紧，外证身体不仁，如风痹状，黄芪桂枝五物汤主之。"从病名来看，脉痹和血痹类同，从病机来看，血气痹阻和经脉痹阻相关，故可共论。"筋疽"最早见于《刘涓子鬼遗方》，后《外科启玄》等也见之。[1]

西医认为，糖尿病足是指糖尿病患者由于合并神经病变及各种不同程度的末梢血管病变而导致下肢感染、溃疡形成和（或）深部组织的破坏。其现在仍然是糖尿病患者面临的棘手并发症之一，因为此症截肢率、死亡率高，病程长又难以治愈。糖尿病足是能致命的，症状经久难愈，容易导致病情恶化，终致不治。

鉴此伍师广查医书，勤求古训，每有寓会之处便临证验之，以挽救恶疾垂危，使病愈而不陷也。顾步汤与四味健步丸合方治疗糖尿病足，临证疗效显著，常常收获不同惊喜。

顾步汤出自清代陈士铎《辨证录·卷十三》，是大补气血泄毒之经方。此方由牛膝、金钗石斛、人参、黄芪、当归、金银花六味药组成，因治疗脚疽气血大亏之证有功，且有明确的适应证和治疗效果，广为后世医家应用。此方以金银花凉血解毒，非用牛膝、石斛不能直达足趾。早在明代，缪希雍就在《神农本草经疏》中记载："牛膝，走而能补，性善下行，故入肝肾。"牛膝因擅引药下行，广泛应用为引经药。气血乃人体必不可缺的精微物质，气血流畅，可将营养输达全身，肥腠理，充经脉，脏腑功能便得以正常发挥，充足而畅通的气血，还可将体内毒物排出体外，因此本方加入了人参、当归、黄芪补养气血。一剂而黑色解，二剂而疼痛止，三剂而痊愈。

四味健步丸是黄煌教授的处方，也叫去杖汤。方中以牛膝、赤芍、石斛、丹参四味药主治腰部以及下肢瘀血性疼痛的疾患。其中，用牛膝以逐瘀通经，用石斛、赤芍、丹参以活血化瘀。另外，石斛的醇提物、牛膝有降低全血黏度、抑制血栓形成之功，丹参、赤芍亦有抗血栓形成的药理作用。被后世誉为"活血化瘀之鼻祖"的王清任，对"血瘀"和活血化瘀已经形成一套独到的见解，在他的五个逐瘀汤方中，赤芍占了四席，牛膝占了两席，可见此二药活血化瘀之功。

此二方均有牛膝、石斛直入病所活血通经养阴，而前方加金银花疏风解毒，人参、黄芪、当归益气养血扶正，后方加丹参、赤芍重在活血逐瘀通络。古今两方合而用之，兼顾攻补之长，秉承其组方选药之宗旨，在传承中发扬，在临证中验证，功效非凡。

🔍 经典医案

安某，男，53 岁，河南唐河县人。

* 初诊（2022 - 10 - 13）

患者主诉双下肢冷痛，呈针刺感。既往有糖尿病病史，血糖控制不佳，空腹血糖 17.8mmol/L。刻下症见：双下肢冷痛，呈刺痛，口干口苦，无视物模糊，大便干结，夜尿 1 次。舌淡暗、苔薄白，脉沉涩。

辨证：血瘀毒盛。

治法：活血补气，通脉止痛。

主方：顾步汤合四味健步丸加减

黄芪 120g，当归 30g，丹参 30g，川牛膝 50g，赤芍 20g，白芍 20g，炙甘草 10g，干石斛 20g，水蛭 6g，蜈蚣 1 条，金银花 10g，玄参 15g，鸡血藤 30g，伸筋草 30g。

7 剂，水煎服。

* 二诊（2022 - 10 - 20）

双下肢冰冷明显好转，已无口干口苦，无头晕头痛，性功能亦得改善。舌淡、苔薄白，脉沉缓。

原方再进 7 剂。

后续再调理半月余痊愈，未再复发。

按语

此案患者为糖尿病并发血管病变引起的下肢血栓而觉肢体寒冷如冰，曾求他医治疗，用之多为当归四逆汤、肾气丸等温阳补肾之方，皆乏效。伍师认为，此病为气血双亏而致瘀毒内伏，愈是投以大辛大热之药愈是助其邪长，不能拘于见寒则用热药之常规思维。结合病史，参其病机，辨其虚实，审谛覃思，遂投以顾步汤合四味健步丸加减补气血化瘀毒，攻补兼施，气血同治，使得血通瘀除毒散，大气一转，新血自生厥自去。

（整理：陈晓森、李志强　指导：马春成）

参考文献

［1］黄何尘，柳国斌，施陈燕，等. 清筋术联合中医分期外治法治疗糖尿病足筋疽的临床疗效观察 ［J］. 血管与腔内血管外科杂志，2022，8（12）：1427 – 1431，1449.

漫谈治泄之法

笔者在中医经典科轮转学习期间曾遇到一少年患者朱某，其久泻不止已有些年头，辗转多家三甲医院，诊断仍未明确，西医治疗也山穷水尽，遂求治中医来到我院中医经典科。初见其人，虚羸骨瘦，面白如尸，细询其症，食少纳差，肢冷怕寒，夏日衣覆两件，记之尤深者，其大便泄下之后非常有规律，后六七日必然水谷不出、糟粕不下，以为奇也。舌淡红、多处有裂纹，苔厚腻稍黄，脉沉细缓。数名医家查房给方，均不见佳效，唯欢喜处是住院调理月余后，肢冷转暖，精神渐朗，心胸开达。

此间，余查张仲景治泄之法欲得知一二，再读《伤寒论》第159条"伤寒，服汤药，下利不止，心下痞硬，服泻心汤已，复以他药下之，利不止，医以理中与之，利益甚；理中者，理中焦，此利在下焦，赤石脂禹余粮汤主之，复不止者，当利其小便"，知仲师治泄四法：一者，心下痞硬、寒热错杂之证，当燮调升降，予三泻心汤之属；二者，腹满而吐、食不下、脾胃虚寒之证，当温中补虚，予理中汤即可；三者，下焦阳虚、肠失固脱之证，当涩肠固脱，予赤石脂禹余粮汤主之；四者，小便不利、水走大肠之证，当以五苓散利小便而实大便。此外，张仲景治泄，还有表邪协热入里的湿热泄，方用葛根芩连汤；表证未解误下后心下痞硬表里不解的寒湿泄，方用桂枝人参汤；下利便脓血、腹痛、里急后重的热毒泄，方用桃花汤、白头翁汤；厥阴病寒热错杂之下利，方用乌梅丸。

后世医家治暑湿泄用《太平惠民和剂局方》之不换金正气散、藿香正气散，此泄乃暑温天气易感，如霍乱状，或发热或恶寒，或吐或泻，口渴身倦，为外寒内湿之证；慢性泄泻多责之于脾肾，脾不升清，"清气在下，则生飧泄"，治以《太平惠民和剂局方》之参苓白术散，或者黄芪建中汤，或者东垣升阳益胃汤等；肾阳虚衰，火不暖土，水谷不化，常见五更泻，可予四神丸或真人养脏汤。临证中亦见因为情志不畅而导致的泄泻，一生气一怒骂便泄，感冒了也泄，其人平素不知容忍，性急苛刻，身瘦色青脉弦，所谓"木行人"之证也，适用《太平惠民和剂局方》之逍遥散或《景岳全书》之痛泻要方，疏木培土，土运水泄自止。

🔍 经典医案

李某，女，63岁，广东江门人。

患者主诉急性泄泻。刻下症见：胃脘部不适，大便日下五六次，稀烂如泥，色如鸡子黄，伴腹痛不适，泻时魄门灼热刺痛，泻后痛减，口干口苦。舌红、苔黄腻，脉沉滑。

辨证： 湿热泄泻。

主方： 葛根芩连汤加减

葛根30g，黄芩10g，黄连10g，大枣20g，炙甘草10g，炒白芍15g，紫苏叶5g，石榴皮20g，火炭母30g，白头翁10g。

服之3剂而愈。

按语

《伤寒论》第34条："太阳病，桂枝证，医反下之，利遂不止，脉促者，表未解也。喘而汗出者，葛根黄芩黄连汤主之。"此案患者主要表现为泻后肛门灼热、大便色黄、口干苦、苔黄，此为一派湿热内滞之象。伍师投以葛根芩连汤，方证相应；加以芍药、甘草缓急止痛，石榴皮、火炭母酸温涩肠、止泻固脱，白头翁清热解毒止痢。紫苏一味甚妙，辛散祛风，兼以行气。严西亭在《得配本草》中提及紫苏："湿热滞而泻痢者，少佐三四分疏解其气，亦颇有效。"全方配伍精当，寒温并用，升降同调，寓消于补，共奏清热厚肠止泻之功，取效显著。

（整理：李志强、黄易鸿　指导：马春成）

"至神至妙"之封髓丹

　　封髓丹出于《医宗金鉴》，清代郑钦安对此方赞誉有加，在《医理真传》中说道："此一方不可轻视，余常亲身阅历，能治一切虚火上冲，牙疼、咳嗽、喘促、面肿、喉痹、耳肿、目赤、鼻塞、遗尿、滑精诸症，屡获奇效，实有出人意外、令人不解者。余仔细揣摩，而始知其制方之意重在调和水火也。至平至常，至神至妙，余经试之，愿诸公亦试之。"

　　封者，藏也，髓者，为肾之主也，封髓者，乃纳气归肾者也；此方名仅此三字，就把肾主蛰藏精主髓之特征以及方证之要理淋漓道出，可见古人创方起名之意高也。封髓丹由黄柏、砂仁、甘草三味药组合而成：黄柏为君，味苦入心，色黄入脾，禀天冬寒水之气入肾，故上能清心火，下能坚肾阴，中能调水火之枢，此一味上中下三部同调也；砂仁辛温，行气和胃，止呕止泻，亦能入肾，肾之所恶在燥，润之者唯辛，其善纳五脏之气入肾；甘草甘温和中，配黄柏苦甘化阴，伍砂仁辛甘为阳，阴阳调和，水火相济，故郑氏言："三才之道，其在斯矣。"后世医家在此方基础上加天冬、地黄、人参三味药，名之"三才封髓丹"，《景岳全书》《医方集解》皆有载之。

　　蒲辅周先生用此方治男科遗精甚验，其有言："封髓丹是治相火妄动而致梦遗失精的要方，该方兼精练轻灵之长，不可因药少贫补而忽视之。"

　　伍师临证中亦常用封髓丹加减治疗复发性口腔溃疡，收效卓著。伍师认为，口腔溃疡往往与老百姓说的"上火"密切相关。当今社会人们食饮生冷、喜好煎烤、熬夜劳作等恶习伤阳耗阴，以年轻人为重，但其阳气充盛，口疮往往表现为实火之证，例如脾胃的火热，可予清胃散或三黄泻心汤清而泻之；而老年人素体阳虚，加之害阳更甚，阳不制阴而被迫浮越于上，虚火循经上炎故见口疮，可予玉女煎加减清而补之。临证所见反复发作的口腔溃疡，往往有阴虚的底子，兼有湿热的邪实，因此虚实兼见、寒热错杂者多，当审清司明，常用方为封髓丹加减。

🔍 经典医案

李某，女，55 岁，广东江门人。

* **初诊**（2023 - 09 - 26）

患者反复口腔溃疡多年，服用维生素等治疗后效果不显，进食痛甚，五味不香，夜间睡眠也受到影响。刻下症见：夜寐易醒，心慌胸闷，口干不苦。舌淡红、苔薄黄，寸脉弦数、关脉沉细。

辨证：阴津亏虚，内有伏火。

治法：滋养阴津，清热泻火。

主方：封髓丹合甘露饮加减

醋龟甲 10g，**黄柏** 15g，**砂仁** 10g，**炙甘草** 10g，**肉桂** 3g，**熟、生地黄各** 20g，**天冬、麦冬各** 15g，**茵陈** 30g，**黄芩** 15g，**干石斛** 10g，**枇杷叶** 10g，**蜂房** 10g，**枳壳** 10g。

5 剂，水煎服。

患者服 3 剂即来电告知口腔溃疡已愈，5 剂下后纳眠如常。

按语

此案患者为典型的阴津亏虚、湿热蕴蒸之证。治以封髓丹滋补肾阴，清泻火热，配伍醋龟甲、肉桂一寒一热之品，龟甲咸寒入肾大补阴血使水不亏，肉桂辛温引火归元使火不越，二者阴阳互根、水火既济，更助封髓丹补水泻火之功。辅以《太平惠民和剂局方》甘露饮，二地二冬滋养阴津，茵陈、黄芩清利湿热，枳壳宣畅气机，枇杷叶宣肃肺气，气行则湿化。诸药配伍更全其功，对其证，增其效。临证中，伍师治疗复发性口腔溃疡常加一味蜂房，取其解毒敛疮生肌之功，往往取效更捷，功效卓著。

（整理：李志强　指导：马春成）

治咳喘高效专方金沸草散

🔍 经典医案

吕某，女，45 岁，重庆市大足县人。

＊初诊（2023 - 09 - 21）

患者咳嗽气喘反复不愈数月。既往有 CKD、高血压病史。刻下症见：咳嗽咳痰，一痒便咳，咳剧时见喘促、胸闷，痰少色白，偶有胃脘不适，眼睛稍有浮肿。

辅助检查：HGB 80（g/L），CREA 180（μmol/L），尿蛋白 + +。

辨证：风邪犯肺，宣降失司。

治法：宣利肺气，止咳平喘。

主方：金沸草散加减

旋覆花 10g，**赤芍** 15g，**甘草** 10g，**姜半夏** 10g，**白芥子** 10g，**麻黄** 10g，**荆芥** 10g。

3 剂，水煎服。

＊二诊（2023 - 09 - 28）

咳嗽气喘已愈，稍有咽干不适。

予小柴胡汤加减，服 3 剂后，诸症痊愈。

此案所用金沸草散出自《太平惠民和剂局方》，由方名可知，君药非金沸草莫属，它是旋覆花的茎叶。其性沉降，能肃降肺胃之气，豁痰化饮，其味辛，能宣发肺气达于皮毛，一降一宣，使肺之治节有权；其味咸，能入肾助肾纳气。此一味可使肺胃肾三脏之气机畅行，使上中下三焦之枢机通利。临证中现多用旋覆花代替，不能囿于"诸花皆升，旋覆独降"之见，尚能全金沸草之效也。方中芍药配甘草，可酸甘化阴，滋养肺津、收敛肺气；半夏燥湿化痰，降气止咳；麻黄、荆芥解表散风寒；前胡下气消痰，止咳定喘；僵蚕、蝉蜕熄风搜络；桔梗配甘草解毒利咽。上十味药合用，共奏宣肺利气、化痰止咳、通络祛邪之功。

伍师认为，感冒咳喘，无论寒热暑湿燥起病，经治疗邪气基本已清，风邪却留恋于肺，因此表证的症状不显，独留咳嗽经久不愈而成顽固性咳嗽。《证治汇补》言："今人但知肺主皮毛，一遇外感风寒，疏散之外，牢不可破，殊不知久则传里，变为郁咳。"咳嗽日久，风侵入络，故原方用僵蚕一味搜风通络、解痉平喘，即使风邪尚未入络也应防止其入络，取其截断之意，用之甚妙。

后世医家江尔逊先生在此基础上再创金沸草散，其所创之方是由《南阳活人书》与《太平惠民和剂局方》的金沸草散及《三因极一病证方论》的旋覆花汤综合取舍而来。此方十一味，以旋覆花、芍药、甘草为主药，去麻黄、蝉蜕、僵蚕，加陈皮、茯苓、杏仁、白芥子。无论新久虚实寒热之咳喘，皆屡试不爽。病人间辗转传抄本方，竟有照葫芦画瓢而霍然痊愈者，故其被誉为"千方易得，一效难求"。

若仍有咳嗽不止者，有一流传在川西民间之验方，原治肺结核咳嗽，可作为外感咳嗽的扫尾方，名为"止咳十一味"，组方如下：

当归、川芎、法半夏、茯苓、陈皮、甘草、桑皮、青皮、杏仁、川贝母、五味子各6g。

（整理：李志强　指导：马春成）

运用"补肾疏肝法"治阳痿

🔍 经典医案

鲁某,男,46岁,广东江门人。

✽ 初诊 (2019 – 04 – 28)

患者1年前出现性功能下降,阴茎勃起不坚,曾服用大量温肾壮阳药(具体方药不详),疗效均不显。刻下症见:情绪低落,早泄,滑精,乏力神疲,双侧腰痛。舌红、苔薄白,脉沉弦。

辨证:肾虚肝郁,精关不固。

治法:补肾疏肝,固涩止遗。

主方:补肾疏肝养血方

柴胡15g,陈皮13g,黄芪50g,当归10g,党参30g,白术10g,茯苓30g,淫羊藿30g,枸杞子30g,锁阳20g,鹿衔草20g。

7剂,水煎服。

嘱患者节制房事。

✽ 二诊 (2019 – 05 – 06)

精神有所好转,晨起阳强可举。舌红、苔薄白,脉沉细。

患者调理数月后房事可持续10余分钟而不泄,诸症皆愈。

阳痿是指成年男子由于阴茎痿软不举,或举而不坚,或坚而不久,无法进行正常性生活的一种病证。大多数人以为此病是肾虚所致,其实不无道理。《黄帝内经》言:"气大衰而不起不用""热则筋弛纵不收,阴痿不用";《诸病源候论·虚劳阴痿候》指出"肾开窍于阴,若劳伤于肾,肾虚不能荣于阴器,故痿弱也",强调肾虚可以致痿;《景岳全书》指出"多由命门火衰，精气虚冷，或七情劳倦，损伤生阳之气……亦有湿热炽盛，以致宗筋弛纵"，张景岳从虚实两端立论，为后世医家拓宽了治疗思路。

《杂病源流犀烛·前阴后阴源流》载"有失志之人，抑郁伤肝，肝失条达，肝木不能疏达，亦致阴痿不起"，明确指出情志不遂、肝郁气滞是阳痿的成因。可见，阳痿不仅责之于肾，与肝也关系密切。

当代社会的种种压力和诱惑，使得中青年人情志迷离，精神妄动，所谓"以酒为浆，以妄为常"，本在男子身体强健之时而过度耗阳动精，有肾虚者也不足为怪；加之情志抑郁易怒，不知克己容人，不知正确发泄，久而肝气被郁，化火伤阴，炼痰结热，宗筋受热则纵，失养则不用，可谓是虚实夹杂，肝肾同伤。

肾为先天之本，藏精主生殖，人体生长发育都赖于肾精的充养；肝藏血，主疏泄，人体的气机调畅离不开肝的条达。肝肾同为相火之所寄，皆可由气所化，精血互生，素有"肝肾同源"之说；肝气宜疏，肾精宜藏，两者藏泄互用，生理上往往相互补充、相互疏通，保证人体气机的通畅、精血的生化。然而，丰收的庄稼不仅得益于阳光的充足、水土资源的肥沃，其实还有翻田犁地的功劳，这就好比是"木疏土"的过程。伍师深谙此理，从治肾必借于疏肝的角度去思考阳痿如何辨治，不止于虚劳伤肾之说，临证处以补肾壮阳药往往不可全其功，即使有一时之效，也不得痊愈之法，若辅以疏肝通络之类，阳痿遂然得愈也。

此案用淫羊藿、锁阳补肾精壮阳气，枸杞子补肾养阴，鹿衔草补肾活血，黄芪、党参、当归补气生血，茯苓、白术健脾化湿，陈皮、柴胡疏肝行郁，使补而不滞、滋而不腻。全方以补肾疏肝为主，兼以养气生血，健运中土，组方巧妙，配伍得当，有截然取效之功。

临证中不必拘泥专方专药，当辨证施治，灵活取舍。例如，疏解肝郁可用四逆散、逍遥散、柴胡疏肝散等；滋补肾虚可用一贯煎、肾气丸、右归丸等；此时再加以僵蚕、蜈蚣等虫类活络之品效果更佳。伍师喜用水蛭一味，活血通络之中兼有兴阳之功。《神农本草经》提及水蛭"主逐恶血、瘀血，月闭。破血癥积聚，无子，利水道"。

（整理：李志强　指导：马春成）

论治脱发

——男子治精，女子治血

　　脱发一症，是困扰当代很多老年人甚至青年人之疾厄，不可不重视。老年人身体渐衰，体质渐弱，肾气不固，气血不充，渐至发落鬓白，是生命之常也。然青年人亦常见脱发，不合养生之道也。门诊常有脱发、白发青年患者来诊，伍师每细询之，得知原因有工作压力大、熬夜加班、失眠多虑、放纵性生活等，可见此病正向年轻化发展，而且女子脱发者多，男子白发、斑秃者多。

　　《黄帝内经》曰："肾之合骨也，其荣在发。多食甘，则骨痛而发落。"又曰："女子七岁，肾气实，齿更发长；五七，阳明脉衰，面始焦，发始堕。丈夫八岁，肾实，发长齿更；五八，肾气衰，发堕齿槁。"由此可见，齿发的生长发育与肾气的虚实盛衰有关，发枯发落与阳明脉衰或肾气衰有关。而阳明乃多气多血之经，故伍师认为，女子发堕责之于阳明气血不足，男子发堕责之于肾精不充。

　　女子以血为先天，肝藏血，冲脉为血之海。发为血之余，血和则发荣盛，血不和则发枯萎。血虚则发失所养，水不生木，发必稀疏；血热亦影响津液输布化生，煎灼内耗，致使津伤血亏而发凋落。《灵枢·五音五味》曰："冲脉、任脉，皆起于胞中，上循背里，为经络之海……今妇人之生，有余于气，不足于血，以其数脱血也，冲任之脉不荣口唇，故须不生焉。"这阐述了女子须发与血的紧密联系。女子经血从阴道而走，失而不养其上，口唇头面不荣，故须不生、发不荣而常脱。

　　临证中，伍师辨治脱发先分虚实，再辨寒热；先观性别，次谈精血。或因熬夜、久病大病、手术放化疗、妊娠等，女子往往冲任不固，胞宫失养，阴血亏虚，内生风燥致使发落，故其脱发常常伴有面色少华、皮肤干痒、失眠健忘、头晕乏力、舌淡、苔薄、脉沉细之象，辨证属厥阴肝经、血虚风燥。治当以养血为重，选用神应养真丹加减。此方出自明代陈实功《外科正宗》，以四物汤为底养血补血，血行风自灭；加菟丝子、熟地同补肝肾之精，羌活一味风药配之川芎甚妙，颠顶之上唯风药可到，风先上行而血随气升；

天麻潜镇肝风，木瓜开渠利湿。情志抑郁者合用逍遥散或香附、郁金等疏肝之品。

男子常因淫乱放纵、熬夜劳碌、饮食不节等导致发白发秃，伴见精神不振、面色黯黑、阳痿早泄、腰酸尿频等，舌淡、苔少、尺脉沉。辨证为肝肾精亏者，治以补肾养精为重，选以七宝美髯丹加减。《本草纲目》提及七宝美髯丹"乌须发，壮筋骨，固精气，续嗣延年"。兼有痰热湿滞者多见脂溢性脱发，可配合三黄泻心汤或龙胆泻肝汤，湿气重者合用茯苓饮，临证化裁灵活运用。

若有精血同亏者，据《金匮要略·血痹虚劳病脉证并治》"夫失精家，少腹弦急，阴头寒，目眩，发落，脉极虚芤迟，为清谷，亡血，失精。脉得诸芤动微紧，男子失精，女子梦交"，治以桂枝加龙骨牡蛎汤或天雄散方。此时不必拘泥男子治精、女子治血，兼治即可。

（整理：李志强　指导：马春成）

五脏皆令人耳鸣，非独肾也

耳鸣，即患者自觉耳内鸣响有声。"鸣为聋之渐，聋为鸣之极"，故耳鸣常伴发于各种耳聋，然只鸣不聋者，临床亦颇为多见。早在《素问·脉解》中就有记载："阳气万物盛上而跃，故耳鸣也。"有关耳鸣的病因病机，古今医家多责之于肾，肾主藏精，其窍在耳。《诸病源候论》曰："肾为足少阴之经，而藏精气通于耳。耳，宗脉之所聚也，若精气调和，则肾脏强盛，耳闻五音。"可见，先天之本亏损则所主之骨髓不生，不能开窍于耳，则五音不闻，症见耳聋或耳鸣。[1]

🔍 经典医案

梁某，男，49 岁，广东江门人。

* 初诊（2022 - 11 - 03）

患者右耳耳鸣 1 月余，伴有腰酸胀痛，眼睛不自主流泪，畏寒肢冷，无头晕头痛、四肢乏力、口干口苦等不适，小便清长，有泡沫尿。舌淡暗、苔薄白，脉沉弦。

辨证：肾阳亏虚，髓不充耳。

治法：补肾填髓，温阳聪耳。

主方：金匮肾气丸加减

熟地黄 20g，**山药片** 15g，**山茱萸** 20g，**茯苓** 30g，**泽泻** 10g，**牡丹皮** 10g，**石菖蒲** 20g，**五味子** 15g，**煅磁石** 30g，**土鳖虫** 10g，**水蛭** 5g，**桂枝** 10g，**淡附片** 20g。

7 剂，水煎服。

按语

此案患者耳鸣、腰痛、肢冷、畏寒、脉沉等表现为肾阳不足之候，故以金匮肾气丸为主方，重在补肾阳益精髓，髓海充则耳鸣自除；配伍磁石辛咸入肾，能潜阳安神、聪耳明目，《神农本草经》明言其能治耳聋也；石菖蒲芳香开窍，豁痰行气；五味子酸敛，可滋肾纳气；叶天士认为："久病气血推行不利，血络中必有瘀凝"，故佐以土鳖虫、水蛭活血逐瘀，使耳络得通。是方补泻兼施，气血同治，使髓虚得养，耳窍得充，痰瘀可去，气血顺畅，耳鸣自除。此为从肾治也。其实，此方也可认为是耳聋左慈丸加桂附鳖蛭而成。耳聋左慈丸经常用于临床，为治肾阴虚之耳聋基础方。柯韵伯云："此丸治聋癫狂痫如神。"

伍师从医近五十载，临证中强调耳鸣不只见于肾虚者，肺心肝脾等脏腑功能失调或者虚损亦能导致耳鸣，而且所占门诊病例过半。笔者根据伍师用药经验，对其病因病机、治法方药简要分而论之，以飨同道。

首先，肺为娇脏，为人体之高位、皮毛之所主。风为阳邪，易袭头面及肺窍，故肺窍猝然为风热之邪所暴伤，易发耳鸣。此时多为耳鸣骤起，伴有发热微恶寒、口渴咽干、咳而头痛、舌红、苔黄、脉浮数等临床症状，咳势凸显者则以辛凉轻剂桑菊饮治之，卫郁热势较甚者择以辛凉平剂银翘散治之，表轻肺热重者当以辛凉重剂麻黄杏仁甘草石膏汤及时疏散风热、清解肺邪、醒脑开窍，即可病愈。

心为君主之官，主血脉，耳为宗脉之所聚，故心血上奉，耳得所养而功能健旺。心虚血耗，耳失所养，则功能失司。心火亢盛，心肾不交所致的耳鸣耳聋临床颇为多见，常以滋阴养血、泻南补北为法治之，以天王补心丹为代表方；若有心脉不通或气血瘀滞者，可选通窍活血汤或血府逐瘀汤加减治疗，需要注意的是，方中麝香因优等药质难寻，故用九香虫或白芷代替，生姜、葱白、红枣三药不可缺少。另外，因为心主神明，为五脏六腑之大主，很多神经性耳鸣患者往往是由心理或情绪因素引起，临证应多从补心血、通心脉、养心神而治，例如伍师喜欢加炒枣仁、丹参、土鳖虫、水蛭之品，往往取效更著。

肝为将军之官，性疏泄喜条达。常有情志抑郁不得舒或喜怒者，肝失其条达疏泄之性，木郁化火，灼扰耳络而致嘈嘈耳鸣。《素问·六元正纪大论》曰："少阳所至，为喉痹耳鸣，木郁之发，为耳鸣眩转，目不识人。"临证常取清肝泻火、疏肝解郁、行气活血之法，治以泻青丸或龙胆泻肝汤，效果甚佳。当然，肾阴亏虚，水不涵木，肝肾两亏，致使肝阳上亢者，当从肝肾同治耳鸣，可用镇肝熄风汤或一贯煎加减。

脾乃运化之脏，胃乃腐熟受纳之腑，气血精微尽源出于此。《通评虚实论》云："头痛耳鸣，九窍不利，肠胃之所生也。胃气一虚，耳目口鼻，俱为之病。"其一，脾胃气虚，气血生化无源，精微不达四末，气血亏虚，九窍内闭，而致耳鸣；其二，中气内陷，清阳不升，耳窍失养，不荣则鸣，《灵枢·口问》言"上气不足，脑为之不满，耳为之苦鸣，头为之苦倾"，即是此理。因此，临证常用益气聪明汤为底方治疗脾虚耳鸣，考虑脾虚常为湿浊所犯，故常加石菖蒲、苍术、白芷、藿香等芳香化湿之品，疗效更佳。

总的来说，耳虽为肾窍，但临床治疗耳鸣不能仅仅责之于肾，谨记"五脏皆令人耳鸣，非独肾也"，应从整体脏腑论治，抓住主要病因病机，才能有良好的临床疗效。

（整理：李志强、刘雨朦　指导：马春成）

参考文献

[1] 蔡泽惠，刘林. 神经性耳鸣中医药治疗进展 [J]. 基层中医药，2023，2（2）：101-107.

从多囊卵巢综合征闭经案谈"妇科第一方"

🔍 经典医案

刘某，女，20岁，广东江门人，门诊病例。

✱ 初诊（2014 - 11 - 25）

患者闭经 2 年余，在当地医院查妇科 B 超提示双侧卵巢多个囊性暗回声像，诊断为多囊卵巢综合征，经治疗效果不佳。刻下症见：面色少华，身形瘦小，神疲乏力，稍有头晕，畏寒肢冷。舌淡红、苔薄白，脉细。

辨证：营血虚滞。

治法：养血活血，补肾调经。

主方：四物汤加减

熟地黄 15g，当归 15g，川芎 6g，白芍 15g，淫羊藿 30g，仙茅 15g，杜仲 15g，续断 15g，菟丝子 15g，覆盆子 15g，益母草 50g，人参叶 15g。

14 剂，水煎服。

患者坚持服用上方半年余，按时来经，经量正常。

西医认为，多囊卵巢综合征（PCOS）排卵异常时可表现为月经不调或者闭经，若雄激素过高常表现为肥胖、多毛、痤疮、黑棘皮等；根据临床特征，归属于中医"闭经""月经过少""不孕"等范畴。临床上，西医往往以短期避孕药、孕激素、促排卵药治疗为主，中医以养血、补肾、调经治法为主。以下笔者基于此案的辨治思路来谈一谈"妇科第一方"四物汤。

《素问·上古天真论》云："女子二七而天癸至，任脉通，太冲脉盛，月事以时下，故有子；三七肾气平均，故真牙生而长极。"此案患者正值三七前后，按自然生长规律肾气应该充足，天癸已至，冲任也应该调和，然其 2 年多来经闭而不下，可知先天之肾气虚，冲任不养也。女子以血为先天，肝藏血，冲为血之海，肝不藏血，血海不充，可直接导致血虚凝滞而经停经闭、月经不调。患者症见面白少华、乏力头晕、畏寒肢冷、苔薄脉细等，均为气血不足、冲任失养之候。然而，中医认为肝肾同源，精血互生，肾之先天精髓亏虚，必然会影响肝血之生成，所谓水不涵木也。所以，治以四物汤为主方，养血活血，补虚通滞，以调补冲任之本；欲以通之，无如温之补之，故伍以二仙汤、杜仲、续断、菟丝子温补肾阳；覆盆子同补肝肾之精血；血不利则为水，故佐以益母草调经利水；人参叶补气生津，气旺则精血生。诸药配伍，补而不滞，温而不燥，使精充则天癸自至，血养则经水自来，月事源源。服药半载，成效斐然。

四物汤组方简单，药材常见，很多人用于日常煲汤，具有补血养血、美容养颜之功效。临床上也广泛应用于妇科治疗，后世医家誉之为"妇科第一方""妇女之圣药"。追根溯源，此方乃唐代蔺道人所创，载于《仙授理伤续断秘方》中。到了北宋年间，四物汤被收录进官方医书《太平惠民和剂局方》中，从此广为流传。

女子以血为本，养生也要先养血。女性经、孕、产、乳等生理历程都需要消耗大量的阴血，常常血虚而不荣，脏腑经络、冲任胞宫也因此失养，症状表现为面色枯白无华或晦暗萎黄，唇舌爪甲色淡，精神疲乏，头晕失眠，月经不调，经少色暗，痛经闭经等，所以，女子养生，养血第一，养血以四物汤为首选。

四物汤由熟地黄、川芎、当归、芍药四味药组成。方中熟地黄甘温入肝、肾经，补肾养阴，益精填髓，"为血中之血药"（《玉机微义》）；川芎辛温，行气活血，上能达颠顶，下能调经水，中能开郁结，"为血中之气药"；当归甘温，养血和血调肝，是"血中之主药"；芍药苦平，酸敛营阴，柔肝养血，"阴分药也，通脾经"。四药相伍，肝脾肾三脏同治，先后天得养，气血冲任能调，补血不滞血，行血不破血，寓通于补，能散能收，阴阳合和，不愧为"千古养血活血第一方"矣。

四物汤是补血、养血、调经的经典方，后世医家在此基础上加减化裁，衍生出许多疗效极佳的传世名方。例如，"治冲任虚损、经水淋沥"的胶艾汤；"治子宫虚冷"的艾附暖宫丸；治"血虚头痛、胎动下血"的芎归散，即佛手散；"治脏结便秘，扑损瘀血"的元戎四物汤，即桃红四物汤；"治心肺虚损，气血两虚"的八珍汤；治"气血俱衰，阴阳并弱，法天地之成数"的十全大补汤。临证用之甚验，妇科亦然。

《玉机微义》云："苟能触类而长，可应无穷之变矣。"这个只包含寥寥四味药的小方子，却能化腐朽为神奇，经过历代名医大家的加减化裁灵活运用，最终撑起了妇科用药的半边天，是实至名归的"妇科第一方"。

（整理：陈晓森、李志强　指导：马春成、李叶枚）

漫谈旋覆花汤

一、旋覆花汤概述

旋覆花汤是张仲景治疗肝着病之名方，亦可治疗妇人半产漏下之疾。其病机不外乎肝气郁滞，络脉失调，着而不行，气血失和，现多应用于咳喘、胁痛、痞满、呃逆等病，是为异病同治也。此方由旋覆花三两、新绛少许、葱十四茎三味药组成。此小三味药，有辛泄之功、苦降之用、咸软温通之效，蕴含着"肝升于左，肺降于右"之理，清代叶天士推崇其为"络以辛为泄"治法的祖方，休菲薄之。

此方以君药命名，旋覆花为花中鲜有的主降气者，正所谓"诸花皆升，旋覆独降"。其性沉味苦，有下肠胃、止呕逆之功也，可降肺胃之气；其性辛温，"禀天春和之木气，入足厥阴肝经"（《本草经解》），能散结气，主胁下满闷，可温升厥阴，使肝经运转，一气周流；其味咸，"得地北方阴惨之水味，入足少阴肾经"（《本草经解》），能软坚消痰。此花能同调肺脾肾，兼理上中下三焦，升中有降，降中寓升，降大于升也。张仲景主要取其辛散行气、散结通络之功而治疗肝着及妇人漏下之疾；在旋覆代赭汤中则取其降逆之功。只此旋覆花一味，不仅主治呃逆、反胃、噎膈、咳嗽，还是治疗肝郁胁痛的灵丹妙药。另外，对于一些肿瘤放化疗后患者常常出现的反胃等消化道症状，在辨证的基础上加一味旋覆花往往疗效甚佳，可以很好地遏制反胃等现象，增进食欲，改善患者的生存质量。需要注意的是，临床中我们常用的旋覆花为菊科植物旋覆花的头状花序，因为有细小的绒毛，煎药时常需包煎以免绒毛入汤而刺激人的咽喉。

第二味药新绛可入血分，能泄肝络，治胁痛，"敛血海而止崩漏"（《长沙药解》），现多以茜草代之。清代唐容川谓："惟新绛乃茜草所染，用以破血，正是治肝经血着之要药。"

最后一味辛温之葱白，可通阳散寒，宣通经气之郁滞也。

寥寥三味药，气血三焦同调，共奏疏肝理肺、通阳活络之功，是治肝着

胁痛之妙方也

《金匮要略·五脏风寒积聚病脉证并治》："肝着，其人常欲蹈其胸上，先未苦时，但欲饮热，旋覆花汤主之。"

《金匮要略·妇人杂病脉证并治》："寸口脉弦而大，弦则为减，大则为芤，减则为寒，芤则为虚，寒虚相搏，此名曰革，妇人则半产漏下，旋覆花汤主之。"

张仲景说"其人常欲蹈其胸上"，其实就是胸胁部疼痛的意思，常要用手捶打才感到舒服，甚至要用脚踩才可以缓解。这个"蹈"字，《说文解字》言"蹈者，践之"，就是用脚踩的意思，形容疼痛的程度。胸中为肺之居处，蹈之，能使胸中气机畅通，血脉流行，正气恢复、邪气外散。而"先未苦时，但欲饮热"说的是此人肝气留着，得温而散，所以喜欢喝热水以温化之。可见，治疗肝着病，主要在于旋覆花疏肝络行郁滞，新绛活血化瘀，葱白通阳散结。而治疗妇人半产漏下，其实病机无非是肝郁血结，胞脉不畅，气血阴阳失和，故取之以疏肝散结、活血通络。

🔍 经典医案

刘某，男，50岁，广东江门人，门诊病例。

初诊（2023 - 09 - 14）

患者右侧胁下疼痛2周，侧身转腰痛甚。既往有高血压、脂肪肝病史。刻下症见：右侧胁下隐隐作痛，转身回望时明显，平素情绪不稳定，喜叹气易怒，时则头晕头痛，饱餐后腹胀，二便正常。舌淡暗、苔薄白，寸脉弦细、关脉沉。

辅助检查：BP：150/92（mmHg）。

辨证：肝郁络阻。

治法：疏肝通络。

主方：旋覆花汤加减

旋覆花10g，**茜草**10g，**当归尾**10g，**丹参**20g，**桃仁**10g，**鸡血藤**20g，**枳壳**20g，**北柴胡**10g，**炒白芍**15g，**炙甘草**10g，**青皮**6g，**姜黄**20g。

7剂，水煎服。

＊二诊（2023 - 09 - 26）

胁痛好转，偶有腹胀，肩颈部时有酸痛。

续守前方，加醋香附 10g、郁金 10g 疏肝解郁，葛根 60g 通经络生津液，引药直达颈项，再进 7 剂。

＊三诊（2023 - 10 - 12）

诸症明显改善，再进 7 剂巩固疗效。

按语

此案患者平素情志不畅，使得肝木不得舒展，郁滞而伤络，络脉不通，便发疼痛；肝为足厥阴之脉，贯膈布胁肋，故见胁痛隐隐，每因情志因素而诱发，转侧变动时加重，可知络脉瘀滞不通也；饱餐后易腹胀、纳少，为木来乘土之象。舌脉象亦为肝络不畅之候。所以投以旋覆花疏肝理络，茜草、当归、丹参、桃仁、鸡血藤活血养血通络，柴胡、白芍疏肝柔肝，枳壳、青皮行气解郁，姜黄行气活血止痛，甘草和中。诸药合用，气行络通，肝养木柔，胁痛得解。

二、旋覆花汤的传承与发展

张仲景所创旋覆花汤，作为治肝病的一颗明珠，广为后世医家所沿用。例如，清代沈金鳌去葱、新绛，加川芎、细辛、赤茯苓、前胡、鲜枇杷叶，治肝着胁痛甚效，亦冠旋覆花汤之名；曹仁伯加芦根、枇杷叶，名之"清宣瘀热汤"，又称"曹氏瘀热汤"。柳宝诒赞曰："瘀热汤是先生自制之方。治瘀血内阻，化火刑金而咳，不去其瘀，病终不愈，此为先生独得之秘。"俞根初《重订通俗伤寒论》中所载的多个"绛复汤"，则是旋覆花汤的方药与主治的系列拓展。《圣济总录》亦载："治风寒客于肝经，膈脘痞塞，胁下拘痛，常欲蹈其胸上，名肝着，蹈胸汤方。"方用枳实、薤白、橘皮、生姜、桔梗、甘草，宜治肝着初起偏于气滞者。

叶天士取旋覆花汤辛通之用，视之为"辛润通络"之祖方。所谓络病"宜辛甘润温之补，盖肝为刚脏，必柔以济之""凡久恙必入络，络主血，药不宜刚""议以辛润宣畅通剂""辛润通络"等，此皆为通络治以辛润之思想也。这在《临证指南医案·胁痛》中多有体现。例如，朱案中胁痛责之于肝络凝瘀，须防动怒失血，故处以旋覆花汤辛润通络，加当归、桃仁、柏子仁养血滋润之品；沈案中治疗胁肋疼痛也是以旋覆花汤加桃仁、当归、柏子仁三味，叶氏云"久病已入血络，兼之神怯瘦损，辛香刚燥，决不可用"；胁肋游走性疼痛、手足乏力之汪案，叶氏谓"此非脏腑之病，乃由经脉，继及络脉，大凡经主气，络主血，久病血瘀……议通少阳阳明之络，通则不痛"，又谓"初病在经在气，久病入络入血"，可见其治络病领会之深矣。

后世医家对旋覆花运用最佳者当数吴鞠通，其所创制旋覆花汤类方两首，居功甚伟。其一为香附旋覆花汤，其二为新绛旋覆花汤。后者出自《吴鞠通医案》，方由旋覆花汤去葱加桃仁、郁金、当归、苏子、半夏、广陈皮、降香末、香附而成。吴鞠通医案中此方多用于治疗肝着胁痛经闭、肝厥犯胃、肝痛、吐血、单腹胀、积聚、淋浊和妇人癥瘕等证。

笔者在此重点谈一下香附旋覆花汤。此方由旋覆花汤去新绛、葱，加香附、苏子、广陈皮、半夏、茯苓、薏仁而成。主治伏暑、湿温胁痛，饮停胁下之悬饮等。症见胁肋疼痛，呈牵引掣痛，翻身、转侧、疾走等体位变化时明显，严重者则一呼一吸亦掣痛不已，剧如刀割，面容痛苦不堪。若有咳者，多见泡沫样白色痰，舌淡苔白，脉弦紧或沉。临证以胁肋疼痛、转侧牵扯掣痛为运用眼目。

《温病条辨·下焦》第41条："伏暑、湿温胁痛，或咳或不咳，无寒但潮热，或竟寒热如疟状，不可误认柴胡证，香附旋覆花汤主之；久不解者，间用控涎丹。"

吴瑭称此方为"苦辛淡合芳香开络法"。方中香附与旋覆花配伍，一入肝经疏解少阳，一入肺经畅调肺气，"善通肝络而逐胁下之饮"，理气通络而治胁痛；苏子降肺气而化痰，"建金以平木"；半夏、陈皮、茯苓、薏苡仁健脾和胃，化痰祛湿。诸药合用，肝脾同治，气血并调，痰浊水湿可除，是治饮邪胁痛之良方也。

三江伤寒学术流派江尔逊先生在《经方大师传教录》中讲述了其治疗悬饮病时轻则用香附旋覆花汤、重则用控涎丹、危则投豁痰丸的经历、经验，令笔者印象深刻，赞叹不已。江老在年二十岁许仲秋时分感胁肋掣痛不已，寒热并来，时而发作，初投小柴胡汤乏效，后经先师指点，用以香附旋覆花汤奏效，悟得两者临证之要旨也，遂感叹："毫厘之辨，在于斯乎。"江老认为，柴胡证为胸胁苦满，或兼痛，但绝非牵掣作痛，乃无形邪气郁于少阳，偏于半表；香附旋覆花汤证为胸胁牵掣作痛，而非苦满，乃有形水饮停聚胸胁，偏于半里。二者区别甚是明显，临证中不可一见寒热和胁肋疼痛，便先入为主地认为是小柴胡汤证，应当审清辨明，斟酌其法而用之。同时，江老还强调，与悬饮重证相比，轻证患者虽疼痛异常，但饮食、脉象等无中虚之候，因此，若冒进峻剂十枣汤，不仅邪难除去，反受药害，重伤胃气。

江老从经典和临证出发，慧眼如炬，厘清了香附旋覆花汤证与小柴胡汤证之间的细微区别，以及告诫我们悬饮轻证不可猛投十枣汤之峻药，以致病轻药重，不仅除邪难尽，还反受药害。临床上，肺炎、胸膜炎、胸腔积液等疾病，或素有痰饮宿疾，出现悬饮的情况较为多见，在使用香附旋覆花汤时，须首察轻重之分，再辨方证之异，切不可妄投。

（整理：李志强　指导：马春成）

读《素问·咳论》谈治咳之法

所谓"治咳"，从字面上看，乃治疗以消除咳嗽症状，但实际上中医学的"治咳"隐藏着大学问，更多是调理脏腑的功能。有声无痰谓之咳，有痰无声谓之嗽，临床上一般痰声并见，多以咳嗽论之。作为一种肺系病证，它既是一种症状，又是一种独立的疾患。早在春秋战国时期，《素问·咳论》就对咳嗽列有专篇论述。全篇谈及咳嗽的病因、病机、症候及治疗，言简意赅。其中，"此皆聚于胃，关于肺"是对咳嗽病机的高度概括，这说明咳嗽致病，无非肺和胃。就病因而言，肺合皮毛，皮毛受邪，通过其合于肺；胃为五脏六腑之海，胃弱则气血生化失源，体弱而易外感致咳；胃失受纳，脾失运化，痰饮停胃上逆至肺致咳；肺朝百脉，肺之经脉环循胃口，胃之邪气循经犯肺致咳。由此可见，咳嗽与肺胃有着极为密切的关系，治疗上也可从这两方面论治，后世医家总结了"脾为生痰之源，肺为贮痰之器"的理论，并以"培土生金"法衍生出若干方药，均为治咳奠定了基础。

清燥救肺汤出自《医门法律》，是"培土生金"法的代表方之一，可治温燥伤肺之重证。伍师熟练运用清燥救肺汤于临床之中。土为金之母，子病而母虚，补土利于养金。《难经·十四难》云"损其肺者，益其气"，故用人参益气生津，配甘草以"培土生金"，调补中焦，气血生源，而金有所持。

🔍 经典医案

张某，男，60岁，广东江门人。

＊初诊（2022 - 08 - 25）
患者3个多月前出现咳嗽，曾至他院就诊，确诊为肺腺癌，行病灶手术切除治疗。刻下症见：干咳无痰，白天明显，偶感口干口苦，胸满背胀。舌红、少苔，脉虚。

辨证：温燥伤肺，气阴两伤。

治法：清燥润肺，益气养阴。

主方：清燥救肺汤加减

桑叶 10g，生石膏 20g，太子参 20g，甘草片 10g，亚麻子 10g，麦冬 20g，苦杏仁 15g，枇杷叶 30g，浙贝母 20g，北沙参 30g，桑白皮 10g，金荞麦 20g，甘草泡地龙 10g。

7 剂，水煎服。

* **二诊**（2022 - 09 - 01）

诸症悉减，干咳好转，无痰，偶有背胀感。舌红、苔薄白，脉弦。

原方再进 7 剂。

后续患者择期复诊，咳嗽明显好转，身体安好。

按语

此案患者体禀阴虚，水不涵木，木气盛火力旺，木火刑金，金失清肃，子病及母，外加秋燥趁虚而入，以脉参证，诊其气阴两伤。伍师谨拟喻氏清燥救肺汤加减为法，冀其成效。此六淫燥邪，外伤肺系，肺津耗伤，《医门法律》言"治诸气膹郁，诸痿喘呕"。然外来之火可清降，内郁之火即当清补，遂有"培土生金"之法。

又有一方，名"葶苈大枣泻肺汤"，出自《金匮要略·卷上》，用于治疗痰涎壅盛证。《删补名医方论》有言："肺痈喘不得卧及水饮攻肺喘急者，方中独用葶苈之苦，先泻肺中之水气，佐大枣恐苦其伤胃也。"[1] 肺属金，土生金，通过大枣健脾补肺气，实现"培土生金"之用。伍师结合前贤治咳之说，灵活应用此方，临床取得良效。

🔍 **经典医案**

蔡某，女，32 岁，广东江门人。

* **初诊**（2023 - 01 - 19）

患者系甲状腺恶性肿瘤术后又感染新冠病毒而出现咳嗽咳痰，曾就诊于当地医院，经治疗未见好转，特求治马师。刻下症见：咳嗽咳痰，痰少质稀，色白带黄，伴右侧胸胁部疼痛，咳时明显，气紧，上楼时明显，偶有头晕，动则为甚，肢冷。舌暗淡、苔薄，脉弦细。

辨证：风寒袭肺，内有饮停。

治法：散寒解表，温肺化饮。

主方：葶苈大枣泻肺汤合小青龙汤加减

蜜麻黄 10g，桂枝 10g，炙甘草 10g，姜半夏 10g，炒白芍 30g，细辛 6g，干姜 10g，五味子 10g，葶苈子 20g，大枣 20g，枳壳 20g，郁金 15g，蜈蚣 1 条。

7 剂，水煎服。

*二诊（2023－01－28）

咳嗽咳痰明显好转，右侧胸胁部不适已有明显好转，偶有气紧。

上方继服 7 剂而愈。

按语

《伤寒论》第 40 条："伤寒表不解，心下有水气，干呕，发热而咳，或渴，或利，或噎，或小便不利，少腹满，或喘者，小青龙汤主之。"太阳病，感受风寒外邪，症见痰饮内停者，予小青龙汤外散表邪、内化水饮，有饮邪攻胁、咳即引痛、倚息不得卧之象，兼可治之。若"不闻香臭酸辛，咳逆上气，喘鸣迫塞"，当合用葶苈大枣泻肺汤泻肺平喘利水。患者术后气郁血瘀，故加郁金、枳壳、蜈蚣解郁行气、活血通络之品，疗效甚佳。

（整理：陈晓森　指导：马春成）

参考文献

[1] 耿艳，胡柏生，姜颢. 真武汤合葶苈大枣泻肺汤辅助治疗慢性心力衰竭急性失代偿期疗效观察 [J]. 中国中医急症，2022，31（7）：1228－1231.

活用"木郁达之"治腹痛

腹痛，又称脘腹痛，根据病位的不同，有大腹痛、脐腹痛、少腹痛、小腹痛，很多病因都可引起腹痛。如《素问·举痛论》云："寒气客于小肠，小肠不得成聚，故后泄腹痛""或心与背相引而痛者，或胁肋与少腹相引而痛者，或腹痛引阴股者……或腹痛而后泄者""厥气客于阴股，寒气上及少腹，血气在下相引，故腹痛引阴股"。又如《灵枢·五邪》云："阳气不足，阴气有余，则寒中肠鸣、腹痛。"[1]虽病因多种，病机变化错综复杂，但万变不离其宗，总体病机仍旧归于"不通则痛""不荣则痛"范畴。

笔者认为，腹痛往往与脾胃有着密切关系，脾属中州，胃为水谷之海，脾胃失调，脏腑气机不利则气血郁滞而痛，或脾胃虚弱，气血生化无源，经脉失养而痛。《脉因证治》有言："有客寒阻之不行，有热内生郁而不散，有死血、食积、痰湿结滞，妨碍升降，故痛。"无论寒阻、热郁、瘀血、食积、痰湿而导致脾胃升降失司、气机郁滞，均可在治疗上以祛寒、泄热、活血、消食、祛痰化湿为法治之。

基于"木曰曲直"的特性，木具有生长、升发、条达、舒畅之性质和作用，应春之升发之气，而肝在五行中属木，故有木之冲和条达伸展之能。[2]《医旨绪余》云"木郁者，肝郁也，达者，条达、通达之谓也"，当邪气来犯，木气受损，首先影响肝之疏泄功能，临床上多见气机郁滞病机。郁者当先疏达，《血证论》云："肝属木，木气冲和条达，不致郁遏，则血脉得畅。""木郁达之"源于《素问·六元正纪大论》[3]，乃《黄帝内经》"五郁说"之首，经过后世医家不断创新完善，"木郁达之"已作为"肝郁"证型相关疾病的治法治则被广泛应用。

《黄帝内经》所言"肝主疏泄"是指肝具有调畅气机的作用，其中就包括维持全身气机疏通畅达、通而不滞、散而不郁的生理作用；调畅血液和津液的输布运行；协调脾升胃降，维持脾胃正常纳运；调畅情志活动，以调和气血、调畅气机；调畅胆汁，即"精汁"的分泌与排泄；调畅男子排精及女子排卵行经。肝失疏泄，肝气郁结，则易致气机闭阻不通，血不能行，脉络瘀阻，少腹为肝经之所过，故可见循经腹痛；"见肝之病，知肝传脾"，情志不遂，郁怒伤肝，木胜克土，木郁土虚，脾胃失运失纳，肝脾气机失调，气血运行失和，故而也见腹痛。

《类证治裁》云："肝为刚脏，职司疏泄，用药不宜刚而宜柔，不宜伐而宜和。"以四逆散为主方，加减化裁治疗肝郁腹痛，效果奇佳。方中柴胡自阴达阳，使邪自表而里者，仍自里出表，入肝、胆经而为君；合用白芍，敛阴柔肝养血而为臣；佐以枳实理气解郁，与白芍相配理气和血[4]，使气血调和，与柴胡相伍，一升一降，加强升清泄浊之功、畅通气机之效；使以甘草调和诸药，护阴和中，相需相济。既治邪郁气机阻滞、阳气内郁之阳郁厥逆证，又治肝脾失和、气机失调之气郁证，临床应用以手足不温，或胁肋、脘腹疼痛，脉弦为要点进行辨证。伍师应用四逆散治腹痛，取"木郁达之"之法，一祛土壅以达木郁，二顺肝性以畅气结，临床效果奇佳。此方虽有四逆之名，但无辛热回阳之品，药虽仅四味，但配伍相当缜密，合芍药甘草汤、枳实芍药散两方之用，实为调和肝脾之效方。

🔍 经典医案

刘某，女，38 岁，湖南新宁人，门诊病例。

*初诊（2022 – 10 – 03）

患者右侧下腹部疼痛。刻下症见：右下腹痛，伴黑便，恶心欲呕，身无热，无腹泻。舌红、苔薄白，脉弦。

辅助检查：腹部 B 超：右肾小结石，未见积液。

辨证：肝脾失和，湿热郁结。

治法：调和肝脾，清热除湿。

主方：四逆散合薏苡附子败酱散

北柴胡 10g，**炒白芍** 30g，**枳壳** 10g，**炙甘草** 10g，**大血藤** 30g，**败酱草** 30g，**麸炒薏苡仁** 30g，**徐长卿** 30g，**忍冬藤** 30g，**丝瓜络** 15g。

14 剂，水煎服。

后续患者择期复诊，腹痛明显好转。

按语

治疗腹痛，见肝郁之候，以达郁之法，往往收效甚佳。此案患者证属肝脾不和，亦有湿热之象，故用四逆散理脾柔肝，行郁止痛，加甘寒之薏苡仁利湿健脾，败酱草清热化毒，忍冬藤、丝瓜络行气通络，重用徐长卿和胃止痛。全方共奏调和肝脾、清热除湿之功，收效甚佳。

（整理：陈晓森　指导：马春成）

参考文献

［1］王桂彬，姜晓晨，刘福栋，等.《伤寒论》腹痛与腹中痛辨治［J］. 中医学报，2022，37（1）：19－23.

［2］李昕，马宏博，李梅，等.《傅青主女科》之"木郁达之"思想探微［J］. 中医药临床杂志，2023，35（4）：668－671.

［3］胡聪聪，姚美玉. 基于因势利导思想辨治多囊卵巢综合征型痤疮［J］. 河北中医，2023，45（2）：302－305.

［4］张琪，刘勇. 基于黄元御"一气周流"理论探析消渴目病［J］. 中国中医眼科杂志，2021，31（11）：808－810.

治痤疮之灵药消痤汤

痤疮是现代多发并困扰着青少年的一种疾病，又称青春痘。究其本质，痤疮是毛囊皮脂腺的一种慢性炎症皮肤病，主要表现为皮肤丘疹、脓疱、结节、囊肿、黑白头粉刺等。痤疮虽多见于青少年，且在青春期后大多能够自愈或减轻，但其发病并不局限于青少年，中年人由于精神压力、饮食、胃肠功能、环境等因素也可能出现。中医普遍认为，患者由于先天禀赋、过食肥甘、冲任不调、情志不遂等，毒热蕴结于肌肤，致使皮肤起疹如粉刺，伴或不伴瘙痒。

病机方面，痤疮本为肺热、血热过盛，气逆不利，气痰湿热胶结；或脾胃湿热，与气血相搏，湿热郁于肌表。因湿性黏滞，其为病多缠绵难愈，又夹痰、夹热，病程较长或反复发作。因此该病病因复杂，治法良多。马师师承名中医刘方柏教授，习得其众多经验效方。刘师翻阅大量中医药典籍，深入研究此病发生发展及病机，反复临床观察实践，悉心钻研中药治疗痤疮的方法，筛选药物，终得消痤汤问世。

此方以升麻为君，功擅解毒散邪，化斑祛疹，入阳明、太阴二经，如《本草纲目》言："消斑疹，行瘀血。"另以凉血解毒之生地、水牛角为臣，二药相使：其一，生地配水牛角清热凉血；其二，生地可复已失之阴血。佐以余药。刘师认为，该方还别有新意地使用了四味药：一为蟾皮，为蟾蜍科动物中华大蟾蜍或黑框蟾蜍除去内脏的干燥体，《纲目拾遗》言其"贴大毒，能拔毒，收毒"。因有毒之部分已取去，故既无毒，又可拔风火热毒之邪，使留着肌肉郁而不解所致痤疮得以拔除，另外，刘师为防蟾酥残留，特嘱10g足矣，不可过量；二为桑皮，此药专入肺经，为桑科桑属植物桑的根皮，具有泻火利水、除痰泄气之功效，其对痤疮发病之病机有很强的针对性；三为白附子，为天南星科植物独角莲的干燥块茎，入肝、胃经，此药不仅能燥湿化痰、祛风止痉、解毒散结，还善行诸气，为治疗头面诸疾之要药，刘师言其有舟楫载药上行之作用；四为白芷，味辛，微温，入手太阴、手足阳明经，其为足阳明经祛风散湿之主药，面为阳明经所循，而痤疮主要发于面部，故有用作润肤者。此四味，均为消痤之良药，对于保持良好皮肤状态，养颜美容，有显著功效。

　　根据现代医学研究，升麻提取物及白芷水煎剂具有解热、抗炎、镇痛等作用；桑白皮主要含黄酮类成分，其中桑白皮总黄酮有抗炎、镇痛的作用，除此之外，桑白皮还能抗氧化，促进细胞新陈代谢和防止细胞老化，对痤疮有良好疗效；黄柏所含小檗碱可显著抗炎性增生，对多种细菌及皮肤致病性真菌的生长有较强的抑制作用；黄芩、生地黄具有解热、抗炎、抗氧化之功，能清除氧自由基，显著抑制过氧化脂质的生成，增强细胞抗衰老能力，治疗多种皮肤病；水牛角、蟾皮皆为动物器官，对皮肤虽无直接作用，但前者能解热，后者能抗炎，对痤疮等热性炎症皮肤病有显著效果；白附子有显著的抗菌消炎作用，可用以治疗皮肤病、烧伤烫伤等一系列病证；枇杷叶是肺系常用药，枇杷叶醇提取物及其多种提取成分有不同程度的镇咳、祛痰、抗炎作用，在抗病毒和抗菌方面也卓有成效。

　　此方能清热解毒、散结消疮，适用于面部痤疮密集泛发，疮点饱满色红，或兼口渴便秘的患者，无论老少，尤长于治疗病程甚长、多年久治不愈者。临证之时，重在辨证，量症变化加减，此为上策。若痤疮丘疹色红甚，伴面部潮红，此为热毒偏重，可加蒲公英、淡竹叶清心火、解热毒；若痤疮丘疹色淡，食后饱胀，便溏质稀，舌苔白腻，此为湿浊偏重，可加苍术、白豆蔻、法半夏、茯苓，减去黄柏、黄连、生地，因其凉润碍胃，易便溏也；若痤疮丘疹黯淡，有结节、囊肿，病程迁延，此为痰瘀胶结，可加陈皮、瓜蒌仁、海浮石、莪术等。[1]

🔍 经典医案

刘某，男，48 岁，湖南耒阳人，门诊病例。

＊**初诊**（2023 - 10 - 12）

　　患者主诉口周痤疮泛发，如芝麻大小，有白色脓包，微痒。刻下症见：口周痤疮，微有瘙痒，伴厌食欲呕，无口干口苦，大便稍干，小便尚可，睡眠较差。舌淡、有齿痕，苔薄白，脉弦。

　　辨证：湿热毒气蕴肤。

　　治法：清热解毒，散结消疮。

主方：

升麻 12g，桑白皮 12g，黄柏 15g，黄芩 10g，淡附片 10g，甘草片 10g，白芷 10g，生地黄 20g，枇杷叶 10g，姜半夏 15g，生姜 20g，茯苓 15g。

7剂，水煎服。

后续患者择期复诊，痤疮更趋良善。

按语

痤疮是一种以累及颜面部为主的毛囊皮脂腺慢性炎症皮肤病，易反复发作[2]，发病以实证、热证居多，与"热、毒、湿、瘀"关系密切，多发于青少年，中年人也有发病者，本案即为中年痤疮患者。临床遣方用药，必须据证指导，内服配合外治，方能收到满意疗效。该患者口周痤疮泛发，微痒，便干，是热毒内壅、透毒外出、津液内损所致，符合消痤汤治疗范围；厌食欲呕，舌淡、有齿痕，此为胃气上逆，由饮食不节、脾胃湿热，食积在胃肠积滞不通所致，故在原方基础上加半夏、生姜、茯苓三味药。除此之外，在日常饮食方面，应清淡饮食，避免辛辣刺激及油腻肥甘之食物，再配合针灸外治、中药涂膏外用，内外配合，常能收到满意疗效。

（整理：陈晓森　指导：马春成）

参考文献

［1］刁人政."清肺化湿消痤汤"治疗湿热型痤疮［J］.江苏中医药，2020，52（8）：73－74.

［2］董冬香，钱晓莺，管志敏，等.温阳理论指导治疗痤疮验案举隅［J］.中国乡村医药，2023，30（19）：23－24.

博采众方，唯治更年期

更年期综合征，中医称之为绝经前后诸证、经断前后诸证，顾名思义，就是在妇女围绝经期（一般为 45～55 岁）出现的一系列与绝经相关的症候。我国人口老龄化趋势日益严峻，据推测，我国绝经期女性将在 2030 年达到 2.1 亿，约占全球更年期总人口的 1/7，这说明出现不同程度更年期综合征的女性患者将达到一个高峰。[1]

西医认为，更年期综合征主要是因卵巢功能衰退引起性激素波动或减少，导致血管舒缩和自主神经功能紊乱及精神神经症状，以月经失调、潮热汗出、头晕失眠、情绪异常、记忆力下降、股关节肌肉疼痛等为主要表现的一组症候群，又称围绝经期综合征。更年期是"病"，又不像"病"。如同四季中的夏天过渡到冬天，秋天是一个必经阶段一样，更年期是女性生命周期中的一个重要过渡阶段。要将更年期视为一个正常且可以通过治疗缓解的疾病，以提高生活质量为治疗目标。

中医方面，搜集古代医家文献，未有过多对更年期综合征命名的描述，有关更年期综合征症状的描述则散见于"百合病""郁证""脏躁""不寐"之中。随着中医的不断发展壮大，其对更年期综合征的治疗措施更加广泛和有效。其中，关于百合病，张仲景在《金匮要略·百合狐惑阴阳毒病脉证治》中有言："百合病者，百脉一宗，悉致其病也。"意思就是：肺朝百脉，而心主血脉，百脉合病则症状百出。又有原文如是说："意欲食复不能食，常默默，欲卧不能卧，欲行不能行，饮食或有美时，或有不用闻食臭时，如寒无寒，如热无热……如有神灵者，身形如和，其脉微数。"虽身体如常，但症状百出，没有具体发病部位，亦无固定发病形式，纵观临床特征，类同更年期综合征。

有证百合病，必有百合方。张仲景在《金匮要略》中运用的是百合地黄汤，鲜百合、生地黄、泉水是该方组成成分。百合性味甘平，微寒，归心、肺经，得土金之气，兼天之清和，凉金泄热，解利心火，尚能补中。治疗百合病，主要遵循宁心安神的原理。《药性论》记载生地黄"能补虚损、温中下气、通血脉"。其性阴，擅补阴血，归心、肝、肾经，能强心，助心、胆之气，安魂定魄，顾护肾阴而养精充髓。鲜百合、生地黄二药配伍，用泉水煎煮，则补益心肺、安神护阴之功效更加显著。此方受后世医家推崇应用，正如前言"百合病，百脉一宗，悉致其病也"，百合病临床表现各异，百合地黄汤所涉症候也尤为广泛。[2]

郁者，有抑郁不畅、滞而不通之义。情感怫郁、气机郁结不畅，五脏气机阻滞而成郁。[3]《素问·阴阳应象大论》云："人有五脏化生五气，以生喜怒悲忧恐。"郁证的发生发展与五脏密切相关，故治郁之法得从五脏治，《素问·六元正纪大论》提出了"木郁达之，火郁发之，土郁夺之，金郁泄之，水郁折之"的论断。治疗百合病郁证另有一良方——百合知母汤。该方由百合、知母两味药组成，一润一清、一补一泻，有养阴清热、润燥除烦之功效，主治百合病之心肺阴虚内热，百脉失和。伍师以本方为基础方加减应用，频次较高，临床皆取得良效。

《金匮要略》中有另外一个情志疾病名，曰"脏躁"，原文为："妇人脏躁，喜悲伤欲哭，象如神灵所作，数欠伸，甘麦大枣汤主之。"类于癔证，由心肝阴虚，兼有情志抑郁不宁、焦虑不安，血燥肝急所致。发作时不能自主，言语行为失常，悲伤欲哭，心中烦乱，而后又恢复自若。甘麦大枣汤是古今治疗精神疾患之著名经方，可和五脏、调经络，并续气脉。方名即方药，该方由甘草三两、小麦一升、大枣十枚组成[4]，以甘草之甘平缓急入十二经而安和经络脏腑，以小麦之甘凉益气养心兼清烦热，以大枣之甘温安中养脾，三药合用甘润平补，养心调肝，心气充，肝气和，阴液亦能足，《本草纲目》谓之"通入手足十二经"。

《素问·上古天真论》曰："女子七岁肾气盛，齿更，发长；二七而天癸至，任脉通，太冲脉盛，月事以时下，故有子……七七任脉虚，太冲脉衰少，天癸竭，地道不通，故形坏而无子也。"妇女绝经前后，肾气转衰，冲任失充，天癸将绝，此为年老体虚、阴液不足、虚火内扰所致，治宜补冲任滋阴液，清虚热潜浮阳。[5]而治疗肾阴不足、虚火上炎之更年期综合征，取方二仙汤。二仙汤出自《妇产科学》，证属阴阳俱虚于下，又有虚火上炎，故本方壮阳药同滋阴药共用，方中仙茅、仙灵脾、巴戟天温肾阳、补肾精，黄柏、知母泻相火、滋肾阴，当归温润养血调冲任。同补肝肾阴虚的还有一方——二至丸，由女贞子、墨旱莲二药组成。因女贞子冬至采收为佳、墨旱莲夏至采收为良，故名"二至"[6]，《医方集解》称之为足少阴药。方中女贞子乃少阴之精，隆冬不凋，益肝肾；墨旱莲入肾补精，强阴黑发。二仙汤和二至丸组方精练，配合得当，对肾阴阳两虚所致诸证效果奇佳。

王冰注解《素问·生气通天论》曰："阳气根于阴，阴气根于阳，无阴则阳无以生，无阳则阴无以化。"对于更年期综合征出现的多汗，汗多而脉大，阳气发泄太过，内虚不可留恋，可用生脉散。此方酸甘化阴，守阴所以留阳，阳留，汗自止也。生脉散源于《医学启源》，由人参、麦冬、五味子组成，药少力专，配伍精当，以人参为君，补肺中元气，用麦冬保肺阴清虚热，五味子敛肺以收敛耗伤之气为佐，一补一清一敛，此乃养气之道，使脉得充，故名"生脉"。

中医"不寐"亦称"不得眠"，基本病机是心神失养或心神被扰，阳盛阴衰，阴阳失交。更重要的是，失眠属于更年期综合征的一个常见表现，故更年期综合征也可归入"不寐"范畴。治疗心阳不足导致的失眠，桂枝甘草龙骨牡蛎汤可主之。方中桂枝通络经脉、调和阴阳、发汗解肌，炙甘草补脾和胃、益气复脉，生龙骨重镇安神、潜阳补阴，均为君药。全方配伍特点为复阳安神、培本固脱。

以上所列诸方，百合地黄汤、百合知母汤、甘麦大枣汤、二仙汤、二至丸、桂枝甘草龙骨牡蛎汤都是治疗更年期综合征所致病证的有效经方。临床上最重要的是治病求本，讲究辨证审因，而复方更是其中多采用的措施，多种药物各有分工、协同合作，联合作用于多个靶点。陕西名医王幸福根据更年期综合征的病机特点，融汇各家之所长，将上列诸方通过加减组成一新方，命名为"葆青汤"。葆青汤集调阴阳、滋心阴、平肝阳、缓肝急于一体，功用全面，治疗范围广泛。其应用此方在临床上验试，患者十愈八九，收效甚佳。伍师借鉴其治更年期综合征经验，灵活应用此方加减化裁，屡用屡效。

🔍 经典医案

叶某，女，47岁，广东恩平人，门诊病例。

✱ 初诊（2022 - 10 - 03）

患者半年前无明显诱因出现失眠多梦，难以入睡，寐而易醒。刻下症见：失眠多梦，心烦易怒，自汗出，头痛、双侧明显，右侧颈项不适，易腹泻，小便调。舌淡、苔薄白，脉沉细。

辨证：肝肾阴虚，虚阳上亢。

治法：滋阴涵阳，补益肝肾。

主方：

淫羊藿 20g，制仙茅 10g，知母 10g，黄柏 10g，当归 10g，盐巴戟天 10g，酒女贞子 20g，墨旱莲 20g，百合 30g，生地 30g，浮小麦 50g，炙甘草 10g，大枣 20g，龙骨 30g，牡蛎 30g，山茱萸 30g，五味子 10g，麸炒薏苡仁 30g，牛膝 30g，姜半夏 30g。

14 剂，水煎服。

后续患者择期复诊，身体已安好。

按语

本方集二仙汤、二至丸、百合地黄汤、百合知母汤、生脉散、甘麦大枣汤、桂枝龙牡汤等为一方，专治困扰妇女的功能性疾病更年期综合征。该患者虽未过"七七之年"，但已有冲任脉衰、肾气不充、天癸耗竭之象。葆青汤加减应用具有温肾阳、补肾阴、疏肝气、解郁结、益心脾、宁心神的作用，需重复用药，大方复进，集中火力，直达病处，方能获得奇效。

（整理：陈晓森　指导：马春成）

参考文献

［1］金志春，黄佳梅，蔡紫璨. 更年期综合征中西医结合诊治指南：2023 年版［J］. 中国实用妇科与产科杂志，2023，39（8）：799－808.

［2］江晓婧. 探析《金匮要略》之百合病与妇科杂病之妇人脏躁［J］. 实用妇科内分泌电子杂志，2023，10（8）：53－55.

［3］徐海玉，司国民. 司国民运用越鞠丸合百合知母汤治疗郁证经验［J］. 辽宁中医药大学学报，2022，24（10）：143－146.

［4］庄红艳，贾竑晓，刘杰，等. 甘麦大枣汤干预多种抑郁症的疗效及药理探究［J］. 世界中医药，2019，14（7）：1907－1910，1914.

［5］黄涛. 参磁酸枣仁汤治疗更年期失眠症女性患者的疗效分析［J］. 世界睡眠医学杂志，2021，18（5）：798－800.

［6］马铭悦，郭恩绵，吕静. 郭恩绵教授治疗慢性肾炎药对论述［J］. 武警医学，2020，31（10）：912－916.

麻黄肺外之治

麻黄，在现代方书中常被列为解表散寒药之首，属肺经、膀胱经，功效为发汗解表、宣肺平喘、利水消肿。在实际使用时，大多数人还是局限于上述功效。其实，麻黄的作用十分广泛，古书也有记载：《汤液本草》认为桂枝、麻黄虽为太阳证药，实为荣卫药也；《千金要方》言麻黄醇酒汤可治表热黄疸，后人以麻黄治水肿气喘，小便不利诸法，虽曰皆取解表，然以开在内之闭塞，非以逐在外之感邪也；《神农本草经》言麻黄主破坚积聚；《名医别录》言麻黄主五脏邪气缓急，风胁痛，字乳余疾，上好唾，通腠理，解肌，泄邪恶气，消赤黑斑毒；《本草纲目》言麻黄可治产后血滞；《药性论》曰麻黄可治身上毒风顽痹，皮肉不仁。据此，在临床上运用麻黄治疗多种疾病，取得了良好效果。

一、麻黄治疗坐骨神经痛

坐骨神经痛属于中医"痹证""腰腿痛"范畴。中医认为，引起本病的病因分外感和内伤：外感主要为感受寒湿之邪而得病，或兼夹风邪、湿热之邪；内伤主要是先天禀赋不足，后天失养，加之过劳，以致肾精亏损无以濡养筋脉。麻黄用于治疗坐骨神经痛的寒湿证尤为有效。张锡纯认为，麻黄用于全身之脏腑经络，莫不透达。坐骨神经痛发寒湿证时，外感寒湿之邪主要沿足太阳膀胱经发病，而麻黄入足太阳膀胱经，可疏太阳经气，邪气得除，经脉舒而正气复。临床上常使用乌头汤、麻黄细辛附子汤加减。

二、麻黄治疗五更泻

五更泻主要表现为黎明泄泻，腹鸣脐痛，泻后痛减，通常认为是由肾阳不足、命门火衰、阴寒内盛所致。五更泻见于黎明气机升发之时，发则腹鸣泄泻，既与阳气不足有关，又和阳气当升不升、郁而不发密切相关。《本草正义》言"麻黄轻清上泛，专疏肺郁，宣泄气机"，此时若兼有外邪痰饮等因素郁闭肺气，使其宣发肃降功能失调，津液不能输布全身，水液内停，黎明阴阳相交之时，阴气最盛，发为泄泻；肺宣肃失常，则不能调节肝气疏泄，五更时肝气升发，逆而犯脾，发为泄泻。配以麻黄开宣肺气，使肝气得去，阳气得发，阴得阳化，则五更泻自除。

三、麻黄可疏肝解郁

肝气郁结，指的是肝对人体气机的疏泄功能受到抑制。肝气向上升发才能达到对人体气机的梳理作用，肝气郁结则人体气机向上升发作用减弱。温主升，温性的升散药优于凉性的解表药，临床实践表明麻黄的疏肝解郁功效最好，即升散越强的中药，疏肝解郁效果越好。《黄帝内经》云"诸气膹郁，皆属于肺"，临床上治疗情志不舒、气机郁结所致的气、血、痰、火、湿、食多种郁证[1]，在疏肝方中加入少许麻黄开提肺气，能显著提升疗效。需要注意的是，以麻黄解郁不可过量，以免升发太过而动下焦肾元。

四、麻黄治疗小儿遗尿

遗尿又称尿床，主要表现为睡中小便自遗，醒后方觉。小儿遗尿主要是由于小儿先天肾气不足，也与肺、膀胱两脏腑有着密切的关系。《素问·经脉别论》载："饮入于胃，游溢精气，上输于脾。脾气散精，上归于肺，通调水道，下输膀胱。水津四布，五经并行。"此处明确指出肺与膀胱均参与人体的水液代谢过程。肺气不宣，气机功能发生异常，失于肃降，则不能助膀胱气化与开合，影响膀胱对尿液的贮存和排泄功能，膀胱不约，则出现遗尿，即所谓"上虚不能制下"。小儿肺常不足，且易反复外感伤肺，使肺气更虚弱，致使膀胱失约。麻黄辛散温通，入肺与膀胱经，上能开启上源，通调水道，下能温化州都，使气化得行。中医认为，麻黄善于开宣肺气，肺气得宣，则水之上源得清，肃降之能得复，津液不得妄泄，便不会发生小便自遗的情况。临床治疗小儿遗尿时在相应治法中加入麻黄，疗效明显提高。

综上所述，麻黄之所治，非独肺之疾也，然疾虽不在肺，但究其根源，皆可从肺论治。中医遣方用药之要旨在于辨证准确、论理通透，医者不应拘泥于疾病表象，而当深究疾病、症状之本源，基于对中医基础理论的深刻领悟，对中药、方剂的总结认知，将理论与实践融会贯通，方可精妙用药。[2]

（整理：刘茜、刘文金　指导：马春成）

参考文献

[1] 张晓乐，程发峰，李婷，等. 基于通法理论探析仲景麻黄应用 [J]. 北京中医药大学学报，2022，45（12）：1230－1235.

[2] 刘宝琴. 国医大师许润三妙用麻黄汤治疗杂病经验 [J]. 中华中医药杂志，2021，36（3）：1414－1416.

白术治慢性便秘

慢性便秘在久坐人群与老年人中多见，中国成年人慢性便秘总患病率为 10.9%[1]，老年人习惯性便秘患病率为 15%～30%，且患病率呈现逐年上升趋势。便秘的反复或持续性发作，给患者带来很大痛苦。

便秘属于中医"脾约""阴结""阳结""大便燥结"等范畴。习惯性便秘又称功能性便秘，在老年人中多见，其中又以虚性便秘为主。临证发现老年人习惯性便秘病位在大肠，多与脾胃、肝、肾等多个脏腑功能失调有关，其中尤以气虚秘常见。该证型以脾胃虚弱为本、肠道积滞为标，常表现为排便无力或大便干结，同时伴有面色萎黄、倦怠乏力、纳差、腹胀等气虚症状。临证时必须注意老年人的生理病理特点，攻下法通便虽可取效于一时，但多愈泻愈秘。临床所见之老年人便秘，以气虚津亏者为多，加上患者或医生图一时之快，妄用攻下之法，更加伤津耗气，久而久之，气机下陷，中焦气机升降不利，大肠腑气不通，而成习惯性便秘。六腑以通为用，脾胃升清降浊功能正常，则气机得畅，大便得下。[2]脾胃虚弱，则气机升降失序，日久则气血生化乏源，气虚则推动不足，大肠传导功能失常，糟粕不得下，血虚失于濡养，则大肠津液不足，糟粕内停。治当补土之虚，调畅中焦气机，使得脾胃运化功能复常，气血生化有源，舟楫得通。补中益气汤可补中益气、升阳举陷，正可针对以上病机。

补中益气汤出自《内外伤辨惑论·卷中》："……惟当以甘温之剂，补其中，升其阳，甘寒以泻其火则愈……今立补中益气汤。"原方虽为补中、升清、泻阴火设立，但所治疾病非独脾胃病。方中，柴胡、升麻甘温，升阳气之陷，散阳气之郁，助阳气之用，有恢复气机之功；黄芪、人参、炙甘草、白术顾中焦之虚，使阳气生化有源，气机升清有用；陈皮、当归理气和血。

补中益气汤可治疗气虚秘，补脾胃，复脾运，使生化有源。陈宏伟等的临床对照实验表明，对老年气虚型便秘患者，采用补中益气汤加减治疗，疗效确切。[3]用补中益气汤治疗便秘时，白术发挥了重要作用。《长沙药解》云："白术苦温，补中燥湿，止渴生津，最益脾精，大养胃气，降浊阴而进饮食。"又云："白术气味浓郁，汁浆醇厚，既养胃气，亦补脾气，最生津液，而止燥渴。"这说明白术能燥湿健脾生津，燥病理之湿，化生理之津，使得脾气得运、大肠得濡。但是，要取得良好的补气通便之功，必须重用白术。名医魏龙骧言："便秘之源在脾胃。脾胃之药，首推白术，尤需重用，始克有济……重用白术，运化脾阳，实为治本之图。故余治便秘，概以生白术为主……"现代药理学研究证实，白术有促进肠胃分泌的作用，可使肠胃分泌旺盛，蠕动增速，大剂量应用，作用尤为显著，故采用补中益气汤重用白术治疗老年人便秘可取得满意疗效。在用白术治疗习惯性便秘时，首次剂量一般为 30～60g，疗效不显则逐步加大。根据魏龙骧的经验，重用时可用至 120～150g；大便干结可加生地黄，或少佐升麻；若便难下却不干结，或稀软者，其苔多呈黑灰而质滑，脉亦多细弱，则属阴结脾约，又当增加肉桂、附子、厚朴、干姜等温化之味。

（整理：刘文金　指导：马春成）

参考文献

[1] 杨直，吴晨曦，高静，等. 中国成年人慢性便秘患病率的 Meta 分析 [J]. 中国全科医学，2021，24（16）：2092-2097.

[2] 刘小芳，林坤，任高鹏，等. 刘克勤临证应用补中益气汤理论浅析与验案举隅 [J]. 中医临床研究，2022，14（4）：85-87.

[3] 陈宏伟，张蕤，陈德宇. 补中益气汤治疗老年气虚型便秘的临床研究 [J]. 阜阳师范大学学报（自然科学版），2021（4）：31-34.

白头翁治小便涩痛

中药白头翁，为毛茛科植物白头翁的干燥根。春、秋二季采挖，除去泥沙，干燥。呈类圆柱形或圆锥形，稍扭曲，长6～20cm，直径0.5～2cm。表面黄棕色或棕褐色，具不规则纵皱纹或纵沟，皮部易脱落，露出黄色的木部，有的可见网状裂纹或裂隙，近根头处常有朽状凹洞。根头部稍膨大，有白色绒毛，有的可见鞘状叶柄残基。质硬而脆，断面皮部为黄白色或淡黄棕色，木部为淡黄色。《中华人民共和国药典》记载：白头翁苦、寒，归胃、大肠经，可清热解毒、凉血止痢，主要用治热毒血痢、阴痒带下。

白头翁为常用传统中药，在我国已有上千年的应用历史，首载于《神农本草经》，为下品药，谓"主温疟狂易寒热，癥瘕积聚，瘿气，逐血止痛，金疮"。它是《伤寒论》经典名方白头翁汤的君药，临床应用广泛，用于治疗热毒血痢、阴痒带下、疮痈肿毒等，即对应现代医学中的阿米巴肠病、疟疾、阴道毛滴虫病等疾病。白头翁作为一味清热解毒的良药，其作用不仅仅局限于治疗热毒血痢、阴痒带下、疮痈肿毒。例如，在临床应用中发现，尿路感染除了引起尿急尿频外，部分患者亦常见尿道灼热疼痛。尿路感染属于中医"淋证"范畴。淋证属临床常见病、多发病，好发于女性，其中尤以婚育女性、老年妇女患病率高，而淋证中又以热淋居多，在患尿路感染的妇女中，40%～50%属于此证。热淋治疗的惯常思路为应用八正散、导赤散等方剂清热解毒、利尿通淋。通常解决其他症状较易，但解决尿道发热灼痛效果不佳，若在方中加入白头翁，常常可以收到良好疗效。《伤寒论》指出：热利下重者，白头翁汤主之。《伤寒论》亦指出：下利欲饮水者，以有热故也，白头翁汤主之。关键是抓住一个"热"字，因前后二阴相通，小便灼热同属热，病机相同，亦可应用。故临床上治疗尿路感染导致的尿频尿急、尿道灼热涩痛等，白头翁可作为专药应用。

名医冉雪峰的龚姓弟子所著《医笔谈》提出：白头翁有治疗尿道灼热坠痛之功效。尿道灼热坠痛主要因为湿热蕴结下焦，导致膀胱气化不利，症见小便频急，淋沥不尽，口干口苦，舌红、苔黄厚而腻、脉数。尚与肝木之气逆乱有关，因为肝经络阴器，肝木之气逆乱与邪热郁遏迫注阴器，导致尿道灼热坠痛。唐容川论白头翁一茎直上，得木气之和，平木熄风，使木气上达而不迫注，又论肠风便血实证风平火熄而血自宁，宜宗张仲景白头翁汤之意，其清火熄风较为有力，因而得悟用其治疗尿道灼痛。

临床用药时，不要局限于药物的主治疾病，可以根据药物的性味和功效，针对疾病的证型用药，异病同治，治病求于本，往往能收到较好疗效。

（整理：周赛　指导：马春成）

当归贝母苦参丸治尿路感染

当归贝母苦参丸中的三味药在《神农本草经》中有着较为详细的论述。方中，苦参"主心腹结气，癥瘕积聚，黄疸，溺有余沥。逐水，除痈肿，补中，明目止泪"；当归"主咳逆上气，温疟，寒热洗洗在皮肤中，妇人漏下绝子，诸恶疮疡，金疮"[1]，当归者，令诸血有所归，其应用广泛，血病诸证皆宜用[2]；贝母主伤寒烦热，淋沥邪气，疝瘕，喉痹，乳难，金疮，风痉。

当归贝母苦参丸组成：当归、贝母、苦参各四两，男子加滑石半两。功效：养血润燥，清热除湿通淋。主治：尿路感染见上述症状者，尤其适用于妊娠期妇女尿路感染见上述症状者。临证化裁：小腹坠胀疼痛者，加川楝子、乌药以理气疏导；热甚者，加金银花、连翘、蒲公英清热解毒；伴尿血者，加生地黄、白茅根凉血止血；腰腹绞痛者，加白芍、甘草缓急止痛；阴虚者，加黄柏、知母、阿胶等。

尿路感染以尿频、尿急、尿痛、小腹拘急为主要症状。[3]复发性尿路感染是指经正规治疗后细菌尿消失，但停药6周内复发，且致病菌与之前相同。该病多发于绝经后女性，这主要是由于女性生理结构特殊，且随着年龄增加，雌激素分泌减少，泌尿道黏膜出现退行性改变，增加了细菌感染的风险。中医药治疗尿路感染不仅能缓解临床症状、减轻西药的毒副作用，还能提高机体免疫力、降低复发率。本病属中医"淋""淋证"等范畴，临床常用当归贝母苦参丸治疗。

经典医案[4]

黄某某，女，67岁。

初诊（2020 - 06 - 10）

患者关节疼痛伴脱发、手抖及四肢末端冷1月余。既往确诊系统性红斑狼疮10月余。刻下症见：关节疼痛，脱发，手抖，四肢凉，口渴。舌红、苔少，脉细数。

辅助检查：尿蛋白＋，抗核抗体＋，抗组蛋白抗体＋。

辨证：红蝴蝶疮之血热瘀毒。

治法：清热解毒，凉血活血。

主方：当归贝母苦参丸加减

当归 10g，浙贝母 10g，苦参 15g，凤尾草 20g，马鞭草 20g，白茅根 30g，赤芍 15g，甘草 6g。

患者连服一个月中药后症状明显好转，复查尿常规示白细胞正常。

（整理：宋庆良　指导：马春成）

参考文献

［1］王勇力，周衡，周青，等. 基于窍膜三焦理论探讨周衡教授治疗痰饮病［J］. 四川中医，2021，39（8）：1－4.

［2］肖战说，邹建华，段亚亭. 国医大师段亚亭教授运用当归贝母苦参丸经验［J］. 四川中医，2021，39（8）：4－7.

［3］顾霜，何伟明. 中医治疗女性复发性尿路感染研究进展［J］. 山西中医，2022，38（2）：68－70.

［4］宋庆良，伍劲华，马春成. 名中医伍劲华治疗狼疮性肾炎经验总结［J］. 亚太传统医药，2023，19（6）：134－137.

冬瓜鲫鱼汤治肾性水肿

水肿是肾脏疾病最常见的突出症状之一，可以出现在多种肾脏疾病的各个阶段。肾性水肿是由于肾脏疾病导致体内水钠潴留，引起组织疏松部位不同程度的水肿，属于全身性水肿的一种。肾性水肿的病理机制比较复杂，西医治疗有一定疗效，但副作用较大，且部分患者水肿非常顽固，治疗有难度。临床实践证明，中医药治疗肾性水肿疗效不错，其优势在于调整恢复机体对水液代谢的自调能力，所以肿退不易反复，且无副作用。

肾性水肿属中医"水气病"范畴，病位在肺、脾、肾三脏，属本虚标实、虚实夹杂之病，正虚中气虚、阳虚、阴虚皆可见，亦可见气阴两虚或阴阳两虚，标实则多为风热、风湿、湿热、癖血。肾性水肿主要有风水、皮水、正水三种：风水是水肿伴表证，特点是病程短，浮肿以面目、上半身为先。皮水以四肢水肿为主，特点是无表证，四肢浮肿，按之没指；若肾性水肿迁延不愈，处于慢性期，多属皮水。正水是肾性水肿重证，特点是除四肢浮肿以外，必伴胸水或腹水；由于水气较盛影响肺的宣肃之功，腹满喘急为其突出临床表现。

目前，西医治疗以对症支持治疗（例如利尿消肿、减少尿蛋白、调脂）、抑制免疫与炎症反应（例如糖皮质激素、细胞毒性药物、环孢素）等为主。[1]然而长期使用西药毒副反应较明显，且肾功能不全者禁用激素。无论西医或者中医都认为合理的饮食可以减轻肾脏负担、维持身体营养、缓解或防止水肿，因此如何通过合理的营养治疗来控制和改善水肿是治疗肾病综合征的重要内容。

《景岳全书·肿胀》曰："凡水肿等证，乃肺脾肾三脏相干之病……故其制在脾。"由此可见，当人体脾运不健，肺失宣肃，肾不主水，三焦气化功能失常，则会出现水湿内停的情况，从而发为水肿。脾虚而致运化功能失职，使精微生化无源，导致尿中排出大量蛋白和血中白蛋白的含量减少。鲫鱼性平、味甘，主要入脾、胃、大肠经，具有培元气补虚损、健脾胃利水湿之功效。明代缪希雍《神农本草经疏》云："鲫鱼禀土气以生，故其味甘，其气温，无毒。是以能入胃，治胃弱不下食……"对于不思饮食、完谷不化者，鲫鱼是其食疗保健的颇宜之品。鲫鱼乃血肉有情之品，既能填精补髓而升高血清蛋白，又能益脾行水利湿消肿。若兼有水湿内停不化之症，其又无因滋补而伤胃的弊端，确为良选。冬瓜性味微寒甘淡，主要入肺、心、脾经，具有利水消肿、消暑止渴、解毒化痰之功效。在水湿之邪泛滥肌肤体表、小便通行不利时，可用冬瓜行消肿利尿作用。有研究表明，鲫鱼冬瓜皮汤有行水利尿消肿之功效，可减少患者水肿消退天数，降低体质量，缩小腹围、腿围，改善肾功能，疗效优于常规西药治疗，且制作简单方便，食用安全，可在临床上进一步推广。[1]

（整理：刘茜、刘文金　指导：马春成）

参考文献

[1] 蔡亚宏，陈新宇，冯进，等. 鲫鱼冬瓜皮汤改善肾病综合征患者水肿及肾功能的临床观察 [J]. 湖南中医药大学学报，2019，39（5）：631-634.

金钱草治胆汁反流性胃炎

金钱草，别名过路黄、镜面草、翠屏草、荷苞草、肉馄饨草、金锁匙、连钱草、对座草、叶金钱草、钱叶草、钱芊金等，为管状花目、报春花科多年生匍匐小草本。叶肾形至圆形，直径4～25mm，花单生叶腋，花柄短于叶柄，丝状；绿叶，开黄色小花。《中华人民共和国药典》载其药用为报春花科植物过路黄（*Lysimachia christinae Hance*）的干燥全草，性味甘咸，微寒，归肝、胆、肾、膀胱经。功能：利湿退黄，利尿通淋，解毒消肿。用治湿热黄疸、胆胀胁痛、石淋、热淋、小便涩痛、痈肿疔疮、蛇虫咬伤等。

金钱草在临床上常用于治疗石淋、热淋、胆石症等疾病，为临床常用排石要药。在临床应用中还发现，金钱草用治胆汁反流性胃炎效果也很好。现代医学认为，胆汁反流性胃炎主要是胆汁及十二指肠反流液的作用、胆汁反流与 Hp 感染的协同作用等因素引起胆汁酸破坏上皮细胞的脂蛋白层，导致胃黏膜屏障受损。当 pH≤3.5 时，胆汁酸对胃黏膜的侵袭力会增加，减弱胃黏膜的多种保护机制，导致胃黏膜细胞和组织损伤。其损伤主要表现为活动性炎症、肠化生、腺体萎缩和局灶性增生。胆汁反流性胃炎属中医"胃脘痛""呕吐"等范畴，主要病机为情志失调、饮食不节、劳倦过度、手术损伤等导致肝失疏泄、肝气郁结、久郁化热、移热于胆，肝胆郁热逆乘脾胃，脾胃升降功能失常，以上腹堵闷、隐痛不舒、打嗝、泛酸、恶心呕吐为主要临床表现。治当清肝胆湿热，健脾和胃降逆。临床上常以左金丸或甘草泻心汤加减治疗，而金钱草可疏肝利胆、清热导滞，亦合此病机。现代药理学研究也表明，金钱草可以调节胆道平滑肌，同时具有镇痛、抗感染等作用。

临床治疗可辨证选方后再经验性加减应用金钱草。重庆名医王仁强常应用金钱草煎汤代茶饮，多次少量频服。中药需一次性大量服用，且间隔时间长，往往"药汁穿胃过，热邪胃中留"，不能保持有效浓度，故疗效不佳。而把金钱草当茶喝，不定时频饮，不断冲刷荡涤反流液体，就像对胃黏膜的外治清洁消毒。金钱草茶可不断与反流于胃的胆汁样液体中和稀释，使药物始终在胃内保持高浓度有效成分，同时又可使小便次数增加，让滞留在胃的有毒成分随小便而去，从而达到清热利湿之功效，保护胃黏膜屏障（以降为顺）和维持胃的酸碱平衡（喜润恶燥）。[1]

（整理：刘文金　指导：马春成）

参考文献

[1] 刘薇，王仁强. 王仁强健脾宽中法治疗胆汁反流性胃炎经验 [J].
实用中医药杂志，2020，36（10）：1349－1350.

苦瓜藤治小儿痱子

痱子是夏天最多见的皮肤急性炎症。小儿痱子，多发生在颈、胸背、肘窝、腘窝等部位。小儿皮肤细嫩，且汗腺功能尚未发育完全，又因在高温闷热环境中皮肤出汗过多而不能很快蒸发，导致汗腺导管口阻塞，汗液潴留后汗管破裂引起汗液外溢，渗入周围组织引起浅表性皮肤炎症反应，常表现为初起时皮肤发红，针头大小的红色丘疹或丘疱疹，密集成片，瘙痒、疼痛、热痛。中医认为，此病多见于夏季是由于盛夏时节暑热夹湿蕴结肌肤，毛窍郁塞，乃生痱疱；热盛汗出，以冷水洗浴，毛孔骤闭，热气郁于皮腠之间，亦生此病。

痱子大部分为自限性，一两周内即会消失。轻微的痱子，只要让小儿处于通风好的环境，保持凉爽，衣服能吸汗，保持干爽即可。重者，可内服清热、利湿、解暑的中药、中成药或外用消炎、止痒制剂。临床应用发现，苦瓜藤对小儿痱子疗效显著。

苦瓜藤，为葫芦科植物苦瓜的茎。其味苦、性寒，归脾、胃经，具有清热解毒之功效，常用治痢疾、疮痈肿毒、胎毒、牙痛。《民间常用草药汇编》云："退热解毒。治火牙痛；外洗疮毒。"《陆川本草》云："治小儿胎毒。"苦瓜，苦、寒，归脾、胃、心、肝经，具有清热消暑、明目解毒、解劳清心的功效，可治疗痢疾、疮肿、中暑发热等病。而苦瓜藤为苦瓜的茎，苦寒更甚，清热解毒、祛暑之效更甚。予苦瓜藤煎汤外洗，治疗小儿痱子，效佳。且小儿脏腑娇嫩，形气未充，阴阳气血尚未充盛，为"稚阴稚阳"之体，予外用药不伤及小儿形体，也更能体现中医治疗的辨证特点。[1]

（整理：刘茜　指导：马春成）

参考文献

[1] 王泉忠，施钰娟，邹国吉. 泉港区湿热质儿童感冒中医辨证分型的特点 [J]. 福建中医药，2020，51（1）：85－86.

肾性贫血的选方用药

肾性贫血属中医"虚劳""肾劳""血劳"等范畴，多发生在慢性肾脏病中晚期，需围绕慢性肾脏病进行综合治疗，对于该病引起的多系统、多器官损害，采取中西医结合的治疗手段往往能取得较好的疗效。[1]

中医认为，本病为本虚标实之证，脾肾亏虚为本，湿热、瘀血、浊毒为标，其基本病机为脾肾亏虚，湿浊瘀血内生。病位在脾肾，与心肝肺三焦等脏腑相关。脾胃为后天之本、气血生化之源。《灵枢·决气》云："中焦受气取汁，变化而赤，是谓血。"《灵枢·痈疽》云："中焦出气如露，上注溪谷，而渗孙脉，津液和调，变化而赤，是为血。"脾胃功能失调，气血生化乏源，气血亏虚而见贫血；同时，脾失健运，运化失司，水液内停，痰湿内生，聚湿成浊，酿生浊毒，阻碍气机运行，血脉不通，影响气血生成而见贫血。《素问·六节藏象论》云："肾者，主蛰，封藏之本，精之处也。"《诸病源候论》有"肾藏精，精者，血之所成也"。《张氏医通》云："气不耗，归经于肾而为精；精不泄，归精于肝而化清血。"一方面，肾为先天之本，肾藏精，精血同源，肾精亦为生血之源，且精生髓，精髓也是化生血液的基本物质之一；另一方面，肾藏精，精化气，肾中元气在人体生长发育中起到了重要作用，具有推动人体生长发育，温煦和激发各脏腑经络等组织器官生理活动的效用。若元气充足，则有助于血液生成；若肾精亏虚，精血同源，生血原料匮乏，精亏血少则见血虚；肾虚导致肾失封藏，精气亏虚，则内生湿，致痰湿、浊毒、血瘀等病理产物，这些病理产物或损伤五脏六腑，影响血液生成，或造成气滞血瘀，血脉不通而血虚。

在疾病早期，应以调补先后天为主，补泄兼施，益肾健脾养胃，根据临床表现辨证。症见面色苍白，伴有倦怠乏力、身重便溏等脾虚湿困者，应健脾化湿，可选四君子汤加减，药用党参、半夏、黄芪、白术、陈皮、茯苓、大腹皮、生薏苡仁、泽泻等；症见腰膝酸软、怕冷、夜尿清长、面色㿠白等肾阳亏虚者，当补肾填精，可选右归丸加减，药用桂枝、山萸肉、熟地黄、山药、附片、枸杞子、淫羊藿、菟丝子、车前子、杜仲等；症见腰膝酸软、倦怠乏力、面色无华、纳少便溏等脾肾气虚者，当益肾健脾，方用参苓白术散加减，药用生地黄、黄芪、党参、茯苓、山药、牡丹皮、泽泻、桑寄生、白术、牛膝等；气血俱虚者，当气血双补，采用益气补血法，可选用八珍汤加减，药用人参、白术、茯苓、熟地黄、当归、枸杞子、何首乌等补气健脾生血；贫血较重者，可予填精益髓法，药用紫河车、阿胶、龟板胶等血肉有情之品，使用时注意量不宜过大，以防滋腻碍胃。

本病后期多以湿热、浊毒等邪实占主导位置，故应格外注意驱邪之法。若出现痰湿浊毒内生之象，应以清热解毒、祛湿化痰等法治之。对于湿阻中焦出现身重、纳少、舌苔白腻或厚腻者，可选用苍术、白术、藿香、佩兰等健脾芳香化湿；对于湿热偏重者，常用白花蛇舌草、蒲公英、积雪草等清热邪；对于肢肿尿少者，常用生薏苡仁、茯苓、泽泻、玉米须等淡渗健脾利湿；对于疾病后期出现恶心欲吐、口气秽臭、乏力等浊毒壅盛者，常用土茯苓、大黄等清热解毒。

综上所述，治疗肾性贫血时，补益先后天之本的脾肾十分重要，同时还需兼顾患者的具体情况，辨证加减，方能获效。

（整理：覃好　指导：马春成）

参考文献

[1] 刘琼，王旭方，江燕，等. 余承惠教授治疗肾性贫血经验缬菁[J]. 中国医药导报，2019，16（12）：130-133.

水蛭雄鸡汤治阳痿

阳痿，又称勃起功能障碍（Erectile Dysfunction，ED），指男性不能持续做到或维持足够的阴茎勃起以完成满意的性生活。它是男性最常见的性功能障碍之一，也是一种影响身心健康的慢性疾病；不仅影响患者及其伴侣的生活质量，也可能是心血管疾病的早期症状和危险信号。中医认为，本病的病因病机为命门火衰、心脾亏虚、肝失疏泄、湿热下注。

阳痿的发生，多因房事太过，耗伤精血，或误犯手淫，以致精气虚冷，阳事不振，命门火衰，从而作强不能，其中，或因惊恐，惊则气乱，恐则气下，气血逆乱，阻滞瘀宗筋，阴器失充；或因忧思郁虑太过，损伤心脾，生化之源不足，血不荣心，心失所养，气血虚弱，血虚则不化气，气虚则推动血行不畅，无力运行而成瘀；或因情感不畅，肝失疏泄条达，经络闭阻，则气机郁滞，气滞则血瘀，血行不畅，不能荣润宗筋；或因嗜食辛辣、肥甘之品，以致脾失健运，湿热之邪下注，湿阻气滞，则血行艰涩，瘀血内阻，宗筋失养而弛纵；或因外伤阴部，离经之血成瘀；或因久病体虚，血不流通，内阻成瘀。因此，男子要善保肾精。

《丹溪心法》云："气血冲和，百病不生，一有怫郁，诸病生焉。"《读医随笔》云："气虚不足以推血，则血必有瘀。"气为血帅，血为气母，气行则血行，气滞则血瘀，气虚和气滞皆是气不行血致瘀。可见，阳痿患者久治不愈，可发展到瘀血内阻阶段，临床表现不仅有阴茎痿弱不举，或举而不坚，还可见面色晦暗、心悸、失眠、多梦、胆怯等症状，查舌质多紫或暗、有瘀斑。阳痿一病，无论何种证型，久治不愈，都有导致瘀血的病理转归，正所谓"怪病必有瘀"。血瘀则气血运行不畅，瘀滞阻络或阻塞积聚，加之"瘀血不去，则新血不生"，从而引起性功能障碍等病理现象。

民间有一食疗方可用来治疗阳痿，那就是水蛭雄鸡汤，临床应用发现效果确显。曹是褒等临床治疗辨证为瘀血阻塞络道、经气不通、宗筋失荣的患者，投以水蛭雄鸡汤：水蛭30g、雄鸡一只（去肠杂）同煮，喝汤吃鸡肉，隔三天一剂。5剂病痊。临床上此方应用于瘀血阳痿甚有疗效，对其现代药理机制与应用仍可进一步探讨。

（整理：刘茜、刘文金　指导：马春成）

蜈蚣治慢性咳嗽

慢性咳嗽主要表现为咽痒、咳嗽，突发突止，反复难瘥。外风为起病之因，伏风为发病之祟。外风由口鼻而入扰袭肺系，伤其治节通调之能，水津难布，聚而成痰，加之失治误治，或素体亏损，外风深伏于内，风痰二邪加体，合之留恋不去，或因肝木生风，与体内旧有之痰饮合为风痰。上二者若遇外风客邪扰袭，内在风痰邪气被外风客邪引动感触，则咳嗽久稽难愈，正合风邪数变之性。故慢性咳嗽以肺脾肾虚损为本，水液运化失常，痰浊盘踞为标，外邪客袭引触为因。可见慢性咳嗽涉及脏腑非独在肺，病机虽宗肺气上逆之原，但非仅以肺气上逆为由。

蜈蚣为蜈蚣科蜈蚣属动物少棘巨蜈蚣的干燥虫体，味辛、性温，有毒，归肝经，功可熄风解痉、通络止痛、攻毒散结。《医学衷中参西录》有载："蜈蚣，走窜之力最速，内而脏腑，外而经络，凡气血凝聚之处皆能开之。"[1]

"在上者引而越之"，《温病条辨》言"治上焦如羽，非轻不举"，所以需使用宣散质轻之药，使外邪疏散。虽内伏之邪已有外祛之途，但伏风潜藏于络，深伏于内，须有方药搜而剔之方可祛之，故在治疗时应加用既善走窜又可祛风搜剔之虫类药，如蜈蚣等味，既疏风解表，即疏外风客邪，解表宣散给伏风以出路，又入络搜剔，即入于伏风所盘伏之络，搜剔之，方可使伏风从表而出。内伏久深入络之风得搜剔，久滞固结之痰得散化，痰消风去，邪实得祛，机体平秘而咳止。

历代本草多将蜈蚣作为熄风止痉、攻毒散结药物来用，经清代叶天士倡络病学说在前、张锡纯倡全蝎和蜈蚣配伍在后，使蜈蚣作为搜剔络邪的典型代表得到广泛应用。蜈蚣入肝经，具有搜剔通络之功，凡宿疾久病，肺络中痰瘀沉痼，或外邪留着、侵入肺经肺络，气血皆伤，化为败血凝痰，混处经络者，都能使用。病如间质性肺病、肺癌、咳嗽变异性哮喘、感染后咳嗽而症见咳声连连、咳甚难止的顽固性咳嗽患者，可以蜈蚣配伍全蝎"搜剔络中混处之邪"，消散肺内伏风、伏痰（饮）、伏瘀而达到止咳的目的。

（整理：刘文金、刘茜　指导：马春成）

参考文献

［1］王安安，孙靖，潘纬榕，等. 张天嵩应用动物类药对治疗慢性咳嗽经验［J］. 中医文献杂志，2023，41（2）：79 – 82.

杏仁降尿蛋白

杏仁首见于《神农本草经》，据历代本草记载，其性味苦温，有毒，入肺、大肠经，具有祛痰止咳、平喘、润肠之功，主要用治外感咳嗽、喘闷、喉痹、肠燥便秘等。

蛋白尿为西医概念，在肾系疾病中多见，故本文讨论蛋白尿范围指肾性蛋白尿。在中医看来，蛋白尿多属于"水肿""虚劳"范畴，主要病机为湿、热、瘀等各种病理因素导致肾封藏功能或脾之固摄失调，进而导致水谷精微从尿液而失。据《药性论》载，杏仁"疗肺气咳嗽，上气喘促"，可见杏仁是宣肺化气之要药。清代吴鞠通临证时善用杏仁，他在治疗湿温病时常使用宣上、畅中、渗下之法，尤其注重宣肺化气，杏仁便是他首选的主要药物之一。据《温病条辨·上焦篇》载，湿温病，邪犯卫气则唯以三仁汤轻开上焦肺气，盖肺主一身之气，气化则湿亦化也。吴鞠通所创立的三仁汤、杏仁汤、杏仁石膏汤等，皆以杏仁为君，三石汤、杏仁滑石汤、宣痹汤、加减木防己汤等，也皆配有杏仁，可见吴鞠通在湿温病证治中对杏仁的运用情有独钟。

李刘坤认为，治疗湿热诸疾，开宣肺气是一大重要法门，吴氏给我们指明了方向；肺主一身之气，而湿赖气以化，推而广之，其他湿证的施治，也应本着开宣肺气这一法门。[1]对于因湿热起病，湿热贯穿整个病程的慢性肾病而言，宣肺化气这一法则起着重要作用。

陈贤认为，湿热不但是肾小球疾病的致病因素，而且是疾病过程的病理产物，并贯穿于疾病的整个过程，是肾炎活动加剧及肾功能损害的重要因素。[2]

肖相如则认为，湿热不除，则肾病难愈。[3]因此，在辨证论治原则的指导下正确地运用杏仁，可以加快慢性肾病病情好转和临床治愈的进程。蔡欢等认为，出现长期蛋白尿，尿蛋白波动在 2 + ~3 +，口淡不渴或渴而不欲饮，大便稀溏，尿少尿黄，双下肢浮肿，胸闷腹胀，舌淡胖、边有齿印，苔白腻或黄腻而润，脉濡细者，杏仁用量应在 20g 以上，而出现尿蛋白波动在 2 + ~3 +，口干口渴欲饮，大便秘结，尿少尿黄，双下肢浮肿，舌红，苔黄腻而干，脉细数者，则杏仁用量以不超过 15g 为宜。[4]

（整理：刘文金、刘茜　指导：马春成）

参考文献

［1］李刘坤. 吴鞠通在温病治法方面的创新和贡献［J］. 浙江中医杂志，1999，34（3）：117－119.

［2］陈贤. 中西医结合治疗肾脏常见病［M］. 广州：广东人民出版社，2005.

［3］肖相如. 肾病湿热的辨治经验［J］. 辽宁中医杂志，2002（7）：386.

［4］蔡欢，蔡柳洲. 杏仁在脾肾疾病中的临床运用探析［J］. 中医临床研究，2021，13（4）：79－80.

附 图

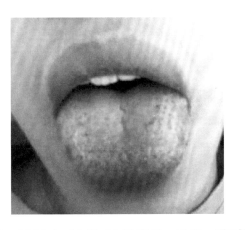

附图 1　2023 年 12 月 30 日舌象：舌红、苔腻微黄

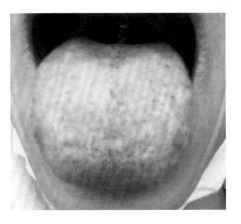

附图 2　2024 年 1 月 1 日舌象：舌红、苔薄腻

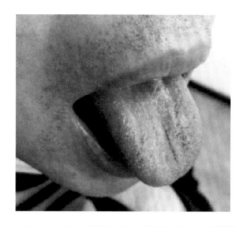

附图 3　2023 年 12 月 4 日舌象：舌淡暗、有裂纹，苔白略干

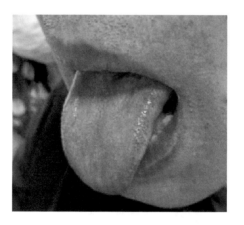

附图 4　2023 年 12 月 14 日舌象：舌淡红、苔薄白润

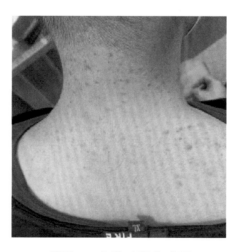

附图 5　皮肤毛囊炎消退

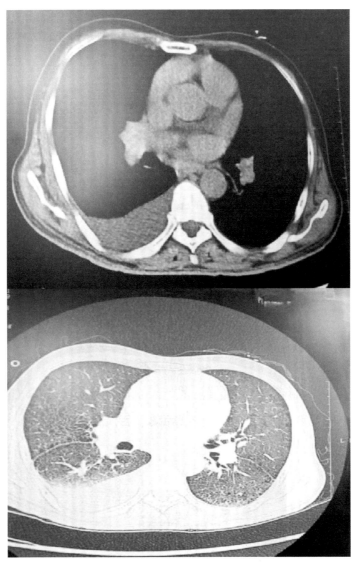

附图 6　2023 年 10 月 19 日胸部 CT 图

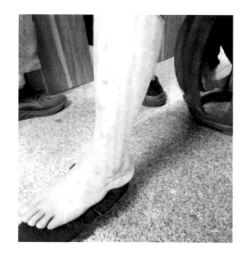

附图 7　足肿消退

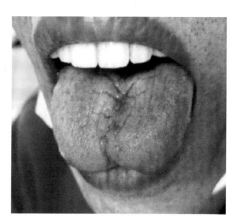

附图 8　2023 年 12 月 6 日舌象：舌淡胖大、有裂纹

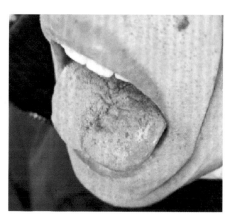

附图 9　2023 年 12 月 25 日舌象：舌淡、有裂纹，苔薄黄稍腻

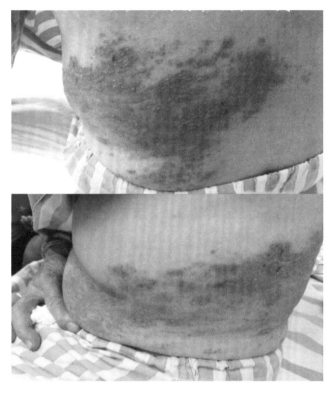

附图 10　2023 年 10 月 27 日治疗前状态

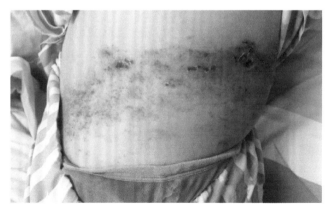

附图 11　2023 年 10 月 30 日治疗后状态

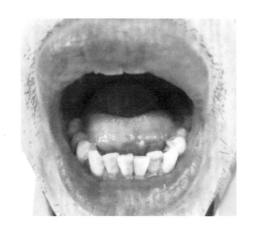

附图 12　2023 年 9 月 16 日治疗前状态

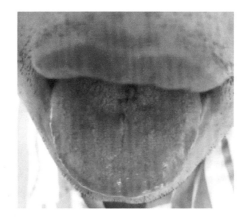

附图 13　2023 年 9 月 21 日治疗后状态